「21人の作業療法士」とひらく，私らしいキャリア

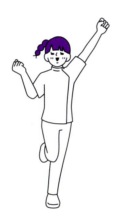

編集 **元廣 惇**
株式会社 Canvas 代表取締役/株式会社 Weave 代表取締役/
島根大学研究・学術情報本部地域包括ケア教育研究センター客員研究員

爲國 友梨香
株式会社 Canvas マネジャー/株式会社 Weave 代表取締役

医学書院

編者略歴

元廣　惇　Motohiro Atsushi

島根県出身．作業療法士として複数の医療機関で臨床業務を経験し，歴代最年少30歳で作業療法士養成課程学科長に就任する．その後，ヘルスケアベンチャーである株式会社Canvasを創業する．同社は3年で全国30エリア以上に健康経営支援事業を広げ，経済産業省中小企業庁「地域課題解決事業推進に向けた基本指針」にてモデル掲載される．
また，株式会社Weaveを設立し，コンサルタントとして全国の会社，学校法人，個人など複数の顧客のキャリア開発や創業サポートも行いつつ，島根大学客員研究員，国内外の複数大学の非常勤講師，キャリア開発団体の理事，学術誌及び学会の査読委員などを兼任している．主な受賞歴として「全国法人会健康経営大賞2022最優秀賞」など，著書に『セラピストのキャリアデザイン』（三輪書店），『働く人と「ともに創る」作業療法』（クリエイツかもがわ）がある．博士(医学)，認定作業療法士，国家資格キャリアコンサルタント．趣味は旅行，3児の父．

爲國　友梨香　Tamekuni Yurika

福岡県出身．代々神社の役職を継ぐ家で長女として生まれ育った．長崎大学医学部を卒業後，広島大学病院(レジデント作業療法士)を経て，九州大学病院にて作業療法士として勤務．
現在は株式会社Canvasのマネジャーとして，中小企業を対象とした健康経営支援事業のフランチャイズ全国展開や，ITシステム開発を担当．研究開発も担っている．地元に留まるだけでは思い描くキャリアを実現しにくいと悩んだ原体験をもとに，療法士のキャリア形成を伴走型で支援する株式会社Weaveを設立．コンサルティングや，キャリア関連の情報発信，講演，執筆等を一貫して行う．また，広島大学大学院人間社会科学研究科の博士前期課程にも在籍．中小企業の従業員を対象としたプレゼンティーズムと心理社会的要因との関連性について，社会心理学の観点から研究している．国内外複数の大学で非常勤講師も務めながら，経営者，会社員，学生という3つの異なった立場のもと，社会実装と研究の両輪を回している．趣味は梅干し作り．

「21人の作業療法士」とひらく，私らしいキャリア

発　行　2024年11月1日　第1版第1刷©

編　集　元廣　惇・爲國友梨香

発行者　株式会社　医学書院
　　　　代表取締役　金原　俊
　　　　〒113-8719　東京都文京区本郷1-28-23
　　　　電話　03-3817-5600(社内案内)

印刷・製本　三報社印刷

本書の複製権・翻訳権・上映権・譲渡権・貸与権・公衆送信権(送信可能化権を含む)は株式会社医学書院が保有します．

ISBN978-4-260-05752-3

本書を無断で複製する行為(複写，スキャン，デジタルデータ化など)は，「私的使用のための複製」など著作権法上の限られた例外を除き禁じられています．大学，病院，診療所，企業などにおいて，業務上使用する目的(診療，研究活動を含む)で上記の行為を行うことは，その使用範囲が内部的であっても，私的使用には該当せず，違法です．また私的使用に該当する場合であっても，代行業者等の第三者に依頼して上記の行為を行うことは違法となります．

|JCOPY|〈出版者著作権管理機構　委託出版物〉
本書の無断複製は著作権法上での例外を除き禁じられています．複製される場合は，そのつど事前に，出版者著作権管理機構(電話03-5244-5088，FAX 03-5244-5089，info@jcopy.or.jp)の許諾を得てください．

執筆者一覧 (執筆順)

元廣　惇　株式会社 Canvas 代表取締役/株式会社 Weave 代表取締役/
島根大学研究・学術情報本部地域包括ケア教育研究センター 客員研究員

爲國 友梨香　株式会社 Canvas マネジャー/株式会社 Weave 代表取締役

井谷　歩　ヤンマーシンビオシス株式会社健康・サポート室

由利　拓真　京都橘大学健康科学部作業療法学科 助教

沖田　勇帆　Autism Abilities Pty Ltd Allied Health Services Manager

吉原　理美　名古屋市総合リハビリテーションセンター/なごや高次脳機能障害支援センター

吉原　絵理　楠メンタルホスピタル作業療法室 主任

小渕　浩平　JA 長野厚生連長野松代総合病院リハビリテーション部 主任/
信州大学大学院総合医理工学研究科医学系専攻保健学分野老年保健学ユニット

川口　悠子　偕行会リハビリテーション病院リハビリテーション部作業療法課

田中　寛之　大阪公立大学医学部リハビリテーション学科 准教授

清家　庸佑　東京工科大学医療保健学部リハビリテーション学科作業療法学専攻 助教

大野　勘太　東京工科大学医療保健学部リハビリテーション学科作業療法学専攻 助教

大瀧　亮二　済生会山形済生病院リハビリテーション部 主任/
東北大学大学院医学系研究科 非常勤講師

大松　聡子　前・国立障害者リハビリテーションセンター病院
リハビリテーション部再生医療リハビリテーション室

永島　匡　株式会社ジョシュ 代表取締役

藤本　一博　湘南 OT 交流会 代表

仲地　宗幸　合同会社キングコング 代表社員

髙橋 香代子　北里大学医療衛生学部リハビリテーション学科作業療法学専攻 教授

金川　善衛　NPO 法人日本学び協会ワンモア 法人理事

仲間　知穂　こどもセンターゆいまわる 代表

齋藤　佑樹　仙台青葉学院大学リハビリテーション学部作業療法学専攻 教授

序

　本書『「21 人の作業療法士」とひらく，私らしいキャリア』を手に取ってい
ただいたことを大変嬉しく思います．

　皆さんは「キャリア」という言葉を聞くとどういったイメージが湧きますか？

　私たちが今までお会いしたセラピストの方々からしばしば聞かれる意見に
「キャリアは一部のエリートだけが考えるものだ」「キャリアの成功のためには
役職や業績が欠かせない」というものがあります．つまりキャリアの成功は，「実
績の積み重ね」や「誰かに認めてもらう」ことによってつかみ取るものだとい
う考えになりやすいのです．

　これまでは時代背景から，業界や職場によってキャリアの成功が定義され，
そこに進んでいくことこそがよいキャリアであるといった「組織資本のキャリ
ア」の考え方が主流でした．

　しかしながら終身雇用も崩壊し，目まぐるしい速度で常識が変化していく今
の時代においては，組織に依存しない「個人資本のキャリア」について，誰し
もが考える必要があります．

　「個人資本のキャリア」とは，組織内の役職や社会的立場といった客観的な
指標でなく，自身の価値観に合致するか，心理的成功を得られているかといっ
た主観的な指標を大切にする考え方です．

　個人資本のキャリアにおいては「私らしい」という価値観が重要だと私たち
は考えています．どんなに外から見て立派なキャリアでも，自分自身が納得し
て受け入れられるものでなければ，豊かな人生には繋がらないでしょう．

　そうした意味では，誰もが「私らしい」キャリアの形を探していかなければ
ならない時代になったといえるのかもしれません．自分以外の誰かと比較して
相対的にキャリアを捉えるのでなく，自分自身に絶対的な軸をもつ必要があり
ます．よいキャリアの持ち主は，なにも経済的，社会的な「成功者」である必
要はありません．きっと，1 人ひとり異なった「私らしい」キャリアの成功の
形があるべきでしょう．

　また，世界におけるキャリアの潮流を読み解くに，「キャリア」は決して仕
事だけに用いられる考え方ではありません．日々の生活を営む，学ぶ，結婚す
る，子どもを育てる，親を介護する，そうした生きていくうえでのさまざまな
出来事が織り込まれていき，人のキャリアは構築されていきます．

　本書は，年齢や性別，バックグラウンドの異なる 2 名の編者にて，世界中
のキャリアの知見をセラピスト向けにまとめて概説したうえで，国内外のさま
ざまな立場のキャリア開発の先駆者 21 名に，それぞれのストーリーをもとに
「私らしいキャリア」を描いて完成した，これまでにないコンセプトの一冊です．

きっとページをめくるたびに，あなたのキャリアとの共通点を見出したり，著者の想いやストーリーに共感したり，思いもよらなかった新しい視点を得ることができ，まさに「私らしいキャリアがひらいていく」感覚を抱いてくださることでしょう．

これから時代の変化とともにセラピストの「キャリア」のあり方はより複雑で多様になっていきます．そんな時にこの本が「あなたらしい」キャリアを見つめる助けになることを心から願っています．

また，本書を形にするまでには実に多くの方の協力が必要でした．このチャレンジングなテーマにご共感いただき，ご多忙のなか，お力をお貸しいただいた21名の著者の皆様，今，業界にとってこのテーマが必要であるという想いにご共感いただき，ともにこの書籍を創り上げてくださった小段様をはじめとした医学書院の皆様，これまでご一緒してきたクライエントの皆様，私たちのキャリアを支えてくださった家族，友人などすべての方に心からの敬意と感謝をお伝えします．

元廣　　惇
爲國 友梨香

目次

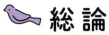

総論

THEME 1
「ありたい姿」を見つめる　元廣 惇 ……… 1

THEME 2
「これまで」と「これから」を繋ぐ ……… 9

THEME 3
「仕事の意味」を問う ……… 15

THEME 4
「変化する時代」を生きる ……… 21

THEME 5
「小さなアクション」を起こす ……… 27

THEME 6
「偶然の出来事」が未来をひらく ……… 33

THEME 7
「人生の転機」を乗り越える ……… 39

THEME 8
「働く」を人生全体に織り込む ……… 45

各論

EPISODE 1
リスクをとった若手の越境
ヘルスケアベンチャーへの転職と社会人大学院生の両立　鳥國 友梨香 ……… 51

EPISODE 2
『何を仕事にしたいのか』で決めた
社内の環境調整を行う企業内作業療法士　井谷 歩 ……… 62

EPISODE 3
研究活動をとおして見えてきた作業療法のおもしろさ　由利 拓真 ……… 73

EPISODE 4
日本と世界を繋げる架け橋へとなるために
挑戦を続けるグローバル作業療法士　沖田 勇帆 ……… 85

EPISODE 5
育児も学びもともに楽しむ作業療法士夫婦　吉原 理美　吉原 絵理 ……… 96

EPISODE 6
医療機関に軸足をおきながら
身近な地域への貢献に挑戦する田舎の作業療法士　小渕 浩平 ⋯⋯⋯111

EPISODE 7
外的キャリア弱者であることをバネにして
自己実現を図る臨床家　川口 悠子 ⋯⋯⋯123

EPISODE 8
超高齢社会のリハビリテーション・ケアに
挑戦する臨床研究者　田中 寛之 ⋯⋯⋯135

EPISODE 9
社会に役立つ精神科作業療法士を追い求めて　清家 庸佑 ⋯⋯⋯147

EPISODE 10
自己決定が加速させるキャリアの充実感　大野 勘太 ⋯⋯⋯159

EPISODE 11
挑戦と継続で輝く―作業療法士としての自己実現　大瀧 亮二 ⋯⋯⋯170

EPISODE 12
"おもしろそう" に導かれるまま
経験からしか学べない不器用な自由人　大松 聡子 ⋯⋯⋯182

EPISODE 13
回り道は無駄じゃない,
偶然の幸運な出会いを信じて歩み続ける　永島 匡 ⋯⋯⋯193

EPISODE 14
作業療法の価値を活かして「越境」する社会起業家　元廣 惇 ⋯⋯⋯205

EPISODE 15
同じ職場で長年働き続けながらも新しいを追求する臨床家　藤本 一博 ⋯⋯⋯216

EPISODE 16
はみだし系作業療法士の消去法的「起業」王道ではいられない　仲地 宗幸 ⋯⋯⋯228

EPISODE 17
作業療法の曖昧さに向き合い続ける大学教員　髙橋 香代子 ⋯⋯⋯239

EPISODE 18
うまくいかない生き方から
就労支援という活きる場所をみつけて　金川 善衛 ⋯⋯⋯249

EPISODE 19
学校作業療法からまちの作業療法へ　仲間 知穂 ⋯⋯⋯260

EPISODE 20
作業の力と暗黙知の言語化に魅せられた大学教員　齋藤 佑樹 ⋯⋯⋯272

索 引 ⋯⋯⋯289

ブックデザイン：オフィスキントン　イラスト：むらまつしおり

THEME 1

「ありたい姿」を見つめる

仕事だけでなく，学びやライフイベントなど
生活全体を含むのが「キャリア」という概念.
外から見える肩書や実績のみでなく，
内にある自分にとっての価値や意味を感じる
「ありたい姿」を立ち止まって見つめ直してみると，
キャリアの軸や戦略に気がつくかもしれません.

1 「ありたい姿」とは?

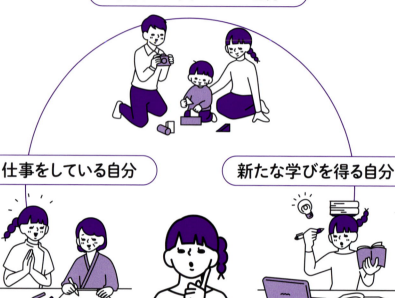

自分はどんなことに嬉しさややりがいを感じているのだろう?
それは仕事内容や資格，実績などに結びついているのだろう?
「あるべき」とされていることにとらわれていないだろうか?

 考えるポイント

「ありたい姿」とは，あなたにとって価値や意味を感じる自身やその周りの姿を指します．
①外から見える資格や実績，肩書にはどんなものがありますか?
②あなたにとって「やりたいこと，あってほしい状況」「やりたくないこと，あってほしくない状況」はそれぞれどんなことがあげられますか? ①と繋がっていますか?
③ふと自分の姿や周りの様子などに違和感や抵抗感を抱く場面がありますか?

[注目してほしい各論] EPISODE 7 川口先生 (p.123), 8 田中先生 (p.135), 9 清家先生 (p.147), 10 大野先生 (p.159), 11 大瀧先生 (p.170), 14 元廣先生 (p.205), 17 髙橋先生 (p.239)

いま，ご覧になっている読者の方は少なからず自身やかかわる人の「キャリア」について考えておられ，本書を手にとってくださったことと思います．不確実で変化が激しく，これまでの当たり前が通用しないこの時代，きっと誰もが「キャリア」について考え，悩みながら日々を過ごされていることでしょう．

　普段からコンサルタントとして，さまざまな方のキャリア支援をしている立場の肌感では，「キャリア」というものを，「成功者」や「すごい経歴の持ち主」だけのものなどと勘違いしてしまわれる方も多いのではないかと思っています．

　そこで，まずはそもそも「キャリア」とはどういった意味のある言葉なのかを皆さんと一緒に考えていきたいと思います．

 ## 「キャリア」とは何か

　もともと，本邦においてキャリアという言葉は終身雇用を前提とした社会構造の影響から「職業経験の積み重ね」というイメージが定着していました．

　実際に厚生労働省が 2002 年に公表した「キャリア形成を支援する労働市場政策研究会」報告書[1]によると，キャリアの定義は以下のように説明されています．

> 一般的に「経歴」「経験」「発展」さらには「関連した職務の連鎖」などと表現され，時間的・持続性ないしは継続性をもった概念

　このような背景から，私たちもキャリアに関する講演やご相談のなかで「キャリアはより高く積み上げるもの」「学位・資格・職位が高いほうが優れたキャリアだ」といった昔ながらの価値観をもつ方にお会いすることがあります．

　しかし，それはあくまで他者と比較可能，測定可能な，「客観的指標」を用いているにすぎず，「主観的指標」，つまり，その人の内面（感情や価値観）には十分に触れられていないといえるでしょう．

　たとえば，読者の皆さんの現職場の「創業者や経営者」をイメージしてみてください．きっと一般的な職場において客観的指標での最高職位はその方だと思います．ただ，リスクを負って創業し，経営をして，人をマネジメントする働き方が「自分に合っているな」「心地いいだろうな」と思われる方がどれくらいいらっしゃるでしょうか？

　「私も同じようにリスクを負いたい！」「自分もやってみたい」という方も一定数いらっしゃると思いますが，きっと「そのようなリスクを負いたくない」「もっと心穏やかに働きたい」と思われる方も多いことでしょう．

　キャリアを「主観的指標」でとらえる思考とはまさにこういうことでしょう．仮に高い地位や多くの報酬を得られ，他者から見て成功しているととらえられ

るものであっても，**自分自身の価値観，意味づけに合致していないと，人は本質的にその働き方に満足し，自分らしいキャリアを歩んでいるという感覚にはなりません**．

　医療業界においても画一的な成功モデルが崩れ，多様な自己実現の形が生まれ始めています．だからこそ，他者が成功を決める「客観的指標」だけでなく，自らの価値観が成功を決める「主観的指標」も含め，「より豊かに」キャリアを見つめることが，最も重要なポイントの1つであると私たちは考えています．

「内的キャリア」と「外的キャリア」

　このようにキャリアを「客観的指標」と「主観的指標」に分けて理論的に解釈した研究者がいます．組織心理学の生みの親であるエドガー・シャイン（元・マサチューセッツ工科大学教授）は，キャリアの概念を**「内的キャリア」**と**「外的キャリア」**の2つに分け(図1)，とりわけ内的キャリアの重要性を説きました[2,3]．

　「内的キャリア」とは客観的に測れるものでない，主観的な側面を指します．ただ，この2つの概念は完全に分かれているものでなく，実際の仕事（外的キャリア）において生じる「それは自分にとってどういった意味があるのか」などの主観的感覚が内的キャリアとして表現されています．

　私たちがセラピストに対してキャリアコンサルティングを実施すると，多くの方が「外的キャリアをどう構築するか」だけがキャリアデザインだと考えて，目一杯の研鑽や資格取得をスケジューリングする方がいらっしゃいます．走り始めはよいのですが，ある年数が経過すると「なんで自分はいままで走ってきたのだろう？」「どこへ向かっていくのだろう？」と意味を見失うと同時に，前に進んでいくエネルギーを失う様子を多く目にするのです．

　共通するクライエントの語りとして，「自分がどうありたいかといった内面に目を向けず，外面がどうなりたいかばかりを考えていた」というものがあります．外的キャリアの構築（職位が上がることや学位を取ること）は本来，自分や周りの方々の人生を豊かにする「手段」であるはずですが，いつの間にかそれが「目的」にすり替わってしまうのです．

　このプロセスは，もしかすると自分らしい「ありたい姿」を置き去りにして，誰か（業界や他人）がつくり上げた「あるべき姿」を追い求めることなのかもしれません．

「ありたい姿」とは

　私たちがコンサルタントとしてクライエントにかかわる際は，さまざまな

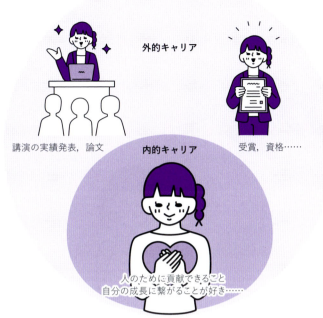

図1 「内的キャリア」と「外的キャリア」

キャリア理論を統合しながら，内的な側面を総じて「ありたい姿」という言葉にしてご一緒に考えるようにしています．**私たちが考える「ありたい姿」とは「その人にとって価値や意味を感じる自身やその周りの姿」と定義しています**．ありたい姿に沿った仕事や生活ができている場合には，心の安寧が得られ，人生の満足に繋がると考えています（図2）．

「ありたい姿」が具体的に可視化されると，自分らしさや自分なりのキャリアの判断軸を見つけることができます．関連する理論として，ドナルド・スーパーの「自己概念」という考え方があります[4]．自己概念を簡単に説明すると「自分が自分自身をどのようにとらえているか」ということです．

この自己概念は，幼少期からのさまざまな経験における他者からの自分の評価や周囲の反応，また，その人が所属する社会からの影響を受けて形成され，成長・変化していきます．そして，その人の歩んできた人生史でどういった自己概念が形成されてきたかによって，キャリアの「判断軸」ができるのです．

たとえば，子ども時代に学校の先生になりたくて，臨床時代には特に後輩教育に熱を入れており，養成校教員になったあとにも学生の学ぶ場をよりよくするためにカリキュラム整備などに取り組んだ方がいます．この行動からは「自分の知識や経験を後進に伝えていくことに価値を感じる」といった「ありたい姿」が導きだされ，これを判断軸にすることができます．

あなたも過去の経験を紡ぎ，その繋がりに意味づけを行うと，自身の「ありたい姿」が見えてくるかもしれません．

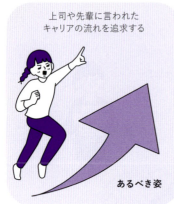
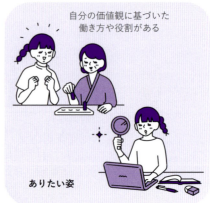
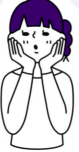

図2 「ありたい姿」と「あるべき姿」

 ## 「ゆらぎ」に目を向ける

とはいえ，「急に言われてもありたい姿なんて難しくてわからない」と思われる方もいらっしゃると思います．そういったときは**現状や過去の出来事の「ゆらぎ」に目を向けることをお勧めしています**．

「ゆらぎ」とは出来事の際に感じる自身の違和感や抵抗感などのことを指します．読者の皆さんにはさまざまなバックグラウンドがあると思いますが，たとえば臨床で「いまの分野でこれからも働くのかな？」や「50代になってもこの仕事を続けているのかな？」など疑問や不安に感じる部分が少なからずあると思います．

その内容にこそ，自身の「ありたい姿」へのヒントが隠されています．それに対する違和感や抵抗感があるということはありたい姿との差異があるということだからです．皆さんの日々「こうじゃないけどな……」「本当にそうなのだろうか？」と疑問を感じる出来事をゆっくりと感情的にならずに見つめた先に，ありたい姿がじわじわと浮かんでくるのかもしれません．

「ゆらぎ」や自身の人生史から導き出される「ありたい姿」は，ポジティブなものとネガティブなものに分かれて表現されます．言葉として可視化すると，自身のなかでその言葉がすんなり受け入れることができるものであるかを確かめることができます．そして，もし自身にとってしっくりくる心地よい言

葉に出会うことができれば，それは今後のキャリアにとっての大きな財産となります．

　各論でお示しするそれぞれのキャリアストーリーのなかにも，経験から紡がれた「ゆらぎ」や「ありたい姿」を感じとることができるはずです．ぜひあなたの現状と照らし合わせながらじっくりと読み込んでいただければ嬉しく思います．

引用文献

1) 厚生労働省「キャリア形成を支援する労働市場政策研究会」報告書について．2002　https://www.mhlw.go.jp/houdou/2002/07/h0731-3.html（最終閲覧日：2024 年 6 月 12 日）
2) Schein EH：Career Dynamics：Matching Individual and Organizational Needs. Addison-Wesley Publishing Company, Boston, 1978
3) Schein EH（著），二村敏子，他（訳）：キャリアダイナミクス―キャリアとは，生涯を通しての人間の生き方・表現である．白桃書房，1991
4) Super DE, et al：Career development；Self-concept theory. College Entrance Examination Board, 1963

THEME 2

「これまで」と「これから」を繋ぐ

「ありたい姿」を見つけるヒントは「あなたのいままで」に眠っています．
幼かった頃の出来事，人生の転機となるような大きな出来事，
何気ない日常で印象に残っていること．
そこにはきっとあなたのいまに繋がる価値観や行動，
周囲の様子が隠されているはずです．

2 人生をストーリーとして語る

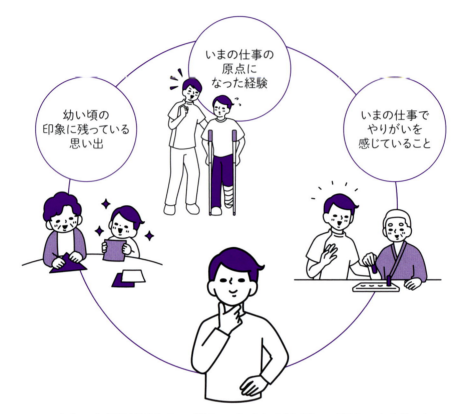

いままでを振り返るなかで誰かのためにがんばって喜んでもらうこと，
いろいろなことに挑戦して新しい経験が学びに繋がることが
好きだという共通点が見えてきた．
自分の人生のテーマは「貢献」や「挑戦」なのかもしれない．

 考えるポイント

①あなたの幼少期から，小学校〜高校時代，養成校時代，社会人になってからそれぞれどんなことがありましたか？　各論の執筆者が最初に記載している「ライフラインチャート」を参考にして考えてみてください．
②思い出せるエピソードには，どんな感情が伴っていますか？
出来事と感情を整理することで，あなたが「やりたいこと，あってほしい状況」，反対に「やりたくないこと，あってほしくない状況」のそれぞれで共通点が見えてきませんか？

[注目してほしい各論]　EPISODE 2　井谷先生（p.62），5　吉原先生（p.96），10　大野先生（p.159），13　永島先生（p.193），20　齋藤先生（p.272）

もしかすると，読者の方々のなかには「キャリアを考えるって難しそうだな……」と不安に思われる方もいらっしゃるかもしれません．

　キャリアを考えるうえで私たちがお勧めしたい方法が「これまでのストーリーを語る」ことです．私たちがこれまでコンサルティングでかかわってきた方には，まず，自らがどのように生きてきたのか，その過程でどういった感情を抱いてきたのかについて，しっかりとご自身の言葉で語っていただくようにしています．すると，過去の経験が徐々に繋がっていき，今後の人生の軸となるような「自分らしいキャリアの意味」が抽出されるのです．

　この「キャリアの意味」に出会うことで，過去〜現在〜未来のキャリアに対する解像度が大きく上がり，勇気をもってその人らしい次の一歩（キャリアアクション）を踏み出すことができます．

　THEME 2 ではキャリアを解釈するうえでナラティブな側面を重んじた理論家を紹介しつつ，キャリアにおける「語り」や「意味の抽出」，そして，それらに基づくキャリアデザインの重要性について触れていきたいと思います．

「語り」によりキャリアの「意味」を抽出する

　まずは「語り」や「意味の抽出」というキーワードが，どういった意味をもつ言葉なのかを一緒に考えていこうと思います．

　このテーマでキャリア理論家として第一に挙がるのは，マーク・サビカス（ノースイースタン・オハイオ大学医学部行動科学科名誉教授）です．「キャリア構築理論」を提唱したことで有名な彼は「意味を運ぶためのキャリア」という表現を用いて，仕事に対する主観的な意味づけを重要視しています[1,2]．

　そして，彼の有名な発言に**「過去から現在への意味づけを踏まえて，今後の職業人生における自分らしい意味を見出していく．その一連のプロセスがキャリアになっていく」**というものがあります．

　皆さんは小さい頃に夢中でやっていた遊びや，現在までの行動になんらかのパターンを見出せませんか？　たとえば，幼少期は冒険することが大好きで，小学校以降もそれまでに経験のないことを探して取り組むことを繰り返し，大学卒業後は青年海外協力隊での国外活動や大学院進学などに取り組んだ人がいたとします．

　この方の人生経験は点で見るとバラバラなものですが，それを繋いで俯瞰すると「自分にとって初めての経験を積む」「チャレンジができること」という1本の線として表現されます．このように過去と現在の語りが繋がり，その人らしい意味が抽出されていくのです．

　私たちのクライアントも，経験の語りのなかから，過去の出来事の「点」が「線」になってどんどん自分なりの意味をもっていくことに気がつかれること

が多いです．サビカスはこの振り返りから抽出される「点」を「マイクロナラティブ」，それらが集合したものを「マクロナラティブ」，そして，それらが繋がって意味を成したものを「ラインキャリアテーマ」と表現しています．

適切に過去に関する語りを進めていくと，あるタイミングで繋がりや意味に気がつきます．経験を積んだカウンセラーやコンサルタントに対して語っていくと導いてくれますが，友人など身近な人との何気ない会話のなかからも気づきが得られるかもしれません．ここからはサビカスの「キャリア構築理論」（理論の詳細は複雑なため本書ではその一部を理解しやすく表現します）に対応したキャリアの考え方についてご紹介していこうと思います．

「ライフテーマ」に出会う

サビカスは語りによって人生のストーリーを表現することの重要性を述べ，それを「キャリアストーリー」と表現しています．

キャリアストーリーは過去〜現在〜未来の自身の変化を説明するものであり，個人的な背景が強く反映されています．キャリアストーリーを語ることは個人にとっての意味をつくり出し，将来を形づくるための「能動的な試み」です．

キャリアストーリーを語っていくと，その人独自の特定のパターンである「ライフテーマ（その個人にとって重要な観念）」が見えてきます．それによって，一見バラバラに見えるキャリアストーリーに一貫性と連続性が生まれるのです．このライフテーマは個人的なことだけではなく，社会的に貢献するための要素も含まれているので，今後の仕事上の具体的なアクションを導いていくうえで重要となります．

これまで，私たちは数百人のキャリアコンサルティングを実施してきましたが，**クライエントの語りのなかでライフテーマが形になって表出できたときにはクライエント自身も自覚できるほどの「大きな心理的変化」が起こります**．

このライフテーマとの出会いが重要だったクライエントの事例をご紹介します．

新卒から医療機関に所属していた30代女性の作業療法士で，「自分らしい働き方ができていない」というモヤモヤが年々強くなってご相談にいらっしゃいました．キャリアストーリーを語っていただくなかで，作業療法士としての道が「母に勧められたことによって目指したもの」であったことや「母の期待に応えないとならないと思い込んでいる自分」にも同時に気がつきました．

さらにゆっくりと経験の意味を深掘りしていくなかで，「母が過度に干渉してくることから当時は自分らしい選択ができなかった」ことや，「それを助けてくれる人に出会うことができなかった」ということが語られ，このときに「あ

の頃の自分と同じような境遇に立たされている人を救いたい」というライフテーマが導き出されました．

　彼女は執筆現在そのライフテーマに導かれるように，ある地方でそうした背景の方々を救う事業を行う会社を設立し，女性経営者として幅広く活動しています．キャリアコンサルティングを開始する前はごく一般的な働き方をされていましたが，キャリアストーリーの語りとライフテーマへの気づきによって，「地域における社会起業家」として生き方が大きく変化したのです．

　このように，語りのなかから抽出された自分らしさを象徴する「揺るぎないライフテーマ」は，時に進むべき方向を示してくれるキャリアの羅針盤のような力を発揮するのです．

　人生の変化に「適応」していく

　ライフテーマのようなキャリアの羅針盤の重要性は前述のとおりですが，一方で，キャリアは時に大きく進路を変えたり，目の前に障害物が生じたりすることもあります．そうしたなかでも安定して進んでいくためには環境変化に「適応」していく力が重要であるといえるでしょう．

　サビカスは自身のキャリア構築理論のなかで「キャリアアダプタビリティ」に言及しています．アダプタビリティの語源はadaptation（適応），つまり，キャリアアダプタビリティとは，「現在および今後のキャリア発達課題，仕事上の転機，そしてトラウマに対処するための準備や資源である」と述べています[3]．変化が激しい時代だからこそ，彼はこの概念を重要視していたのでしょう．

　特に現代においていえることですが，職場や地域社会から求められることと同時に，予期せぬ出来事や精神的ショックにも対応する必要があります．それらの予期せぬ変化に対応するためにこのキャリアアダプタビリティは重要な考え方で，4つの次元から構成されています（図1）．

　この理論の構成要素のなかでは「関心」が最も重要であるとされており，関心があることは「未来へのビジョンをもっている」と言い換えることもできます．そしてビジョンの持ち主が次に直面するのが「統制」です．「キャリアの責任は自分にあり，主体的な選択が必要である」という感覚がこれにあたります．

　そのように主体性を有した人が次に行き着くのが，「自分の未来をどうしたいのか？」といった「好奇心」です．新しい価値観，経験を受け入れて自身の可能性に挑戦しようとする心構えができた人は最終的に「自分がそれを実現できるか？」といった「自信」が重要となります．

　このように，キャリアアダプタビリティの4因子はすべて繋がって意味を成しています．これらの変化に対応していける内的な準備ができているかどう

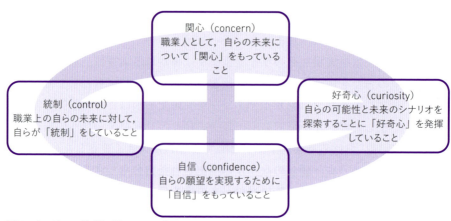

図1　キャリアアダプタビリティの4次元

かをこのフレームワークで都度確認してみることが重要といえるでしょう．

また，THEME 2ではサビカスの理論をベースに「語り」や「意味の抽出」の重要性について解説をしましたが，各論のそれぞれのストーリーを「ライフテーマ」や「キャリアアダプタビリティ」などの視点で見つめてみるのもお勧めしたいと思います．

【引用文献】
1) Savickas M L：The Theory and Practice of Career Construction. In. Brown SD, et al（eds）：Career Development and Counseling：Putting Theory and Research to Work. pp42-70, John Wiley, Hoboken, 2005
2) マーク・L. サビカス（著），日本キャリア開発研究センター（監修），乙須敏紀（訳）：サビカスキャリア・カウンセリング理論―〈自己構成〉によるライフデザインアプローチ．福村出版，2015
3) Savickas M L, et al：Life designing：A paradigm for career construction in the 21st century. J Vocat Behav 75：239-250, 2009

THEME 3

「仕事の意味」を問う

人生の大きな割合を占める「仕事」．
目の前の業務に追われがちになりますが，
少し視点を変えてみると「働くこと」の多義的な意味や，
それによって生じる価値観の変化，
本当は取り組まないとならないことが見えてきます．

3 人生において働く意味とは

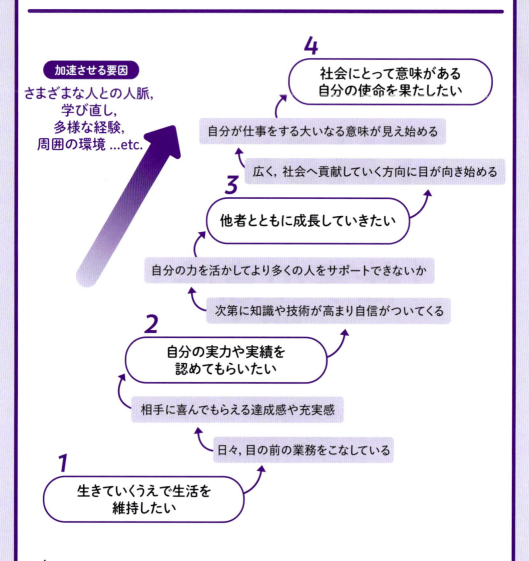

 考えるポイント

①あなたは何のために仕事をしていますか？
②仕事内容は THEME 1, 2 で考えたあなたの価値観に沿っていますか？
③「加速させる要因」に投資できていますか？
※働く意味がどのようなステージにあっても決して否定されるべきではありません．

[注目してほしい各論]　EPISODE 8　田中先生（p.135），9　清家先生（p.147），16　仲地先生（p.228），17　高橋先生（p.239），18　金川先生（p.249），19　仲間先生（p.260）

——あなたは何のために仕事をしていますか？

　こう問われると読者の皆さんはどのように答えますか？
　臨床・教育・研究・経営など，人によって働き方や場所はさまざまですが，どんな方でも仕事における「動機的側面」を切り離すことはできないはずです．
　「お金を儲けたい」という利己的報酬や，「対象者が幸せになってほしい」という利他的報酬，「人に褒められ評価されたい」という外発的動機づけや，「自分自身の成長を実感する」という内発的動機づけなど，その人なりのさまざまな「仕事の意味」があると思います．
　どんな動機も否定されるべきではなく，人が働いていくうえでは必要なものです．そして，その動機は年齢や立場が変化することにより，徐々に変化・成熟していきます．
　THEME 3 では，そうした仕事における「意味」や「動機」に関するキャリア理論などから，解説を進めていきます．皆さんがそれぞれの立場からじっくりと「仕事の意味」を考え，深めていただけると嬉しく思います．

自身の「欲求の正体」を知る

　私たちがコンサルタントとしてクライエントにかかわるなかでは，その人が働く原動力となる動機や欲求を知るために，「語りのなかの傾向」や「現状とのゆらぎ」を考えていくことを重要視しています．
　「語りのなかの傾向」は「ライフテーマ」[☞ THEME2 (p.12)]がそれにあたり，ライフテーマは自身の欲求や動機と密接に繋がっているため，それが自覚できる形で明示化されることが重要です．そして，そのライフテーマからどれだけ現状が乖離しているかが「ゆらぎ」[☞ THEME1 (p.6)]であり，両方ともバランスよく考えていくべきものだと感じます．
　それらに加えて，**欲求や動機という形になりづらい観念をあえて「カテゴリ化」して自己理解を深めやすくすることも有用です**．ここからはカテゴリ化に有用なアルダファの ERG 理論とマズローの欲求段階説をご紹介します．
　アルダファの ERG 理論[1]は，人間の欲求を3つのカテゴリに分類し，それらが個人の行動や仕事に与える影響を考える枠組みです．この理論では，欲求は「存在（E：existence）」「関係（R：relatedness）」「成長（G：growth）」の3つのレベルに分けられます．存在レベルの欲求は物理的な存在に関するものであり，関係レベルは他者とのかかわりに関する欲求，成長レベルは個人の成長と発展に関する欲求です．
　一方，マズローの欲求階層説[2]は，人間の欲求が階層的な構造をもつとする理論です．この説によれば，欲求は生理的なものから高次の精神的なものまで，

5つの階層に分類されます．具体的には，生理的欲求，安全欲求，社会的欲求，自尊欲求，自己実現欲求の5つです．この理論によれば，下位の欲求が満たされないと上位の欲求が生じることはありません．

　これらの理論を，医療現場に当てはめて考えてみましょう．医療機関に所属している自負をもっていることは，ERG理論でいえば「存在」にあたります．職場の人間関係は「関係」，臨床スキルの向上や職場での役割の付与などは「成長」にあたりそうです．マズローの欲求段階説で考えると，生理的欲求が満たされていることはいうまでもなく必要で，職場が安全な場で，社会的に役割を有していてはじめて，自尊心をもてたり，自己実現に進むイメージをもったりすることができます．

　理論を適切に用いると，自身に現在どのような欲求があり，何が満たされていて，何が満たされていないのかが明らかになり，自身の欲求に基づいた具体的なキャリアデザインが描きやすくなることでしょう．

働くうえでの「満足・不満足」とは

　働くうえでの満足度は仕事へのエンゲージメントに大きく影響します．私たちのクライエントのなかにもそうした満足・不満足が，仕事の継続や離職・退職に影響していたという方が複数いらっしゃいます．

　ある病院に勤務している20代男性の作業療法士ですが，彼は普段の研究会・学会への参加や臨床場面での経験を通じて，自身が専門職として成長している感覚を強くもっていました．しかし，職場自体はそうした彼に対して，あまり評価をすることなく，年数が経過しても裁量権がほとんどない厳しい労働条件のもと働き続けていました．結局，彼は職場の環境に不満を抱いて退職を選択してしまうのです．

　こうしたケースを説明するのにはハーズバーグの理論を参考にすることができます．ハーズバーグの2要因理論[3]は，仕事の満足と動機づけに関する重要な考え方を提供しています（**図1**）．彼

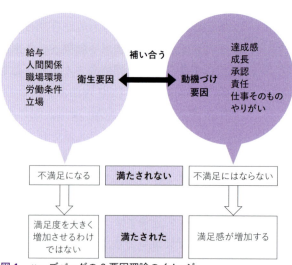

図1　ハーズバーグの2要因理論のイメージ

の理論では，満足と不満足は異なる要因によって引き起こされ，それぞれが独立しているとされています．具体的には，仕事の満足は「動機づけ要因」と「衛生要因」によって影響を受けるとされています．動機づけ要因は仕事の本質的な成長や達成に関連し，個人の動機づけを高めます．一方，衛生要因は労働条件や組織内の環境など，不満足を引き起こす要因となります．

つまり，**満足にかかわる要因がいかに満たされていても，それは不満足な要因を打ち消すベクトルには作用しないことを示しています**．皆さんも現在の職場での働き方と照らし合わせると納得できる部分があるのではないかと思います．

また，本書をご覧になっている経営者，管理者の方がいらっしゃれば，職場のマネジメント・人材定着には必須の考え方だと思いますので，頭の片隅に留めておくとよいかもしれません．

働く意味は変化・成長していく

読者の皆さんも肌感で理解していると思いますが，働く意味や動機的な側面は生涯固定されるものではなく，変化・成長していきます．

たとえば，私自身も臨床家の時期は自身の成長や給与面に意識が強く向いていましたが，教員時代はどれだけよい教育ができるか，そうした考え方に対する共感を求めていました．そして現在は，経営者としての会社やメンバーに対する使命感，また，いま行っている事業が日本全国に広がり，多くの働く人や地域そのもの，専門家や業界の文化の移り変わりに対するビジョンをもってお仕事をさせていただいています．このように年齢や経験とともに動機的側面が大きく変化していったのです．

読者の皆さんもこれまでのキャリアのなかで，きっと動機や欲求に変化が生じた経験をされていることと思います．多くの方とのキャリアカウンセリングをとおして，若い頃は「功利的な結果」を求め，意識は「内」に向きがちですが，年齢を重ね，よい経験を蓄積していくと欲求の性質が変わっていき，「意味のあるプロセス」を求め，意識が「外」に開いていくと感じています．

ただ，決して若い＝悪いというわけではなく，誰しもが通るプロセスであると考えます．私もお恥ずかしながらまだまだ人間的成熟とはほど遠いのですが，功利的で目に見える結果ばかりを追い求めるということは，年齢を重ねるにつれ，年齢や立場に求められるさまざまなものとのギャップで徐々に自分を苦しめていくとも感じています．

この動機的側面を村山[4]は 5 段階でわかりやすく説明しています（**図 2**）．これを病院で働く作業療法士に当てはめて考えてみたいと思います．

まず，土台になるのが「金銭的」動機であり，誰でも職場の給与は気になるものだと思います．その次の段階として，誰しも他者から自分の能力や存在を

認められたいと願うと思います．これが「承認的」動機であり，臨床現場で上司から褒められる，研究内容が外部から認められるなどがそれにあたると考えます．そうして承認を受けるともっと臨床業務をハイレベルにやってみたくなります．これが「成長的」動機です．そうして院内外でさまざまな研修会に出

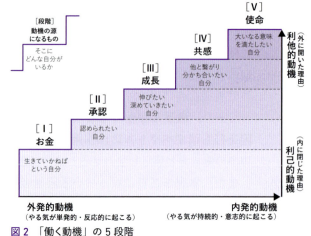

図2 「働く動機」の5段階
〔村山 昇：働くこと原論（https://careerscape.lekumo.biz/genron/2014/01/post-e788.html）より転載〕

たり，書籍を読んだり，研究発表を行ったりして自身を成長させていきます．

　そこから同じような考え方をもった他者と結びつくことで，やる気が湧いてくるのが「共感的」動機といえます．学会やオンラインコミュニティへの所属などもそれにあたるでしょう．そうしていくなかで，自分が見出した「大いなる意味」を果たすために，生活や命を削って没頭したい何かがあるとき，それは「使命的」動機を抱いている状態であるといえます．たとえば技師長として職場のマネジメントに従事して多くの職員の将来をつくることや，書籍を出版して自分の考えを多くの人に伝えたいなどと感じる場合にはこういった欲求に移行しているといえるでしょう．

　なお，村山[4]は「これら5つの動機を性格づける「外発的/内発的」「利己的/利他的」という二元的な分類について，「内発的だから優れ/外発的は劣るとか，利己的はダメで/利他的はよいということではない」と述べています．このフレームワークを取り扱ううえではこの点にも注意を払う必要はありそうです．

　自分の仕事の意味やそこに隠された欲求を見つめることはすべての作業療法士にとって必要なプロセスであると感じます．各論では執筆者それぞれが仕事の意味の変化について赤裸々に綴っていますので，THEME3でご紹介した理論と対応させて考えてみてください．

【引用文献】
1） Alderfer CP：Existence, Relatedness, and Growth：Human Needs in Organizational Settings. The Free Press, New York, 1972
2） Maslow AH：Toward a Psychology of Being, 3rd edition, Princeton NJ, D. Van Nostrand, 1968
3） Herzberg F：Work and the nature of the man. Thomas Y. Crowell Co, New York, 1966
4） 村山 昇：働き方の哲学 360度の視点で仕事を考える．ディスカヴァー・トゥエンティワン，2018

THEME 4

「変化する時代」を生きる

人生 100 年時代．なおかつ変化が激しく予測困難な状況にある VUCA の時代．
「学び」→「仕事」→「引退」という一方通行のキャリアが構築しづらくなっています．
あなたがもつ複数の役割と能力をうまく活かしていくことが，
「ありたい姿」に沿った生き方を実現するときに大いに役立ちます．

4 私らしい生き方って何だろう

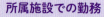
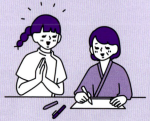
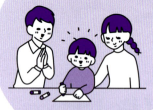
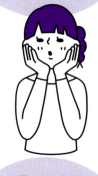
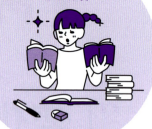
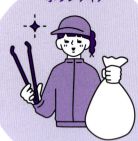
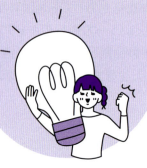
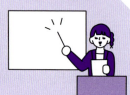

考えるポイント

① あなたがもつ役割にはどんなものがありますか？　書き出してみましょう．
② あなたがもっている資格や能力を，「いまの職場内でのみ活かせる力」と「いまの職場外でも活かせる力」に分けて整理してみましょう．
③ 1年後，5年後，10年後とあなたのもつ役割がどのように変化していくかについて考えてみましょう．

［注目してほしい各論］　EPISODE 4　沖田先生（p.85），5　吉原先生（p.96），6　小渕先生（p.111），12　大松先生（p.182），18　金川先生（p.249）

読者の皆さんはご自身の5年後のキャリアを想像できますか？
　社会構造の変化のスピードを考えると確実に今後も安泰だと言い切れる方は1人もいないのではないでしょうか？　確実にいえることは，どんな方でも5年後に何が起こるかを完全に予測することはできないということです．
　特に若い読者の方で定年まで1度も職場が変わらない方は，そう多くないのではないかと思います．そうした場合は転職を前提とした，組織の形にとらわれない「個人キャリア」をどのように描いていくかもキャリアデザインにおいて重要となります．
　また，組織に雇われている方は，もしかすると診療報酬や病院基準の変化などから，現在と同じ働き方をしようと思ってもできない環境になるかもしれません．経営者は経済環境の変化から現在の事業で稼げなくなることも十分に考えられます．事実，AIはライティング，デザインなどのこれまで人間が行っていたクリエイティブな仕事でさえ代替しようとしています．
　そうした不確実で変化していく時代を生き抜いていくために，THEME 4 ではさまざまな観点から「変化に対応すること」について考えていければと思います．

マルチステージのキャリアを生きる

　「変化の時代をどう生きるか？」という命題に向かうときに，まず近年「キャリア」という言葉の価値観が大きく変化している点に着目する必要があります．
　そのきっかけとなったのが英国の組織論学者であるリンダ・グラットンらが執筆した『LIFE SHIFT』[1]という書籍です．この本で紹介された「人生100年時代」という言葉が大きなインパクトとともに世界中に浸透していきました．
　この本で紹介されている考え方の1つに「マルチステージのキャリア」というものがあります．以前までは「学生→仕事→引退」という単一組織での終身雇用を前提とした「3ステージ」の働き方が当たり前でしたが，キャリア探索や学び直し，雇われない働き方などさまざまなステージを行き来する「マルチステージ」でのキャリアを提案し，誰もが100年生きることを前提とした柔軟で多様なキャリア選択をするべきであると示したのです．
　この理論は作業療法士がキャリアを考えていくうえでも有用なものとなります．転職はもちろんのこと，介護，結婚，転居などさまざまなライフイベントにより働き方は変化していきます．特に作業療法士は診療報酬や世間の動向などによって影響を受けやすい職業であることから，読者の皆さんのなかにもこれまでにそういった変化を経験した方もいることと思います．
　また，現在若い世代の皆さんは平均寿命の延伸や年金制度の変化から，定年の延長や定年後も働き続けるケースにも着目せねばなりません．キャリアを考

えるうえでその資本を組織のなかに置くだけでなく，個人にしっかりと蓄積していく必要がある時代に変わってきたといえるでしょう．

プロティアンキャリアとは

「組織資本」から「個人資本」へとキャリアの価値観が変化したことに着目した理論家がいます．ダグラス・ホール（前・ボストン大学マネジメントスクール教授）はキャリアの考え方が組織内キャリア（組織のなかでどのように生き残れるのか，昇進や権力に着目）から個人キャリア（個人の心理的成功を目指す，自己の満足や市場価値に着目）へとキャリアの価値観が変化したことを受けて，個人資本の変幻自在な「プロティアンキャリア」という概念を提唱したのです[2,3]．

医療の世界に置き換えてお話しすると，病院や施設でのキャリアパス（キャリアの道標となるような学習目標や到達目標）を設定され，それに従って成長することがキャリアの成功である．また認定資格などを取得することがキャリアの成功であるといったような「客観的指標で成功が定義されている」状態が「組織・業界資本のキャリアデザイン」を指します．

一方で「プロティアンキャリア（個人資本のキャリア）」では，自分自身の価値観に基づいた仕事ができているか，仕事に意味を感じながら主体的に取り組めているか，市場からの評価が高まる仕事ができたかなどの「主観的指標で成功が定義されているか」が重要になります．

この違いは非常に明確なもので，変化が乏しく市場規模が拡大していてマスメディアが力をもっている時代には「組織・業界資本のキャリアデザイン」をベースにするのが有効だったでしょうし，いまのように不安定で変化が前提にあり，SNSなどメディアも多様化した時代では「プロティアンキャリア」が有効な考え方となり得るでしょう（図1）．

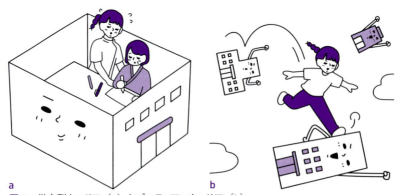

図1　従来型キャリア（a）とプロティアンキャリア（b）
a：会社に居続けることが前提．会社内での昇進や給与が重要→組織資本のキャリア観
b：会社は個人のキャリアを構築する足場．自身の市場価値や心理的満足が重要→個人資本のキャリア観（プロティアンキャリア）

「アプリ」と「OS」の能力開発とは?

「変化に対応しないとならないって言われても私は臨床でしか働けないし……」

とここまで読んでいただいた方のなかには感じられる人がいるかもしれません．**変化に対応していくためにはなんらかのスキルを身につける必要があるのですが，それはいわゆる臨床能力を高める研鑽とは「別の種類のもの」であると私たちは考えています**．その資料として図2を参照していただきたいと思います．これは経済産業省経済産業政策局産業人材政策室が「人生100年時代の社会人基礎力」と「リカレント教育」というタイトルで公開しているものの一部です[4]．

アプリとはアプリケーションの略であり，スマホやタブレットなどのデバイス上で起動するソフトウェアのことです．一方，OS（operating system）とは，システム全体を管理し，さまざまなアプリケーションソフトを動かすための最も基本的なソフトウェアのことです．

セラピストのキャリア開発の方法については大きくこの2つにカテゴリを分けると，今後どのような戦略を策定して，自分に必要なキャリア資本を蓄積するべきなのかについて，理解が深まると考えています．

皆さんは自身のスキルアップの手段が「どういったカテゴリに属しているのか」について考えてみたことはありますか？　私は前述した「アプリ」と「OS」に区分したときに，セラピストは「アプリ」的なスキルアップを強くイメージしてしまいがちだと感じています．

「アプリ」的なスキルアップとは，すなわち，特定の場所や領域（病院や施設など）で発揮される技術や知識（特定の疾患に対する治療法や資格取得など）を指します．もちろん，自分がいまいる職場などで直接的にサービス提供のクオリティを高めるものになるでしょうし，有用であることはいうまでもありません．

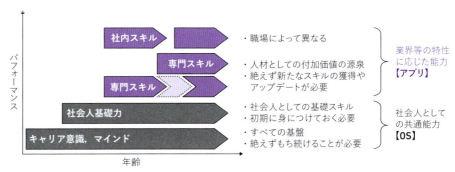

図2　アプリとOS
（経済産業省経済産業政策局産業人材政策室：人生100年時代の社会人基礎力について．2018より転載）

ただ，そこに過剰にウエイトが偏ったなかでスキルアップを進めていると，考え方が凝り固まってきて，それ以外の領域では専門性を活用することが難しくなり，いつしかその能力を職場外で多面的に展開していくことができなくなると私は考えています．

専門性を幅広く活用・応用していく際に必要になってくるものが「OS」的な研鑽です．これは大きく「外」に展開するものと「内」を見つめるものがあります．まず1点目が外に展開する「社会人基礎力」です．

この社会人基礎力を伸ばしていこうと思ったときに，私たちは「普段かかわる業界とはまったく異なる人にたくさん会うこと」，そして「なんらかのプロジェクトを異分野の方々と行うこと」をお勧めしています．将来的に社会と接続した働き方を創ろうと考えるのであれば，そういった居心地の悪さにあえて飛び込む，つまり「越境」をして「自分と異なる考え方や言語」を身につける必要があります．

もう1点，内に向かうアクションである「キャリア意識・マインド」についても考えてみたいと思います．これは本書でさまざまな形でご紹介してきた考え方ですが，「過去の出来事の意味を抽出して，ありたい姿の解像度を高める」ことが重要であると考えています．

この2つのカテゴリのOSのなかで外に向かうアクションに比重を置きすぎると，自分軸がはっきりしていないことから，周りが羨ましく感じたり，自分の進むべき方向が見えなくなったりします．逆に内に向かいすぎると，他者と自分の考えを比較して相対的に物事を選択できなくなるかもしれません．

スマートフォンでいうと，OSのバージョンが新しくアップデートされていないと，アプリの起動ができなくなり，他の展開ができなくなるように，セラピストも変化する時代にその専門知識や技術を社会で発揮し続けるためには「アプリとOS」の両方のバージョンを適切にアップデートしていくことが必要だといえるでしょう．

引用文献
1) リンダ・グラットン，他：LIFE SHIFT. 東洋経済新報社，東京，2016
2) Hall DT：Protean careers of the 21st century. Acad Manag Exec 10：8-16.1996
3) Hall DT：Protean Careers In and Out of Organizations. Sage, Thousand Oaks, 2002
4) 経済産業省経済産業政策局産業人材政策室：人生100年時代の社会人基礎力について．2018
   https://www.meti.go.jp/policy/kisoryoku/（最終閲覧日：2024年6月12日）

THEME 5

「小さなアクション」を起こす

「誰かに自分の思いを話してみる」「SNS に投稿してみる」
「気になることを調べてみる」「研修会に参加してみる」.
そんな些細な発言や行動がもつ偉大な力は,
やがてあなたのキャリアに大きな変化をもたらしてくれるのです.

5 小さな一歩が大きな変化を呼ぶ

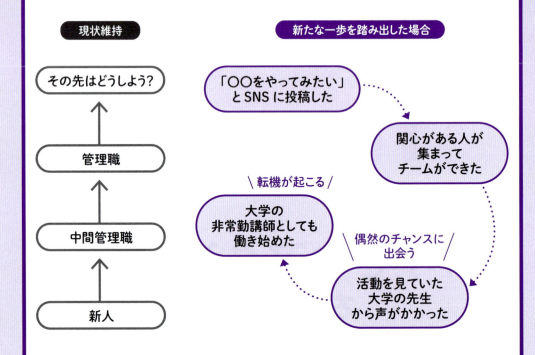

所属する施設で職位が上がって管理職になることが
専門職としてキャリアアップする唯一の方法だと考えていた.
ところが,自分の些細な発言や行動をきっかけに未来が変わり,
非常勤講師として,2軸の働き方をもつことに繋がった.

 考えるポイント

①いままでに,自分の小さな発言や行動で想定していた未来が変わった経験はありますか?
②「ありたい姿」に沿った役割を実現していくために,いまからできる「小さなアクション」にはどんなものがありますか?
注目してほしい各論の執筆者の語りにも「小さなアクション」→「大きな変化の連鎖」が随所に見てとれます.ぜひ参考にして考えてみてください.また,この連鎖のなかで起こるチャンスや転機について,あなたならどう考えるかについてもイメージしてみてください.

[注目してほしい各論] EPISODE 3 由利先生 (p.73), 4 沖田先生 (p.85), 9 清家先生 (p.147), 11 大瀧先生 (p.170), 13 永島先生 (p.193), 15 藤本先生 (p.216), 18 金川先生 (p.249), 19 仲間先生 (p.260)

ここまで本書をお読みになって，「自分もキャリアについて考えていきたい」と思う一方で，「とはいえキャリアを変化させる大きなアクションは自分には起こせない」と感じた方もいらっしゃることでしょう．

　大きな変化を起こすためには，まずは目の前の「小さな変化」を起こす必要があります．しかし，人は小さな変化を起こすための1歩目を踏み出すことが難しく，読者の皆さんのなかにもそうして足踏みをしている感覚に陥って悩んでいる人も多いのではないでしょうか．

　私も作業療法士になってからキャリア的に恵まれた環境ではなかったことから，どうしたらよいかわからずに現状の環境にとどまり，二の足を踏んでいた時期がありました．そうしたときに目の前の小さなアクションを積み重ねることで徐々に大きな変化へと繋がっていった経験があります．

　不確実な時代だからこそ，小さなアクションを起こすことはキャリアにおけるリスクヘッジにもなり得ます．関連するさまざまな理論を学び，その意義について一緒に考えていきましょう．

「自己効力感」を高める

　まず，小さなアクションを起こすうえでの前提として，「自分ならできる！」といったポジティブな「自己効力感」をもっておくことが重要になることでしょう．

　「自己効力感：セルフ・エフィカシー（self efficacy）」とは，「目標達成のための行動を自身が遂行できると信じている状態」のことです．自己効力感は，1970年代にアルバート・バンデューラ（元・スタンフォード大学教授）によって提唱された概念[1]です．これまで，社会的認知理論のなかの心理学用語として用いられていました．

　私たちはさまざまな場面で，「こういう結果を出したい」と目標を立てて行動しています．その際に，「自分ならうまくやり遂げられる」「自分の能力ならうまくいくはずだ」と考えることが自己効力感といえるでしょう．

　バンデューラは，研究のなかで，恐怖症を克服した人々の共通点を発見しました．それは「自分は困難を克服できる」「現状を変えることができる」と信じるようになったことです．「自分はできるという状態」つまり自己効力感が，人間の行動に大きな影響を与えることが明らかになっていきました．

　この自己効力感について具体的なイメージを考えてみましょう．医療機関に所属している作業療法士がこれまでに担当したことのない疾患の患者を担当するとき，自己効力感が高い人の場合には，「これまでも評価，治療をしっかりとやれてこれたから，新しいケースの場合でもしっかりと事前勉強をして臨めば大丈夫だ」と考えるでしょう．逆に自己効力感が低い人の場合には，「まっ

たく担当したことがない疾患ではどんなことが起こるかわからないから別の人に担当してもらおう……」など消極的に考えることでしょう．このように，自己効力感の高さによって，小さな挑戦に臨めるかどうかが変わってきます．

「自己効力感を高める4つの要因」

それでは，自己効力感はどうやって高めることができるのでしょうか．自己効力感に影響を与える4つの要因を解説します．

1）達成体験

自分自身で何かを達成することは，自己効力感に影響を与えます．困難を乗り越えたり，苦手なことを克服したり，目標を達成したりすることで，「自分はできる」と自信をもつことができるからです．しかし，失敗が続くとどうなるでしょうか？　人は「自分には無理だ」と感じるようになり，自己効力感が低下してしまいます．そのため，小さな成功体験を積み重ねていくことが重要です．

2）代理体験

他者の行動を観察して，自分がその場面にいるように感じる体験です．成功している人を見て「すごい」と感じるだけではなく，彼らがどのように成功を収めたのかを詳しく観察し，成功の秘訣を見つけます．こうした観察を通じて，「自分にもできるかもしれない」「このスキルを学んでみよう」と具体的に考えることができ，自己効力感が高まります．

3）言語的説得

他者からの言葉は，自己効力感を向上させることがあります．何かに取り組む際，アドバイスや励ましの言葉をもらうと，「自分は大丈夫だ」と安心することがあります．「あなたならできる」といった言葉をもらうことで，自己効力感が上がるのです．

4）生理的情緒的喚起

何かをしているときの自分の生理的状態に注意を向けることで，安心感や自信が得られます．たとえば，何かに取り組むときに，自分がリラックスしているか，緊張しているかを確認するとします．リラックスしていれば，「いつもどおりだから大丈夫」と思い，自己効力感が上がります．一方，体が震えたり，汗をかいたり，思考がまとまらないと感じると，自己効力感が低下する可能性があります．

なお，バンデューラは，達成経験，代理体験，言語的説得，生理的情緒的喚起の順で，自己効力感への影響力が高いと述べています．実際のチャレンジャーを見ることによる「代理体験」や，他者からの励ましでの「言語的説得」により自己効力感が育まれ，小さなアクションを起こせるということもありますが，逆に小さなアクションを起こすからこそ得られる「達成体験」により自己効力感が高まるという考え方もできるでしょう．

小さな行動が大きな変化につながる

　読者の皆さんは「カオス理論」をご存知ですか？　これは気象学者エドワード・ローレンツが1961年に見つけた数学的モデル[2]で，ほんのわずかな誤差が大きな結果の違いに繋がり，未来を予測するのが非常に困難になるという考え方です．よく引用される例として，「ブラジルで蝶が羽ばたくと，テキサスで竜巻が起こるか？」という問いがあります．

　カオス理論の結論は，「予測が難しい」ということです．つまり，ある出来事が起こるかどうかはわからないけれど，起こる可能性は十分にあるということです．この理論は，「未来の予測は難しく，小さな出来事が大きな変化を引き起こす可能性がある」という点を示唆しています．

　キャリアにおいては偶然としかいいようのない出来事が起こり，それが大きな影響をもたらすこともあります．そうした「偶然」をキャリアのチャンスに変えるために，プライアとブライトが提唱したのが「キャリアカオス理論」[3]です．

　表面的には不規則に見える現象も，その背後にはなんらかのパターンがあるとされています．キャリアカオス理論の核心となる概念は，以下のとおりです．

① 非線形（nonlinearity）
・線形システム＝部分が集まって全体となる
・非線形システム＝部分の集合体は，それよりも多かったり少なかったりする結果になる

② 回帰性（recursiveness）
・1つの変数がほかに影響を与え，相互作用が引き起こされる．

　さらにこのキャリアカオス理論を活用するうえでの重要な5つの視点を**表1**にまとめました．

　本来は少し複雑な理論（ご関心がある方は原著をご覧ください）ですが，要は小さなアクションが予想もつかない形で大きなキャリアの変化に繋がることがあるということです．

表1 キャリアカオス理論を活用するうえでの重要な5つの視点

複雑性	キャリアは非常に複雑で，予測が難しいものであるという考え方．個人のキャリアがどのような道をたどり，どのような要因によって形づくられているかを理解することが重要になる
創発性	全体が部分の合計以上の性質をもつことを指す．過去の経験を通じて新たな意味が生まれる
非線形性	小さな変化や出来事が，その後のキャリアに大きな影響を与える可能性を示す．ちょっとした選択や行動が，予想外の結果を生むこともある
非予測性	キャリアには予測できない要素が多く，偶然の出来事が大きな影響を与えることがある．偶然の出来事を探ることで，キャリアの不確実性をより深く理解することができる
アトラクタ	特定の方向に引き寄せる力を意味し，キャリアにおける行動を制約するもの

　また，これに加えてFeeneyら[4]は人との繋がりからキャリアの変化が起こることを強調しており，サポートを得られる人間関係が個人の挑戦や成長を促すことを示しています．このように最初は小さなアクションや人の繋がりからキャリアはひらかれていきます．

　各論の著者も同じくみんな，最初は小さなアクションから大きな変化へと繋がっています．皆さんにとってすぐに起こせる小さなアクションとは何でしょうか？　あまり深く考えることなく，それに取り組んでみることをお勧めします．時間はかかるかもしれませんが，きっとキャリアになんらかの変化が起こることでしょう．

引用文献

1) Bandura A：Self-efficacy：Toward a unifying theory of behavioral change. Psychol Rev 84：191-215, 1977
2) Lorenz EN：Deterministic Nonperiodic Flow. J Atmos Sci 20：130, 1963
3) Bright J, et al：The role of chance events in career decision making. J Vocat Behav 66：561-576, 2005
4) Feeney BC, et al：Relationship influences on exploration in adulthood：the characteristics and function of a secure base. J Pers Soc Psychol 98：57, 2010

THEME 6

「偶然の出来事」が未来をひらく

チャンスは，本当に何の前触れもなく偶然に起こるのでしょうか．
自分の目標に対する偶然のチャンスをつかむ人には，
その遥か前の段階から小さな行動を起こしているという特徴があります．
チャンスを引き寄せる考え方や行動にはどんなものがあるのでしょうか．

6 偶然は引き寄せることができる

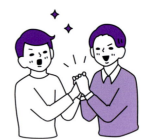

偶然のチャンスが起こり，キャリアの新たな展開がひらかれることがある

柔軟性
思いがけない変化があっても別の道がないか考えてみよう．

持続性
失敗したり，否定されてもめげずに継続しよう．

楽観性
失敗してもなんとかなる！

冒険心
リスクを恐れずに動いてみよう．

好奇心
もっといろいろな人々や経験，学びに出会いたい．

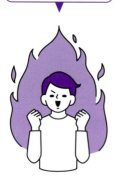
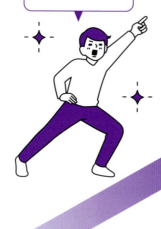

考えるポイント

①あなたが小学生や中学生の頃に思い描いていた夢と，いまの生き方はどのように違いますか？　なぜそのような違いが起こったのでしょうか？

②あなたがいままで生きてきたなかで，偶然の出来事によって考え方や行動が変化した経験はありますか？

③いまから実行できる偶然のチャンスをつかむアクションにはどのようなことがありますか？

［注目してほしい各論］　EPISODE 1　爲國先生（p.51），2　井谷先生（p.62），3　由利先生（p.73），4　沖田先生（p.85），12　大松先生（p.182），20　齋藤先生（p.272）

読者の皆さんは5年後の自分の姿をどう想像していますか？

・現在の職場で昇進をして部長になっている．
・結婚をして子どもがいる．
・自分の会社を創業し，事業が軌道に乗っている．

きっと置かれた立場でさまざまな将来展望をおもちのことと思います．

私たちはキャリアコンサルティングを通じて幅広い年齢の方のキャリアの変遷を目にすることがありますが，非常に興味深い事象として「5年前に描いていた自分の姿がそのままそうなった人」がほとんどいないのです．なんらかの計画をしていたことがその過程で起こるさまざまな出来事や出会いによって変わり，人生のマップは書き換えられていきます．

ここから学びを得たのは「キャリアはさまざまな予測不可能な偶然の出来事によって変化していく」ということです．私たちもそうですが，キャリアの開拓者の皆さんの大きな共通点は，準備していたことにより起こる「幸運な偶然」に導かれていることだと考えています．

THEME 6 では，キャリアにおける，この「偶然の出来事」の影響について論じている理論とその重要性についてご一緒に考えていきましょう．

キャリアは「偶然の出来事」に導かれる

ジョン・クランボルツ（元・スタンフォード大学大学院教育学研究科教授）は，バンデューラの社会学習理論[1]をベースに「計画的偶発性理論（ハプスタンス・ラーニング・セオリー）」を提唱したアメリカのキャリア理論家です．

彼は人間を「学習し続ける存在」であると強調しており，変化の激しい時代に偶然にもたらされた機会を自らキャリアに活かしていくことが重要であり，**「キャリアの8割は予想しない偶発的なことによって決定される」**という名言を残しました[2,3]．

この理論は特定の領域の専門性を重視し，体系的にスキルや知識を積み重ねることをキャリア開発の基本とする伝統的なキャリア論に大きな衝撃を与えました．ハプスタンス理論では，むしろ「成長のためにチャンスを見つけたら長年計画されたものと異なっていたとしても，こだわりすぎずにチャレンジしてもよい」という，これまでとまったく異なる新たな価値観のフレームを提供したのです．

「何が起こるかわからないことには対応できない」という考え方もあるかと思いますが，起こり得る変化に先んじて対応し，準備をすることは可能です．この理論の肝は「偶発的な出会いを豊富にするとキャリアも人生も豊かになっ

ていく」という部分です．クランボルツは偶然の出来事に対応するスキルを5つあげています（**表1**）．

日々の行動や人脈づくりにおいて「好奇心」をもつ．その好奇心に向き合い，それに取り組み続ける「持続性」を発揮する．後ろ向きにならずに自分の能力や考え方を信じて前向きに進んでいく「楽観性」をもつ．おもしろいものや確実なものだけに目を向けるのではなく，アンラーニングやオープンであることを大切にする「柔軟性」を発揮する．

これらの行動原則は不安定で変化の激しい社会や組織であればあるほど，より重要となっていきます．偶然の出来事は本当に何の前触れもなく偶然に起こるものではなく，こうしたスキルによって必然的に生み出されるものだと考えてもよいでしょう．

偶然の出来事をつかむためのアクションとは

では，偶然の出来事をつかむための具体的なアクションとはどういったものなのでしょうか？　臨床現場でたとえてみたいと思います．

臨床現場で働いていると毎日同じ場所に出勤をして，対象者に医療を提供することが基本的な仕事になるかと思います（そうではないケースもあるとは思います）．それだけではどうしても，「偶然の出来事を引き寄せる」ことができなくなると考えられます．そうした環境にいる方は以下のようなアクションを実行するのもよいかもしれません．

- 臨床現場で他職種とかかわる時間を長くしたり，プライベートでの関係をもったりして，相手がどういう考えのもとで仕事をしているかを深く知ろうとする．
- 職場だけでなく，地域の同職種コミュニティに参加してみて，自分自身のことを知ってもらい，違う経験をしている人にかかわってみる．
- 学会で自身の臨床での実践や研究を発表したり，講演をしている人とコミュニケーションをとってみる．

表1　偶然の出来事に対応する5つのスキル

好奇心（curiosity）	新しい学びの機会を模索する
持続性（persistence）	たとえ失敗しても努力し続ける
柔軟性（flexibility）	姿勢や状況を変えることを進んでとり入れる
楽観性（optimism）	新しい機会は実行でき達成できるものと考える
冒険心（risk-taking）	結果がどうなるかわからない場合でも行動することを恐れない

・まったくかかわりのない業種との交流の機会があれば出向いて，そこで人間関係を構築する．

これらのアクションは，現在成功している私たちのクライエントが，臨床時代にキャリアを大きく変える偶然の出来事に出会うことができたきっかけです．逆にいうと，普段の臨床現場での経験では専門領域の深まりはありましたが，運命を変える大きな出来事に出会えることはなかったといえます．そうした意味でも偶然の出来事を引き寄せたい人ほど，「いつもと違うアクション」「成功するかどうかわからないアクション」をぜひお勧めしたいと思います．

人生の目標は変化していく

偶然の出来事を考えるうえで知っておいていただきたい概念として，「フォアキャスティング」と「バックキャスティング」というものがあります．フォアキャスティングは，現在の状況から未来を推測するのに対して，バックキャスティングは，理想的な未来を出発点として戦略を練るという点で違いがあります[2]（図1）．

フォアキャスティングは，現在の状況を基にして未来を想像するため，現状が大きく変わらないことを前提にしたシナリオづくりに向いています．一方，バックキャスティングは，現状にとらわれず，実現したい未来から逆算してアクションプランをつくる手法です．Dreborg[2]によると，バックキャスティングは大きな変化を伴う場合に有効であるとされています．

たとえば，数年後に自分が「どうなりたいか」を考え，それを目標に逆算して計画を立てるのがバックキャスティングの考え方です．一方，キャリアを積む過程では，予期せぬ出来事がしばしば起こります．そうした偶然をとり入れながら，目標を柔軟に見直していくのがフォアキャスティングです．

簡潔にいうと，しっかりとした将来設計に基づいて逆算的にキャリアを考えるのがバックキャスティング，そして偶然の出来事やその瞬間の感性を大切にするのがフォアキャスティングとなります．重要なのは，どちらか一方に偏ることなく，

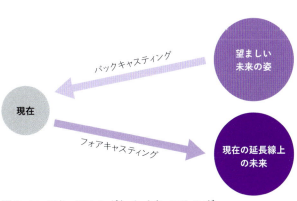

図1 フォアキャスティングとバックキャスティング

両方の視点からキャリアを考えることだと思います.

　人生で自分が「なりたい」と思うものが一度も変わらなかった人は，おそらくほとんどいないでしょう．皆さんも，子どもの頃から自分の夢が変化したきっかけを思い出してみてください.

　私自身は，幼い頃は小学校の先生に憧れて教員を目指していましたが，いとこが作業療法を受けているのを見て，作業療法士になりたいと思いました．その後，養成校の教員の勧めで教員となり，共同創業者からの影響で健康経営の会社を立ち上げ，最終的にキャリアコンサルティングの別会社を共同経営するに至りました.

　このように，私のキャリアは「偶然の出会いや出来事によって形づくられた」といっても過言ではありません．人生の方向性が変わるときには，「人との出会い」が大きく影響するといわれています．そして，その偶然を活かすためには，クランボルツが提唱する「5つのスキル」が鍵になります.

　読者の皆さんも，偶然の出来事をうまく自分のキャリアに組み込みながら，時代や環境の変化に応じたアップデートを繰り返していってほしいです．また，本書の執筆者たちがどのような偶然の出会いを経てキャリアを歩んできたかも，ぜひ参考にしていただけたらと思います.

引用・参考文献
1) Bandura A：Social Learning Theory. General Learning Press, New York, 1971
2) Krumboltz JD：The happenstance learning theory. J Career Assess 17：135-154, 2009
3) Krumboltz JD, et al：Luck is No Accident：Making the Most of Happenstance in Your Life and Career. Impact Publishers, Bristol, 2010
4) J. D. クランボルツ, 他（著）, 花田光世, 他（訳）：その幸運は偶然ではないんです！ダイヤモンド社, 2005
5) Krumboltz JD：The career beliefs inventory. J Couns Dev 72：424-428, 1994

THEME 7

「人生の転機」を乗り越える

「転機」とはキャリアにおいて役割や置かれている状況が変わる節目であり，
外的キャリアだけでなく内的キャリアにも変化をもたらします．
変化の激しい時代において，THEME 6 の行動を意識していると，
突然の転機がより起こりやすくなります．
そのときあなたはどうやって転機を受け止め，乗り越えていきますか？

7 転機を乗り越え,活かすために

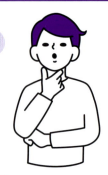

新たな物事の始まりへ

変化の途中

物事の終わり

転機によって,キャリアに新たな展開が生まれる

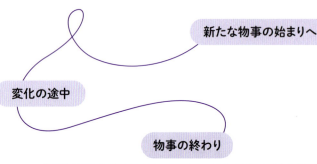

家族や友達,仕事仲間,SNSの繋がりなどからどんなサポートが得られるだろう?

この偶然をうまく活かすために,必要な行動や能力にはどんなものがあるだろう?

いまの仕事や生活全体について自分はどう考えているだろうか? この機会をどう受け止めるだろうか?

この出来事はなぜ起こったのだろう? いままでに似たようなことを経験したことはあっただろうか?

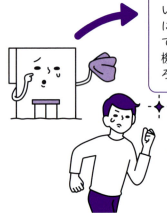

突然仕事を辞めなければならなくなった.
別の仕事にチャレンジするチャンスが来た
どうしよう……

💡 考えるポイント

①あなたがいままでに経験した転機にはどのようなものがありますか?
②その転機をどのように乗り越えましたか? どんな資源を活かしましたか?
③その転機のあとにどのような変化が起こりましたか?

👉 [注目してほしい各論] EPISODE 1 爲國先生(p.51),13 永島先生(p.193),16 仲地先生(p.228),20 齋藤先生(p.272)

読者の皆さんは突然の出来事に急なキャリアの変化を迫られたことがありますか？

　これまでのキャリアで転勤や異動，転職などを経験したことのない方でも，たとえば組織変更で役割を交替したり，担当業務が変わったり，プロジェクトメンバーが入れ替わったりと変化や影響の大きさの差こそあれ，「転機」をいくつか経験していると思います．

　人生で誰しもがその人なりの「転機」に直面します．そして，その転機をどのようにとらえて立ち向かうかでキャリアの道筋は大きく変化するのです．それほど転機にはキャリアの形を大きく変えてしまうほどのパワーがあります．

　転機を迎えたときにうまく乗り越え，活用していけるようになるために，THEME 7 ではそれに関係した理論や事例を参考にしながら，皆さんとご一緒に考えていきたいと思います．

「4S」でリソースを確認する

　メリーランド大学でカウンセラー教育に携わり，全米キャリア開発協会（NCDA）会長も務めたナンシー・シュロスバーグは，人生の転機のとらえ方とその対応について重要な理論を提唱した女性キャリア研究者です．

　シュロスバーグの理論は，要約すると，「人生には転機があり，その転機を乗り越えるための力となる 3 つの考え方がある．そしてその 3 つの考え方のなかにも，種類とステップがある．そしてそれらは，お互いに密接にかかわり合っている」というものです．

　私たちがキャリアコンサルタントとして仕事をするなかでよくご相談をいただく内容として，「結婚や出産を機に仕事との向き合い方がわからなくなった」「夫の仕事の関係で見知らぬ土地に転勤が決まって不安だ」などの仕事や生活上の「転機」に関するものがあります．このように仕事，生活における人生の転機はたびたび訪れます．

　シュロスバーグは人生の転機を 3 つ（期待していた出来事が起こったとき，予想していなかった出来事が起こったとき，期待していた出来事が起こらなかったとき）に分類しており，その対処のために 4 つの資源（4S）の活用とその強化を提唱しています（表 1）[1,2]．

　転機に見舞われると，自分に何が起こったのかを理解したのち「それで生活はどう変わるのか」「役割はどんなものになるのか」「それによって人間関係はどう変わるのか」などを考えることになります．

　そういった変化をプラスにし，転機を乗り越えるためには，表 1 で示した「リソースの確認」を行い，それに基づいた行動計画を練り，必要に応じてそれを実行していく必要があります．そして，これらがうまく稼働した場合，たとえ

表1　シュロスバーグの4つの資源（4S）

Situation（状況）	転機の引き金やタイミング，役割の変化やストレスの度合いなどの分析
Self（自己）	社会経済的地位，性別，健康状態や年齢などのパーソナルな情報
Support（周囲の援助）	周りからの肯定，好意，援助などの資源に関する情報
Strategies（戦略）	広い範囲での戦略構築，転機に対する意味の変化，柔軟性など

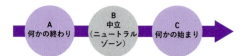

図1　転機とニュートラルゾーン
いきなりA→Cには行かない．Bではむやみに動かず考えたり五感を研ぎ澄ませる

時間がかかったとしても，人は自らに訪れた転機を受け入れることができるようになるといえます．

　転機の最中にいるとき，人は非常に疲弊します．しかし，どのような形であっても，その転機はやがて終わりを迎えます．この「転機の終わり」を迎えて初めて，人は自らの人生に転機が起こったことを受け止められるようになるのです．

　皆さんも自身に起こり得る転機についてこの機会にしっかりと考えてみてはいかがでしょうか？　ライフイベントにおける自身の「転機」に対応する思考や準備を行うことで乗り越えていけるかもしれません．

転機を乗り越えるための3ステップ

　実際に転機に立ち向かうのは非常にストレスがかかるものです．では，具体的にどのようにそれを乗り越えたらよいのでしょうか？　それについてアメリカの心理学者で，人間性心理学会の会長を務めた理論家であるブリッジズのトランジション理論[3,4]が有用ですのでご紹介したいと思います．

　彼が提唱した「トランジション」の考え方は，それまでやっていたAの事象から新しいCの事象に移る際には，必ず中間のB，つまり「ニュートラルゾーン」が存在するというものです（図1）．

　この理論が非常にうまく当てはまったクライエントをご紹介します．医療業界から離れて一般企業への転職を検討されていた30代男性の作業療法士がいました．その方は次の業界への転職に焦っていましたが，様子を見ているなか

ではどうも転職先についてしっくりきていない様子でした．

そこであえてじっくりとニュートラルゾーンで自身の考えや想いの背景に向き合う時間をもつことをアドバイスさせていただきました．その結果，自己への気づきが深まり，移りたい領域が大きく変化して，無事に希望する会社への転職を成功させることができました．

このクライエントには，**A（医療業界）からC（一般企業）には一気に移るのではなく，B（余白）の期間が重要なこと，そしてその時期には一見遠回りのようですが，むやみに動き回ることをせず五感を研ぎ澄ませて，じっと待つことを勧めました**．

そうするなかで，クライエントご自身のなかでCへの道筋がこれまでにないレベルでくっきりと浮かんできたのです．変化を生み出すときには，前へと進んでいくのがよさそうなイメージをもっていましたが，転機への向き合い方としてはその限りではなく，「止まること」も重要であることをこのケースから学ぶことができました．

いま，何かのキャリア上の変化を起こそうと考えている方は，ブリッジズのニュートラルゾーンを意識して，「あえて」止まってみることもお勧めしたいと思います．

「心地よさ」から脱し，一歩を踏む

転機を迎え，それを乗り越えて次のステップへと進むためには，避けては通れない問題があります．それは，「現在の心地よい状況から抜け出せるか？」という問いです．転機に向き合うことを選択する場合，必ずこれまでとは異なる「変化」が生じます．

医療専門職の方々のキャリアコンサルティングにおいて，このようなテーマの相談を耳にすることがよくあります．特に，長年同じ仕事を続けてきた人は，転機によって自身の役割や人間関係，さらには日常生活の変化を受け入れるのに困難を感じることが多いようです．

キャリアの転機を迎えたときに，前向きな行動を妨げる要因の1つが「心地よさ」です．長期間同じ仕事に従事すると，その仕事に慣れ，ストレスを感じずにこなせるようになります．しかし，この心地よさから抜け出すためには，大きなエネルギーが必要です．

コーチングの分野では，ノエル・ティシーが提唱した「コンフォートゾーン」という概念が広く知られています[5]．人間は，心地よい状態（コンフォートゾーン）から抜け出すのが容易ではない生き物です．

コンフォートゾーンを抜けて，新たな領域（ラーニングゾーン）へ進むには，医療専門職の場合，これまで学んできたことに対する執着を捨てる（アンラーン）

ことが重要です（図2）．私たちがセラピストとして特定の分野で経験を積めば積むほど，新しいことを学び直したり，古い知識を捨てたりすることが難しくなるケースを多く見てきました．

このような状況に陥らないために，**私たちがお勧めしたいのは，「日常生活での小さな越境体験を多く積むこと」です**．突然，すべてを捨ててラーニングゾーンに飛び込むのは大きなストレスがかかります．しかし，ちょっとした挑戦をしたり，新しい場所に行ったり，普段会わないような人と会ってみるなど，日々少しずつコンフォートゾーンから一歩踏み出すことが重要です．

そうすることで，将来大きな転機が訪れたときに，それを受け入れて前に進むための推進力が生まれるでしょう．本書の執筆者たちがどのように転機と向き合い，それを乗り越えてきたかを学ぶことで，自分自身のキャリアにとっても新たな視点を得ることができるでしょう．

皆さんにとって，本書がある種の「転機」となることを願っています．

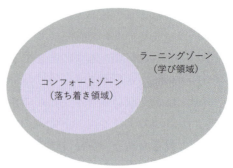

図2　コンフォートゾーンとラーニングゾーン

引用文献
1) Anderson ML, et al：Counseling Adults in Transition：Linking Practice with Theory, 4th edition. Springer Publishing, New York, 2012
2) ナンシー・K．シュロスバーグ，武田圭太，他（監訳）：「選職社会」転機を活かせ．日本マンパワー出版，東京，2000
3) Bridges W：Transitions：Making Sense of Life's Changes, 40th anniversary edition. Da Capo Press, Boston, 1980
4) ウィリアム・ブリッジズ（著），倉光 修，他（訳）：トランジション―人生の転機を活かすために．パンローリング，東京，2014
5) Tichy NM, et al：The Leadership Engine：How Winning Companies Build Leaders at Every Level. Harper Business, New York, 1997

THEME 8

「働く」を人生全体に織り込む

THEME 1〜7を踏まえて，あなたの「ありたい姿」や，
それに基づいたキャリアの描き方についてイメージが浮かんできましたか？
「仕事」だけでなく，「大切な人々との時間」「学び」「余暇の時間」も
同じように大切にすること．
そして，さまざまな角度から，自身の役割について考えてみることで，
仕事の意味づけが変わり，長いキャリアのなかで
どのように仕事に取り組んでいきたいのかが見えてくるはずです．

8 あなたの役割がもつ意味を多角的に考える

スペシャリスト

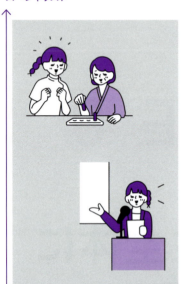

ここの範囲だけでキャリアの良し悪しを決めていませんか?

あなたの「ありたい姿」に必要なスキルや役割はほかにもたくさんあるはず

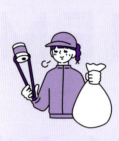
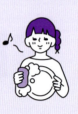
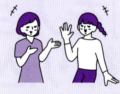

ジェネラリスト

| 療法士の専門知識や技術 | 研究・教育能力 | 専門以外の知識や技術 | 人脈 コミュニケーション力 | 家事や育児能力 |

 考えるポイント

①あなた自身が思う，あなたのキャリアの「成功」とは，あなた自身や周りのどんな姿を指しますか？

②いまの仕事に関連するスキルや役割以外で，あなたの「ありたい姿」を実現するためにすでにもっている，もしくはこれから手に入れる必要があるスキルや役割にはどのようなものがあげられるでしょうか？

[注目してほしい各論] EPISODE 5 吉原先生（p.96），6 小渕先生（p.111），7 川口先生（p.123），16 仲地先生（p.228），19 仲間先生（p.260）

私たちがキャリアコンサルタントとしてクライエントと面談をするなかで,「キャリア」という言葉を使ったときに「自分にはキャリアは関係ないです」「キャリアはバリバリ働く人だけのものでしょう」と,あたかも他人事のような反応をされる方が一定数いらっしゃいます.

　特に本邦では「キャリア」という言葉に対して,「職業」という固定的なイメージが定着している時代が長く続いていました.しかし,実際の「キャリア」は,年齢や性別,社会的立場や文化などにかかわらず,生きているすべての人が考えていくべきものであり「人生そのもの」であるといってもよい概念なのです.

　そのため,育児中の方,介護で休職中の方,転職活動中の方なども「仕事」と「生活」を分けて考えるのではなく,それらを統合して「自分のなかにキャリアの意味を見出す」ことが大切です.

　THEME 8 では,1人ひとり異なるキャリアの考え方を人生の営みのなかにどのように織り込んでいくのか,さまざまな理論をベースにしながら考えていきたいと思います.

キャリアはすべての人の「人生のなか」にある

　まずは人生を「役割」という視点で見つめていくときに必要な知見をご紹介します.

　スーパー[1-3]は社会環境の変化のなかで個人が果たす役割の変化を表すために「ライフキャリアレインボー」という図を開発しました.この理論においてスーパーは,人が一生涯に果たす役割は少なくとも,①子ども,②学習する人,③余暇人,④市民,⑤労働者,⑥家庭人の「6種類」あるとしています.

　そして,それらの役割は少なくとも「5種類」の生活空間（家庭,学校,地域社会,職場,施設）において演じられる,というキャリアの生涯発達のアプローチを可視化したものです.

　生きていると必ず誰しもがさまざまな役割を課せられます.そのような方は**「自らの役割におけるバランスとその変化」について考えを深める必要があると考えています**.

　少しご自分のことを考えていただきたいのですが,「いま自らが果たす役割」をいくつもっていますか？　そして,そのそれぞれの役割に対して,「情意的側面（思い入れの度合い）」「行動的側面（時間やエネルギーの投入度合い）」「認知的側面（役割をどうとらえているか）」の3つの側面から考えを深めていくとキャリアの整理がつきやすくなります.

　私は執筆現在,上記の①～⑥のすべてに当てはまっており,年齢や仕事が変化していくなかで,エネルギーや時間のかけ方の「最適化」をしながら今日までバランスを保って生活をしてきています.

THEME 8　「働く」を人生全体に織り込む　　047

時間は有限であり，役割もまた有限です．役割のバランスが適切かを都度考えることも，ある種のキャリアデザインといえるでしょう．キャリアという概念は仕事の場面の積み上げだけでなく，生活や日々の役割に当たり前に融和しているもので，決して特別な人だけのものではないのです．

「自分らしい」ポジションを見つける

　「スペシャリスト」と「ジェネラリスト」という言葉は，読者の皆さんも聞いたことがあるかもしれません．分野によっては解釈が多少異なりますが，一般的にはスペシャリストは特定の領域に深い知識やスキルをもつ人を指し，1つの分野を深く掘り下げるのが得意です．

　一方，ジェネラリストは，さまざまな分野の知識を広くもっていて，多角的な視点をもつ人のことを指します．幅広い知識をもつことで，異なる情報を組み合わせて新しいアイデアを生み出すことが得意です．

　本書において「スペシャリスト」とは，セラピストの領域でいうと，臨床や研究，教育などで際立った実績をもち，特殊な技術を有する人を指します．一方，「ジェネラリスト」は，セラピストの領域に限らず，多様な分野で知識や技術，経験をもっている人を指します．

　私たちがかかわっている人々のなかには，あるきっかけでジェネラリスト的な経験を積むことで，**自分の可能性が1つの場所だけではないことに気づき，成長を遂げる方も多くいます．彼らは視野を広げることで，新たなキャリアの道を見つけることができるのです**．

　仕事におけるスキルや経験だけでなく，人生でのさまざまな経験も，キャリア形成において重要です．たとえば，子どもを3人育て，それぞれの出産で産休をとった方は，臨床経験が同年代よりも少ないと感じ，自身のキャリアに自信をもてなくなることがあります．しかし，それはスペシャリストの観点のみでキャリアをとらえてしまっているために生じる誤解です．

　実際には，子どもを育てる過程で経験する出来事や感情は，ほかの人には得がたいものであり，それらがジェネラリストとしての貴重なスキルや視点を育むのです．このような経験を活かせば，自分だけの独自の考え方やキャリアを築くことができるでしょう．

　このように，ライフイベントもキャリアの一部ととらえ，その経験を積極的に受け入れることが，自分らしいキャリアを形成するために重要だと考えます．人生のさまざまな出来事をキャリアの構築に活かしていくことが，個々のキャリアをより豊かにする鍵となるでしょう．

仕事を「人生」のなかに織り込む

　サニー・ハンセン（ミネソタ大学名誉教授）は，女性のキャリア研究者として活躍し，キャリア発達の理論，ジェンダー理論，多文化理論などをとり入れて「統合的人生設計（integrative life planning：IFP）」という包括的なキャリアと人生設計のアプローチを提唱しました[4,5]．

　この理論の特筆すべき点は，仕事を単なる職業としてではなく，人生におけるさまざまな役割の1つとしてとらえていることです．多くの人にとってキャリアというと仕事そのものを指すことが多いですが，ハンセンの「統合的人生設計」は，人生のなかでは仕事だけでなく，生活上の役割，文化，ジェンダー，コミュニティ，価値観，個人的な経験など，多くの側面を包括的にとらえています．

　「統合的人生設計」では，「4L」と「6つの重要な人生課題」が示されています．まず，「4L」は人生の4つの主要な役割を指し，「愛（Love）」「仕事（Labor）」「余暇（Leisure）」「学習（Learning）」です．これらは「パッチワーク」のように表現され，1つの役割だけに偏らず，互いに繋がりをもつことで豊かな人生を築くという考え方です（図1）．

　忙しい日々を送っていると，仕事が人生の中心に感じられることがありますが，実際には，余暇の時間をしっかりとることで，仕事とのバランスがとれることもあります．また，学習を通じてスキルを向上させることが，仕事への意欲を高めることにも繋がります．さらに，出産した女性が仕事と子育てのバランスをどうとるかといった悩みにも，愛と仕事，余暇のバランスを考えることで，より納得のいく選択ができるでしょう．

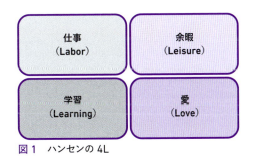

図1　ハンセンの4L

表1　統合的人生設計をより具体的に行動に落とし込むための 6 つの重要な人生課題

グローバルな視点で何をすべきかを見つける
人生全体を意味あるものとして織り込む
家庭と仕事のバランスをとる
多様性と包括性を重視する
個人の転機と組織の変革に対応する
精神性や人生の目的を追求する

「統合的人生設計」をより具体的に行動に落とし込むために，「6 つの重要な人生課題」が提唱されています（**表1**）．

私たちのクライエントの多くが，「仕事と家庭の両立」という言葉を使いますが，ハンセンの理論では，**仕事と家庭を個々に考えるのではなく，全体的な視点からとらえ，それらを意味で繋ぐことが重要だと示しています**．

ハンセンは，これらの課題に基づいてキャリアの方向性を考えることで，充実したキャリアを築けると提唱しています．現代社会に適した理論であり，読者の皆さんも共感できる部分が多いのではないでしょうか．

キャリアを考える際，他人の価値観に縛られず，自分のあり方を俯瞰して，全体を見つめたうえで自己決定していくことが大切です．本書が，皆さんの豊かな人生とキャリア形成に役立つことを心から願っています．

【引用文献】

1) Super DE：A life-span, life-space approach to career development. J Vocat Behav 16：282-298, 1980
2) Super DE：A life-span, life-space approach to career development. Brown D, et al（eds）：Career Choice and Development：Applying Contemporary Theories to Practice, 2nd edition. pp197-261, Jossey-Bass, San Francisco, 1990
3) Super DE：A life span, life space perspective on convergence. Savikas ML, et al（eds）：Convergence in Career Development Theories：Implications for Science and Practice. pp63-74, Consulting Psychologists Press, Palo Alto, 1994
4) Hansen LS：Integrative life planning（ILP）：A holistic theory for career counseling with adults. Niles SG（ed）：Adult Career Development：Concepts, Issues and Practices. pp57-75, National Career Development Association, Oklahoman, 2002
5) サニー・S. ハンセン（著），平木典子，他（監訳），乙須敏紀（訳）：キャリア開発と統合的ライフ・プランニング―不確実な今を生きる 6 つの重要課題．福村出版，2013

EPISODE 1
リスクをとった若手の越境
―― ヘルスケアベンチャーへの転職と社会人大学院生の両立

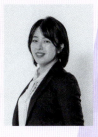

爲國友梨香
Tamekuni Yurika
株式会社 Canvas／株式会社 Weave

🔍 注目してほしい総論
THEME 6（p.33），**7**（p.39）

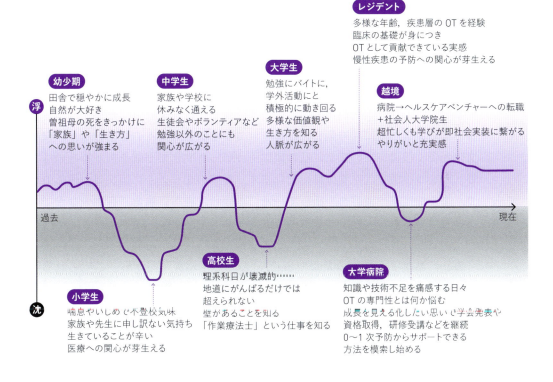

現在の仕事や活動

　私は現在，株式会社 Canvas のマネジャーとして勤務しています．主に健康経営サポート事業，フランチャイズの伴走支援と事業拡大，システム開発など

に従事しつつ，現場で得られたデータをもとに，チームで産業衛生領域の研究を行い，学会発表や論文化まで進めている最中です．

またキャリア関連事業やリカレントプログラムを展開する，株式会社Weaveを設立し，療法士の資格をもつ方々の多様な生き方に寄り添う伴走支援を行っています．

さらに2024年4月より広島大学大学院の修士課程にも進学しています．主な関心は慢性疾患の0次予防と1次予防であり，作業療法の理論に加えて社会心理学の視点から，働く人々の健康行動やプレゼンティーズムとの関連について分析しています．

こういった働き方について，「作業療法士としてどうなのか」と疑問をもつ方もいらっしゃるかもしれません．ぜひその観点をもとに，ご自身が当たり前と思っていた作業療法士の資格を活かした働き方，キャリア全体について見つめ直すきっかけとなれば幸いです．

なぜ現在のキャリアに至ったのか

1　故郷での18年間――作業療法との出会いまで

生まれについて

私の故郷は福岡県豊前市という街です．海と山に囲まれた自然豊かな里で，古くから集落ごとに「神楽」が継承されているなど，人々の生活のなかに伝統文化が深く根付いています．私の家はそういった文化の一端を担う神社の「次官」という役職を代々受け継いでいます．実家のすぐ近くに祖父母が住んでいて，よく畑仕事や園芸を手伝っていたことから，自然に触れ，自然のなかでのんびり遊ぶことが大好きな幼少期でした．

また，私は2人姉妹の長女であり，「お姉ちゃんなんだから」と叱られることも多く，よく不貞腐れていた記憶があります（妹は姉を見ているためか，私と対照的で，要領よく，世渡り上手です笑）．

そんななかで徐々に**人の気持ちを考える力や責任感，真面目さが育まれ，人の役に立つことで自分が認められた感覚がしていたことを思い出します**．同時に長女ということは，「次官」という役職を継承することが大きな役割であり，生き方の軸になるのだろうと幼い頃から感じて生きてきました．

母や祖母の教育方針である「何でも挑戦させよう」というスタンスにより，水泳，ボランティア，花道，書道，ダンスなど，さまざまな習い事やイベントにチャレンジする機会が多かったです．

当時は嫌々やらされている感覚もあったのですが，がんばりを継続して成果

を褒められたり，段が上がったり，賞をもらったりすることで，やりがいや「好奇心」も芽生えていったように思います．また，何かの成果を上げるときには物事を粘り強く続ける努力の「持続性」が重要であることを，経験をもって学んでいった時期でもありました．

いま思えば，これらが**「人のために積極的に活動すること」「1つのことにこだわらず，いろいろなことに興味をもって，粘り強く取り組むこと」**が好きになった原点だったのかもしれません．

小学校時代の経験

①「生きる時間の限り」や「人への感謝」を想ったエピソード

私が小学校2年生だった春に，曾祖母が亡くなりました．そこで私は生まれて初めて「人の死」を経験します．「当たり前にいた家族がいなくなる」ことはとても衝撃的で悲しかったことを鮮明に覚えています．同時に「生きている時間の限り」や「家族への感謝」に想いが至り，人生のなかで出会う人々や繋がりを大切にしたいと思い始め，これが医療に関心をもった最初のきっかけでした．

②どん底——小学校時代の喘息といじめ

小学校2～5年生の間，喘息で不登校気味になった時期があります．もともとお人好しで人に思ったことを言えない内向的な性格もあって，友達からの嫌がらせが激しかった時期に精神的な要因から小児喘息を発症したのです．

最初のうちは「みんなと同じように学校に行かなければならない」という思いが強く，いじめを受けても親に隠したり，言い訳をしたりと元気なふりをして，少しよくなったら無理やり学校に行こうとしていました．しかし，そういった我慢は長続きせず，やがて不登校気味となってしまいました．

「周りの人に迷惑ばかりかけて自分は生きている価値がないな」「みんなと同じように学校にも行かなきゃならないのに何もできてないな」と否定的な考えばかりがめぐり，家族以外の人と接することがとても怖かったのを覚えています．

そんなある日，父がかけてくれた言葉が私の考えを大きく変えたのです．「『1人でもいいじゃないか』．みんなと同じように学校に行って勉強したり遊んだりすることが『正しい』なんて誰が決めたのか．家にいても，『自分がやりたい』と思えば勉強もできるし，遊びもできる」．

それまで**自分の存在価値を**「みんなと一緒に学校に行く」「学校での勉強ができる」という**外部の事柄に置いていた私**．これを機に「自分のやってみたいこと」や「家族をはじめとした周りの人に感謝を伝えたい，恩返ししたい」という**自分の内にある気持ちが行動の原動力となり始めました**．

「作業療法」との出会い

　私が「作業療法」という言葉や仕事に出会ったのは，高校時代の親友である油田優衣さん（現・京都大学大学院教育学研究科所属）がきっかけです．彼女は脊髄性筋萎縮症（SMA）という，全身の筋力が低下していく生まれつきの障害をもっています．

　もともと中学校までは特別支援学校に通っていた彼女ですが，もっと勉強したい，地域の友達をつくりたいという強い思いのもと，公立高校を目指しました．しかし，当時は前例がなく，介助員をつけることや学校行事への参加など「みんなと同じ」学校生活を送るだけでも，さまざまな交渉が必要であり，とても苦労したようです．

　このエピソードを聞いた私は「障害をその人だけの課題とせず，周りの環境や活動の工夫をすることはできないのか？」「医療の場から，誰もが生きやすい社会をつくり出すことに貢献できないのか？」と考えていました．

　「ゆりかちゃん，作業療法士になるのはどうかな？」という話を彼女からもらったのは，高校2年生の冬，体育館の壁際に座って2人で喋っていたときのことです．これが「作業療法」という単語を初めて聞いた瞬間でした．

　「環境に働きかけながらその人の『生活』にもアプローチする仕事で，ゆりかちゃんの人柄にも合っていると思うよ」．私が仕事を通じて社会に貢献したいことや，やってみたい内容に一致すると感じ，そこから作業療法士となることに強い関心をもち始めました．

　周囲からは，「他の医療職を目指さないなんてもったいない」「リハビリして何になるの？」と厳しい意見もありました．それでも小学校時代の「どん底」を経験した私は「人の意見と同じでなくてもいい，自分がいいと思ったことでお世話になった人々に恩返しができるようがんばる」と強く思い続け，地元に近い九州圏内の国立大学である長崎大学を志望することになるのでした．

2　養成校での4年間

　長崎大学の作業療法学専攻に入学したのは2016年の春です．初めての一人暮らし．炊飯や洗濯や買い物など，それまで当たり前のように家族がしてくれていたことをすべて自分でしなければならないですし，生活環境全体の変化や，大学生活のスタートとすべてが目新しい日々でした．そして，親の制約を離れて比較的自由に「自分の気持ちや考えに沿って，自分の行動を決めることができる」特別な時間でもありました．

　私がそんな大学の4年間で意識したことは，「学部」にとらわれず，他学部

や学外の人々と幅広く柔軟に交流するなかで，いろいろな人の価値観や生き方を知ること，大学生という立場を逆手に取り，「冒険心」をもって未知の事柄にいろいろとチャレンジをしてみることでした．

なぜこういった行動をとったかというと，高校生までの経験で，学内の勉強だけでは歯が立たないこともあると知り，視野や価値観が狭くなりがちなことを実感していたことに加えて，**自分と異なる背景や文化をもった人々と交流し，いろいろな価値観を知りながら，自分の見える世界を広げて社会人基礎力も上げていきたいと考えていた**ためです．

そんな目標があり，学部1年生の頃から留学生とのボランティアやイベントの企画・運営をする団体に所属し，2〜3年生ではキャリア支援センターや長崎振興局などと連携した県内最大級の企業説明会の企画・運営に携わっていきました．いま振り返ってみると，これらの経験は臨床や現在の仕事でのプログラム立案や企画・運営，人脈の拡大といった基礎力に繋がっていると思います．

学業では，仲間思いで愛に溢れたちょっと個性的な同期たちのおかげで，真面目に勉強し続けることができていたように思います．机上の知識を頭に詰め込んで，身体の仕組みや作業療法の理論などは頭に入っていきましたが，これが臨床でどのようにして活用できるのかは想像できない状態であり「卒業後，就職をして，本当に自分が作業療法を提供できるのかな？」と漠然とした不安も抱え始めていました．

卒後教育やキャリアへの関心

机上の知識を臨床ですぐに応用することが難しいという課題に直面したのは大学2年生の実習です．私は「準備が8割」と思って入念に準備をしていくタイプのため，実習で担当する患者さんの病気について事前に調べて見学や模倣，実践に臨もうと意気込んでいました．

しかし，いざその場面になって，大きな壁にぶち当たります．患者さんの疾患が脳卒中などの単一疾患ではなく，背景に内部障害や運動器疾患といった併存疾患が複数あり，教科書で学んだ病態理解や評価やリスク管理がそのまま通じないのです．

また，帰ったら独居である，服用している薬が数種類ある……など評価と介入を行ううえで考慮すべきことが多く，「どうやって作業療法の理論を活かしたらいいのか？」「患者さんの希望や目標設定，環境調整などをどのように進めたらいいのか？」と，とても悩み，卒業後いきなり1人ですべてをこなすことを想像すると，自信がもてなくなりました．

そして「臨床に出てから実践を通じて作業療法を学べるチャンスがあればいいな」という考えが芽生え「卒後教育」に関心をもち始めたのです．そうして，全国で卒後教育に力を入れている病院や研修施設を調べるなかで，広島大学病院リハビリテーション部門のレジデント制度を知りました．

大学2年生の冬という，就職の検討にはなかなか早すぎる時期でしたが，思い切って広島大学病院の担当の先生にメールをしてみたのはよい思い出です．実際に見学に行くと，作業療法士の窪先生，塩田先生が生活行為向上マネジメント（MTDLP）を活用したOJTの仕組みについて教えてくださいました．

ここなら臨床での作業療法士の思考過程や実践を学べる場があり，一緒に研修のプログラム自体を成長させていくことができるという点に強い魅力を感じた私は，レジデント制度への応募を決意したのです．

その一方で漠然とした不安もありました．先述のとおり，私は「世襲」がある家の長女であり，その役割を地元で継承することがキャリアの軸と制約でもあります．しかし，地元の働く環境に目を向けると，人口減少と少子高齢化が進展して，医療の需要は減少していく見込みであり，病院は少なく，研究・教育機関も近くにありませんでした．

私は大学卒業時点で，作業療法士として患者さんによりよいリハビリテーションを提供するために全国の研修会や学会への参加を継続し，追加で資格も取得し，研究の実績も積んで最終的には養成校の教員を目指そうと考えていました．同時に，地元に戻りたいものの既存の環境では作業療法士としてのキャリアアップに支障をきたすリスクが高いというジレンマも感じていました．

「全国どこにいても，ある1つの働く環境に縛られず，作業療法士というよさを活かして活躍できる場をつくることはできないのか？」．これが，私がいままでにないキャリアの歩み方に挑戦することを考え始めた原点です．

3　臨床での日々

最初の臨床は広島大学病院でのレジデント作業療法士としての2年間でした．レジデント制度は作業療法士の卒後教育プログラムであり，OJTを通じて作業療法の思考過程や評価，介入，地域連携までの実践方法を学ぶ研修です．

臨床と同時に研究や学会発表をサポートしてくれる環境にあったため，臨床1年目から学会発表などにチャレンジでき，臨床研究が習慣化したことは，その後の学術面での実績や大学院進学にとって大きな後押しとなりました（図1）．

なかでも特に印象的だったのが，重症心不全の50代の男性です．この方は症状があったにもかかわらず，家計を維持するために無理に仕事を続けてお

り，食事や運動といった指導内容はまったく守っておらず，症状が悪化するまで病院の受診に至らなかった経緯がありました．

「生活できなくなるから仕事は辞めたくない」「家族に迷惑はかけたくない」といった思いも聞くなかで，こんなに症状が増悪する前から症状に危機感をもち，生活習慣の改善に繋げられないのか，日常で多くの時間を過ごしている職場や家庭という場から体調に気を配り，それを習慣化する工夫はないのかととても悩みました．

これが慢性疾患の予防や生活習慣の改善，働く場での健康行動などに関心をもつようになった重要なきっかけとなりました．

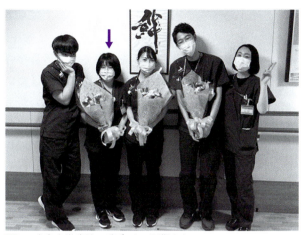

図1　広島大学病院レジデントの同期たち

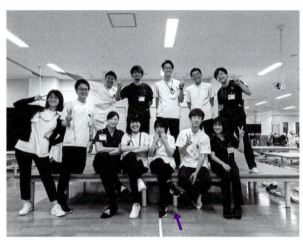

図2　九州大学病院時代の仲間たち

レジデント修了後は，大学病院での経験を活かして地元の福岡県で働くために，九州大学病院に入職し，同時に学内の大学院に進学することも視野に入れて，日々の臨床や研究に取り組み続けていました（図2）．

4　突然の転機――リスクをとった越境へ

株式会社 Canvas との出会い

2人の作業療法士が『従業員と会社を守る新たな「健康経営サービス」を世の中に広めたい！』と題してクラウドファンディングに挑んでいたのを目にしたのが2021年の11月．これが株式会社 Canvas との最初の出会いです．

先述した「病院での3次予防だけでは，人々の健康や生活に対してサポー

トできることに限りがある」ことに悩んでいた時期に当たります．特に地域で働く人々が慢性疾患の0次予防や1次予防に主体的に取り組めるアプローチができれば，病気を発症して生活行為が障害されることや収入が途絶えて生活が破綻することの予防に役立つのではないかと考えていたため，当時このクラウドファンディングにとても関心をもちました．

　そして，その年の冬に1人で福岡県から島根県に飛び，2泊3日のスタディツアーに参加しました．そこで，ワークショップや建設現場の方々の分析を経験するなかで，実際の現場で働く人々の動きを見てみなければ，その人以外の環境要因がわからないこと，そもそも働く人たちは「予防」ということ自体に関心がなく，痛みやそのほかの病気を当たり前と考えていることがほとんどであることに衝撃を受けました．

　働く人々の認知や職場内でのコミュニケーションといった職場の風土自体から変えていかなければ，そもそも予防に向けた健康行動自体が起こらないこと，作業療法士が「何かしてあげよう」といきなり現場に入っても，ただ拒否される可能性が高いことを体感できたことは大きな学びとなりました．

転機

　そして転機は突然に訪れます．スタディツアーを経て，よりいっそう臨床から地域を見据えた介入に力を入れようとしていた2023年の冬．私のキャリアプランでは地元の九州大学病院で臨床家としてのキャリアを積みながら，学内の大学院にも通い，ゆくゆくは大学で指導する立場になれたら……という計画が鮮明になりつつあった頃でした．

　一方で，どうやって地元で家庭をもちながら，世襲も継承していくのか，作業療法士として地元で活躍できる場をどうやってつくり出していくのか，長い目で見たときのプライベートと仕事のキャリアプランにはギャップがある状態に悩んでいました．

　そんなある日，弊社代表の元廣より1対1のオンラインミーティングを設けられないかとの話をもらいました．この打ち合わせが，病院からいきなりヘルスケアベンチャーへ転職するというキャリアの方針転換における起爆剤となったのです．

運命の分岐点で何を考えたか

　私の頭にまず浮かんできたのは，恩師である東登志夫先生（長崎大学医学部保健学科作業療法学専攻教授）が教えてくれた言葉でした．「チャンスの女神様には前髪しかない」．この言葉を胸に，私は中長期的なビジョンをもとにして，自分にとってメリットとデメリットを図3のように整理し，臨床を続けることと，越境することのどちらのリスクを取るかについて判断したのです．

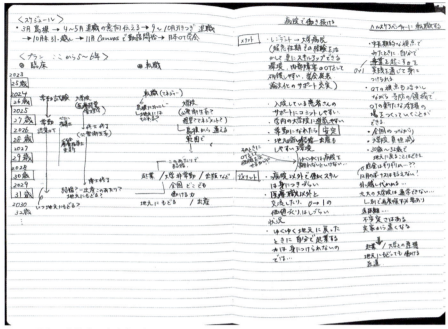

図3　運命の分岐点で考えたこと

5　ヘルスケアベンチャーでの日々と社会人大学院生

　2024年4月からは冒頭で述べたとおり，ほぼ毎週末，島根県と広島県を往復する日々です．昼間はコワーキングスペースで事務作業や大学院の課題などを進めたり，広島県内にある顧客企業を回ったりしながら過ごしています．

　現職場に入職して半年ほど経ちましたが，臨床時代の価値観ももち合わせているため，1対1で患者さんを診ていない現状に「自分が作業療法士として成長できていないのではないか」「作業療法士の先生からは自分の取り組みが認められないのではないか」といった不安や戸惑いを感じることはしばしばあります．

 今後の展望

　2024年現在は，現在の職場でマネジャーとして現場の業務を回しながら，そこで得られるデータをもとに研究を進め，作業療法や社会心理学の観点からプロダクトのエビデンスを構築していくことに注力しています．今後は大学院のなかで経営や会計の知識も学びながら，ゆくゆくは組織全体のマネジメントができることを目指している次第です．

　また，広島大学大学院修士課程（マネジメント）を修了したあとは，1人でも研究を進められ，公衆衛生の観点からデータを分析できる力を身につけ，作業

療法士から生まれた新たな健康経営サポート事業の拡大やエビデンス構築に貢献できる可能性を模索するために，公衆衛生系の博士課程に進学する予定です．

同時期には自分主体で事業を立ち上げたり，はたまた海外への留学にもチャレンジしてみたいところですが，家庭ももちたいと考えているので，今後細かいプランを考えていこうと思います．

読者へのメッセージ

私と同年代の20代の皆さんは，「キャリア」という言葉について，学生時代に言葉自体は聞いたことがある，少しは自己分析などを通じて関心をもったことがあるという人が多いのではないでしょうか．

しかし，実習から国試，臨床，大学院と慌ただしい毎日を過ごしていくうちに，いつの間にか目の前のことに精一杯になって，作業療法士としてクライエントと向き合い，研究や教育にも挑戦している生き方「のみ」が「正しい」という考えになっていませんか？

こうして私自身の生き方を振り返るなかでは，私の行動や考え方の特徴があったからこそ起こった出来事も多くあることに気づきました．1つ目は「中長期的に見た自分の生き方の像をなるべく具体的にして目標に落とし込むこと」，2つ目は「目標の達成に向けてバックキャスティングで行動を短期目標に落とし込むこと」です．そして，3つ目は「やってみたいことがあれば，声に出して周囲を巻き込み，行動に移し，人と繋がっていくことが，さらに新たな活動に繋げてくれるという好循環をもたらしているのではないかということ」です．

そしてこのように評価や地位など外部の要因のみにとらわれず，**自分の気持ちや価値観を軸として行動できる根っこにあるのは，あの小学校時代のどん底に父がかけてくれた言葉にほかならないと思うのです**．

もしいま，あなたが本項を読んでくださり，少しでもご自身の生き方の「いま」だけでなく過去や未来に思いをはせ，目にみえる資格や実績といった外的キャリアだけでなく，自分の価値観や性格，人生のあり方などあなた自身の内面に目を向ける，ほんの少しのきっかけになってくれたら，私はとても嬉しく思います．

最後に，辛いときも幸せなときも，いつもそばで支えてくれた家族，友人，恩師をはじめとした皆さんに心から感謝しています．本当に本当にありがとう．

爲國先生のキャリアから読みとれること

　幼少期の辛い経験を越えて，人との出会いを通じて成長を遂げていく若手の姿がありありと描かれている貴重なキャリアストーリーです．特に，お父さんの「みんなと同じように学校に行って勉強したり遊んだりすることが『正しい』なんて誰が決めたのか」という言葉はこれまでの彼女の人生の歩みやキャリアの越境をするうえでの大きな軸になっている印象を受けました．キャリアの資本を組織でなく個人にもつ「プロティアンキャリア」へといままさに変貌を遂げようとしている爲國先生．彼女のストーリーから皆さんにとっての「リスクとは何か」を考えてみてはいかがでしょうか．

（元廣）

EPISODE 2
『何を仕事にしたいのか』で決めた社内の環境調整を行う企業内作業療法士

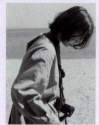

井谷 歩
Itani Ayumi

ヤンマーシンビオシス株式会社健康・サポート室

注目してほしい総論
THEME 2 (p.9), 6 (p.33)

養成校在学中
同じ目標に向かう仲間と出会い，
充実した学生生活を送る
「作業療法とは？」を考え出した時期

社会人生活 5 年目〜
周囲との協力体制が築かれ，
仕事が進めやすくなる
自身の働き方に納得感を得る

高校生
「作業療法士」と初めて出会い，
その仕事内容を知る
受験期は志望校合格に向けて奮闘

社会人生活 1〜4 年目
自分に何ができるのかと焦るが，結局
何もできない現実に悶々とする日々
日々の対応で精一杯だったが，社会人
の大先輩からのひと言で考えが変化

就職活動
就職活動が始まるが，興味のある
分野が定まらず迷走
友人や養成校の先生に相談し，
一般企業への就職を決める

浮 / 沈　過去 → 現在

現在の仕事や活動

　私は 2017 年にヤンマーシンビオシス株式会社という特例子会社（親会社の実雇用率に算入できる，障害者の雇用に特別の配慮をした子会社）に作業療法士として入

社しました．健康・サポート室という部署に所属し，従業員の雇用定着を目的に相談窓口や社内環境調整を行っています．

なぜ「健康・サポート室」という部署が存在しているのか，そこで何をしているのか，想像がつかない読者の方も多いと思いますので少し説明します．

皆さんも職場の人間関係に悩んだり，仕事がうまくいかなかったり，自身の働き方に迷った経験があるのではないでしょうか．それは障害者雇用の現場でも同じで，なおかつ障害によって自己解決が難しいケースが多くあります．

また，障害者雇用促進法に定められる事業主が雇用しなければならない障害者の人数は，今後段階的に引き上げられることが決定しており，これから障害者が働くことは当たり前の社会となります．雇用数，つまり「就職（採用）の成功」だけを指標にはできません．よりよく働くための「雇用の質」を重視する段階にあります．

そもそも作業療法士が重視する QOL のなかに「働くこと」も含まれていますので，決して遠い話ではないと思います．また，作業療法士が対象者の QOL を上げるのではなく，作業療法士は QOL を上げる術を対象者と一緒に考えます．職場に当てはめてみますと，雇用主だけでなく，従業員全員が自分事として考えられるようになる，ということです．

このように，障害者だけを対象に考えるのではなく，（自分も含めた）社員が働きやすい環境づくりに日々取り組んでいます．

なぜ現在のキャリアに至ったのか

1 誕生〜養成校入学

生い立ち

私は，兵庫県の田舎で3人姉弟の次女として生まれました．父方の祖父母と同居し，7人で暮らしていました．全校生徒が100人に満たない小学校に通い，週休2日のゆとり世代ど真ん中です．祖母から編み物を教わり，ハリーポッターシリーズを読み，3つ下の弟と外で遊ぶ．そんなマイペースな日々を過ごしていました（図1）．

子どもの頃は**1人でできたことを褒められる経験が多く，自分でやりたい気持ちが強かったように思います**．正直，小学校の勉強は特に難しいと感じずに過ごしていました．

父とテニスをすると，いつも冗談で「根性が曲がっとるからボールがまっす

ぐ飛ばへんのや」と言われていました．いま思えば「調子に乗らず努力せよ」というメッセージだったのだと思います．そんな父からの挑発もあり，「勝った！」「できた！」という達成感を得る経験は，たくさんさせてもらいました．

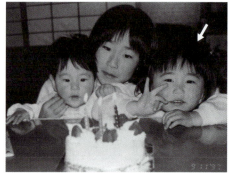

図1　幼少期の写真．一番右が筆者．

中学校に入り，突然40人クラスのなかで集団生活を送ることになり，さまざまなことがありました．人を傷つけ，傷つけられたこともありました．「嫌われたくないな」と相手の顔色を気にして，争いごとを避けるようになったのも，この頃かと思います．

得意教科もなければ苦手教科もない．**失敗を避けて現状に満足してしまい，突出した結果が出ない．そんな"がんばれない"真面目な生徒でした**．

作業療法との出会い──将来の夢から進路選択へ

小さい子どもと遊ぶのが好きだったので，小学生のときには，保育士になりたいと思っていました．中学校に入ると，姉が大学の看護学科に合格し看護師を目指し始めました．母が看護師だったこともあり，私もなんとなく福祉や医療に関する仕事に興味をもっていました．

高校に入学した頃，母は高齢者施設で働いており，私に「（将来は）リハビリの先生どう？」と話をもち掛けました．当時は，はっきりと決まってはいないものの，理学療法士や作業療法士，音楽療法士もいいなと考えていました．

私がどう返事したのかは覚えていないのですが，母が施設長に依頼し，高校1年生の夏休みに1日だけその施設の作業療法士のお仕事の様子を見学させてもらうことになりました．そこで初めて対象者と出会いました．何も話さない人，よく話しかけてくれる人，寝たきりの人……．

見学先の作業療法士は，高校生の私でもわかりやすいよう丁寧に，対象者が何に困っていてどのようにかかわっているのか説明してくださりました．お礼をしっかりと伝えられていなかったなと反省しています．いつか直接お会いできたらお伝えしたいです．

時を同じくして，母方の祖父が脊髄梗塞のため入院しました．療養病棟で何年も過ごしていましたが，最期まで認知機能は衰えませんでした．常に学びの姿勢を忘れず，本を読み続け，人と話し，塗り絵や書道を続けていた姿をよく覚えています．

弱音や諦めの言葉は一切言わず「おじいちゃんこんなに書いたよ」とお見舞

いのたびに見せてくれました．母親からは「こういう趣味を楽しみ続けられるように支援するのも，作業療法士の仕事だよ」と教えてもらいました．

少し進路の話からは逸れるのですが，その頃の思い出に残っている出来事が1つあります．高校2年生のときに，父方の祖父が亡くなりました．初めての身内の葬儀で，悲しい気持ちももちろんありましたが，喪の文化に触れることは私にとって大切な経験でした．納棺までの1つひとつの準備が「ああ，人は死んだら旅に出るのか」と，妙に納得したのを覚えています．

それ以降，法要やお盆，お彼岸がだれを想うためなのかがわかり，とてもスッキリしました．そして，それまで自分のなかにあった死への漠然とした恐怖感が，かなり小さくなりました．「死んでも向こうで待っている人がいる．だから怖がらずにいまは楽しもう」と思えるようになりました．

高齢者施設の見学や祖父らとのかかわりを経て，**「楽しい気持ちになって元気になってほしいな」「いつか死んでしまうのであれば，少しでも納得して最期を迎えてほしい」という想いが強くなっていきました**．
2011年度の日本作業療法士協会啓発ポスターに「作業療法は，その人が活き活きとした生活を送れるよう，仕事，遊び，日常生活などの作業をとおして，『こころとからだが元気になれる』リハビリテーション」とあります．私はその「作業をとおして」という言葉に惹かれて，数ある対人援助職のなかから作業療法士を選びました．

それからは，養成校を調べ受験対策を進めていきました．両親とも相談し，経済状況や充実した学びが得られることを考え，国公立大学を目指すことになりました．志望校は実力よりもレベルが高く，学力以外の部分でカバーする必要があり，夏休みにはボランティアに参加し，小論文や面接でエピソードを話せるよう準備しました．高校3年生の冬，無事に志望の養成校に合格し，作業療法士を目指す生活がスタートしました．

2　養成校時代

充実した学生生活

地元を離れて，初めての一人暮らし．養成校の4年間はとても刺激的な日々でした．作業療法学科は25人ほど．みんなで旅行に行ったり，テスト勉強をしたり，そして実習と国試を乗り越えた仲間です．集まる機会は減りましたが，いまでも会えば話が止まりません（図2）．

お酒が入ると「あんたのいいところは○○や」とお互い言い始めるのですが，その時間は私の宝物でした．学生なりに，授業内容と臨床のギャップに悩み，

「作業療法って何なん？」と語り合ったのもこのときです．

授業内容と臨床のギャップを埋めるために，学生という身分を使って友人とOTR向けのセミナーに参加したり，施設見学にも行きました．どんどん深みにハマり，私のOT沼が始まりました．

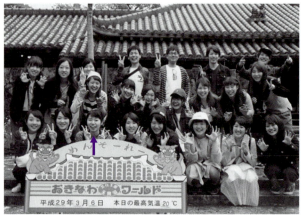

図2　養成校時代の仲間たち

これは，あくまで当時の私が考えていたことなのですが，「エビデンスに基づき，効果のあるかかわりをすること」それだけがリハビリの正解だと思っていました．しかし，いろいろな作業療法士の話を聴き，作業療法のおもしろさは，人間の「泥臭い」ところにあると考えるようになりました．この，**リハビリテーションの正解と作業療法のおもしろさがイコールにならず，答えを探し求めてずぶずぶと飲み込まれていったのです**．

分野を選択しないといけないのか？──OT沼をこじらせた

就職活動は4年生の実習が終わった頃から始めました．実習では身体障害の急性期，精神科，高齢者施設に行きましたが，正直どの分野も就職先としてしっくりきませんでした．OT沼にハマっていた私は，どの分野であっても生活に繋がっているのが作業療法だと思っていたので，余計に決めきれませんでした．ただ「人の生活や暮らしにかかわりたい」という気持ちだけは強くもっていました．

秋になり，徐々に就職内定の連絡をもらう同級生も増えていました．焦り始めた私は，とにかく"普通"の道を選んでおけば"大丈夫だろう"と考え，とある回復期のリハビリテーション病院を受験します．結果は不採用でした．

「"普通"の道でも私は選ばれなかったのか……」と凹んだり，「いやいや惰性で受験したのは私だから落ちるのは当たり前だ……」と思ったり，「もし受かっていたとしてもその病院で働いている姿を想像できないな～」と正当化したり．なんとも言えない中途半端な気持ちになっていました．

しかし，それをきっかけに，もう一度将来のことをちゃんと考えようと思えるようになり，養成校の先生のもとへ進路相談に行きました．

魅力	不安	不安を整理
"未開の地" なので，ある意味自由にできるかも	結局 OT としてできることはあるんだろうか？	私にとって OT は手段．その場で求められることができたらよい
"働く" という大目的があるほうが対象者に介入しやすいのでは？	もう一生病院の OT にはなれないかもしれない	もともと治療よりも生活に興味があった
リハビリテーションが終わった先でどんな生活をしているのかを見ることができる	アセスメントやかかわり方，そのほかの技術面をどうやって身につけよう……	研修会に参加したり，悩んだときには養成校の先生に相談しよう
	かかわれるケース数は少なく，経験年数だけが積まれていくのでは？	ケースは少ないけれど，かかわれる時間は長い．変化を追っていくことができるはず

図3　進路選択時に考えたこと

　そのとき紹介されたのが，現在勤めている会社です．すでに1人の作業療法士が働かれていて，増員を考えているとのことでした．募集対象を経験者に限定しているわけではなかったので，会社見学に行き，業務内容を教えてもらいました．

　第一印象は「おもしろそう」．採用担当者から，「もし興味があれば受けてみてください」と言われて家に帰りました．しかし，即決できるわけもなく，魅力と不安の間で揺れて悩む日々が始まりました（**図3左側**）．

進路選択の決定打──友人 Y さんからのひと言

　ある日，友人 Y さんに就職先について相談していたとき，私はぽろっと「○○病院やったらお母さんも安心するしー……」と言いました．「お母さんじゃなくて，井谷さんはどうしたいの？」と Y さんから聞かれて，ハッとしました．──あれ，なんで「お母さん」が出てきたんだろう．

　母親はもちろん私の就職先を気にしていたので，帰省すれば「どこで働くん？」と聞いてきました．会社のことを話すと，「えーーー！　どういう仕事ができるん？　どんな会社？　大丈夫なん？」という反応だったので，内心私も「やっぱりそう思うよなぁ」と思っていました．そうして，母親の言葉がいつしか何度も頭のなかで繰り返され，自分の考えにすり替わり，不安だけが大きくなっていました．

　そうしてぽろっと出たひと言を，Y さんは見逃さずに，指摘してくれたのです．自分で自分の選択を応援していなかったのだと，そのときに気づきました．少しずつ不安を整理し（**図3右側**），**「私のやりたいことは疾患や領域・分野という選択肢にはなく，対象者と一緒に協働することかもしれない」と答えが出ました**．そして最後は，第一印象の「おもしろそう」という気持ちを信じて，進路を決めました．あのとき，私の葛藤に冷静なひと言を投げかけてくれた Y

さん，本当にありがとう．

　このままだと，母親が不安を煽ったように聞こえるかもしれませんが，決してそんなことはありません．母親には職場で見てきた「OT像」があったため，私の働き方がまったく想像できなかったのだと思います．なので，心配になってしまうのは当たり前なのです．

　また，母親には高校生の進路選択のときからサポートしてもらっていたので，心配させてしまうこと自体に申し訳ないと思っている節がありました．しかしそれも，私が勝手に思っていただけです．私の名前は「自分の人生を1歩1歩，歩んでいってほしい」という願いを込めて，両親がつけてくれました．その願いは，確実に私の人生の選択を応援してくれています．

　私はこの過程を経て，**人生の岐路に立ったときには自分のために選択すること，人の不安を自分のものと一緒にしないことを学びました**．迷ったときにアドバイスを求めるのは大切ですが，あくまでも最後は自分で決める．そうすれば，もしよい選択でなかったとしても，後悔ではなく「反省」として次に繋がる経験になると思っています．

入社するまでの心の支え

　内定が決まったのは年明けの1月．具体的な仕事内容を説明できなかったので，正直同級生にも就職先を伝えるのをためらっていました．しかし，いつまでも黙っているわけにはいかず，少しずつ周りにも伝えていきました．

　「この道でよかったのか？」とずっと不安でしたが，私の就職先を聞いて「いいやん！」と言ってくれた友人たちに，本当に心が救われました．そのうちの1人，先輩のKさんは「絶対おもしろい．いつか一緒に仕事しよう」と言ってくれました．消えない不安は常にありながらも，「作業療法士としてのアイデンティティがなくなったとしても，ここで私にやれることをする」と強く背中を押されたひと言でした．

　不安と言いながら，実は入社を決めた時点で「作業療法」が生業ではなくなるのだと腹を括っていました．あくまで資格は私の構成要素の1つでしかなく，私は作業療法士の資格を活かして働くのだと納得していました．そして，**私にはまだ「これは作業療法士の仕事です」と言える資格はないけれど，進んだ道が作業療法士として間違っていないのであれば，いつか周りが認めてくれるはずだと期待していました**．

3　卒業〜現在

社会人生活のスタート

　当時作業療法士業界から見れば異色の職場で働く1年目でしたが，世間から見ればごく一般的な新卒社員です．グループ会社の新入社員と一緒に研修を受け，同じようにサラリーマン1年目を過ごしました．

　すでに働いていた作業療法士は5月に退職されたので，以降は同期入社の精神保健福祉士の方と私の2人職場となりました．その方からは「OTさんの考え方とかは教えられないから……」と申し訳なさそうに言われましたが，対人援助職の基礎から社会人の基礎までたくさん教えていただきました．

　そんなふうに，環境に慣れること，まずは自分を周りに知ってもらうことに必死で，気づけば最初の1年が過ぎていきました．

苦しかった2〜4年目

　2年目からは任される業務も増え，担当する相談内容もより複雑なものになっていきました．上司と部下，部署と部署の間に挟まれ，自分の力ではどうしようもないこともあり，正直かなり疲れていたと思います．残業が増えたとかではないのですが，終わりの見えない議論が毎日繰り返されていました．

　次第に自分の役割が何かわからなくなってしまいました．同級生は協会や都道府県士会の研修に行き，事例発表を行っているのに，一方私は出張や相談対応で手一杯．「こんなので本当に資格手当をもらっていいのだろうか？」と思うことも増えました．

　当時は，相手に私の仕事を認めてもらえないと，自分のやりたいことはできないと思っていました．しかし，一方では，おかしいと思う制度や考え方を何も変えられていないという現実もありました．社会人として一人前ではない私が，何か意見することで社員から相談されなくなってしまわないか不安で，何もせずにニコニコ笑って日々を過ごしていました．

　そのうち身体的にも精神的にも疲弊し「もうなるようになるわ……」とその場をやり過ごすことが増えていきました．社会人の大先輩，Mさんの前でも近況をそんなふうに説明していました．

　すると，Mさんから「それは違うよ．結果は自分でコントロールしないと」と言われてしまいました．不安を小さくするための「なるようになる」という言葉を，私は傷つくことを避けてその場をやり過ごすために使っていたのです．疲れていたのは事実ですが，腐りかけていた心を見透かされたようでした．

　長年社会人として働いてきた，Mさんの優しいアドバイスはとても心に刺さりました．**決して力ずくで周りを動かすのではなく，どういう結果にしたい**

のか，想いをもって自分が動くこと．それが与えられた役割への責任を果たすということなのだと知りました．

少しずつ楽になってきた5〜7年目

入社して5年ほどが経ち，ほとんどの社員と顔見知りという状況になりました．そうすると，1人ひとりに話しかけるハードルがぐっと下がり，ずいぶん仕事がしやすくなってきました．また，上司や管理職の方へ，少しずつ自分の意見を伝えられるようになってきました（年々大きくなる，私のなかの"関西のおばちゃん"要素のおかげもあるかもしれません）．

私は，何でも1人でじっくりやりたいと思うタイプです．そしていつの間にか「私がやらなきゃ」と思い込んでしまいます．しかも，子どもの頃は失敗を避けていたので，失敗したときにどう対処すればよいのか働くまでわかっていませんでした．

しかし，実際のところ1人でやっても失敗することが多く，周囲の方との協力なしに働けません．そうして失敗をとおして，素直に謝ることや，気持ちを切り替える方法，話し合う方法を知っていきました．これもまた，仕事のしやすさに繋がりました．

その頃，「井谷さんが作業療法士って知らなかった」と同僚に言われたことがあります．相談先としては認識してもらっていましたが，相手にとって私が作業療法士であるかどうかはさほど重要ではなかったようです．

2年目の私は自分が作業療法士だと思えないことに焦っていましたが，目の前の相談に向き合っていけば，部署の役割は果たせているのだと安心しました．むしろ，「作業療法士として」と，がんじがらめに考えるのではなく，他の専門職と話し合い，「部署として」の答えを出すほうが，企業の価値観のなかでは重要でした．

まだまだ経験が浅く，考えが及ばないときもありますが，そのときは一社員として意見を伝えられるように心掛けています．

その後，大阪府作業療法士会の就労支援特設委員メンバーになり，自分の仕事を少しずつ「作業療法」と近づけて考えられるようになってきました．もちろん1年目に知っていたら……と思うようなこともありますが，あまり気にせず，いまからでも大丈夫だと考えるようにしています．それらがうまく企業の価値観と合わさり，私の働き方になっていくのだと思っています．

きっと私に合っていた

現在も入社当初と想いは変わりません．「働くことで健やかな生活が送れるように」，そう願いながら働いています．入社前はかかわれるケースが少ない

ことに不安を感じていましたが，実際は社員以外の方とかかわる機会もあり，1つひとつの出会いを大切にすれば決して少なくはありませんでした．

そして私にとって，対象者と一緒に歳を重ね，ともに仕事をやり遂げる喜びは何ものにも代えられません．もちろん美しい出来事よりも，悶々と悩み続けることが大半で，とても泥臭い日々です．しかし，家族の存在，私の働き方を肯定し続けてくれた先輩作業療法士たちの存在が心の支えとなっています．そして何より職場の仲間が一生懸命働く姿を間近で見ていたからこそ，ここまで働き続けることができました．

きっと，この仕事は私に向いているのだと思います．未知の世界に飛び込むことを選んだ，大学4年生の自分を褒めてあげたいです．これからも，私自身の人生を楽しむことを忘れずにいたいと思っています．

今後の展望

今後どうしていきたいのか聞かれることも多いのですが，正直に言うと私個人は何よりも平穏な生活を望んでいますので，昇進・昇格というキャリアアップは望んでいません．しかし，自分の人生の変化に合わせて，働き方は柔軟に変えていきたいと思っています．そうなると，いまのスキルだけでは足りない部分もあります．

いつか来る変化に備えて，できるだけ選択肢を多くもつこと，それが今後の目標と言えるかもしれません．そのために，自然と触れ合う，新しい体験をするなど，仕事以外のことを考える時間も大切にしたいと思っています．

作業療法士の働き方という点では，一般企業で働く作業療法士は少なく珍しいです．でも，**そのうちの1人である私に，特別な技術や知識はありませんでした**．ただ選択肢だけがそこにありました．この選択肢がより多くの人の前に現れるようになれば，きっとスタンダードな働き方になっていくと思います．

読者へのメッセージ

私と同じように迷っている読者が，自分の選択を自分自身で応援できるよう願っています．

井谷先生のキャリアから読みとれること

　井谷先生のキャリアの特徴として，家族や友人のひと言や死から，人の生き方を支えるうえで作業療法士として何ができるのかという「仕事」に対する考えが深まっていくなかで，若手の仕事に対する考えの揺らぎや挫折を経験したことが読み取れます．その変遷があったからこそ，自分軸で自分のありたい姿に沿った働き方，生き方を見出すことに繋げられつつあるのではないかと推察します．また自分の考えを周囲に伝えるといった小さな行動が，自身の価値観や行動を変化させ，実習で経験することのない一般企業への就職という大きな変化を引き起こした様子がわかりやすく紹介されています．今後多様なキャリアを描くであろう，特に若手にとって参考となる内容が多いストーリーだったのではないでしょうか．

（爲國）

EPISODE 3
研究活動をとおして見えてきた作業療法のおもしろさ

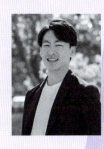

由利 拓真
Yuri Takuma

京都橘大学健康科学部作業療法学科

🔍 注目してほしい総論
THEME 5 (p.27), 6 (p.33)

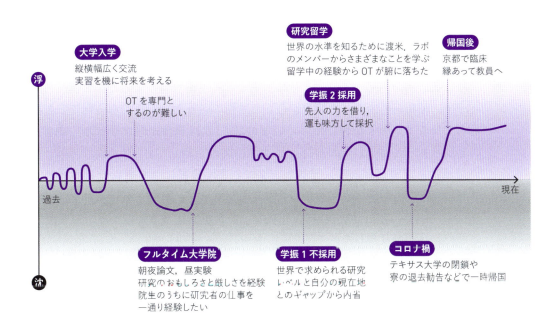

現在の仕事や活動

　私は現在，京都橘大学に勤務しており，主に教育と研究に携わっています．講義では作業学演習や運動生理学などの科目を担当しながら，学習支援とし

て基礎医学系の補講も行っています．後述しますが，私自身は作業療法を専門とすることに難しさを感じた学生でしたので，少しでも作業療法のおもしろさと可能性が伝わるようにかかわっています．

研究では，地域在住高齢者を対象にした介護予防や，整形外科領域での運動器作業療法に関する研究，脳外科領域の覚醒下手術にかかわる研究など，基礎研究や橋渡し研究，臨床研究に携わっています．また，最近では，企業と連携したり，留学先の後輩と国際共同研究を継続したりするなど，多様なフィールドで研究活動を継続しています．

今回，私のキャリアを紹介する機会をいただきましたが，養成校を卒業してまだ浅く，博士の学位をとって間もない作業療法士です．すべての経過に何か確固たる理由や判断があって選択できているかと問われると，そうでない部分もあるのですが，読者の方に何か少しでも役に立てばいいなと思い，執筆させていただきます．

なぜ現在のキャリアに至ったのか

1　生い立ち〜養成校入学前

私は大阪府の南河内で2人兄弟の長男として生まれ育ちました．おばあちゃん子で，昭和一桁生まれの祖母からたくさんのメッセージをもらったことを記憶しています．強く記憶に残っているのは，「私は算数が好きやった．できることならもっと勉強したかった」という話です．

祖母は自営業を営む5人兄妹の次女でした．長男に学を身につけるという家族の方針で，祖母は家業を手伝わなければならず，勉強を続けられなかったそうです．そんな祖母からは，「やりたいことができることはとっても幸せなことだ」と教わりました．

こうした祖母の教育方針のもとで，いろいろなことに挑戦させてもらったように思います．そして，**「やりたいことやできることは，できるうちにやらないと」**という教えはいまも残っている気がします．

小学校では印象に残る先生がいました．その先生は「クラス全員が楽しめるルールをつくらなあかん」と教えてくれました．というのは，「クラスのなかには運動が得意な子もいれば苦手な子もいるし，絵を描くのが得意な子がいればその逆もあるから，クラスでやる行事ではみんなが楽しめるルールを自分らで考えなあかん」というものです．

当時は「なんかよくわからないけれど，楽しいほうがいいか」という程度に

思っていたと記憶していますが，**いま思うと物事の原因を「人」の得手不得手に委ねず，ルールに原因を求め，それを打開するような考え方**を教えてもらっていたのだと思います．

身体は強いほうではなく，学校や習い事を休むことがよくありました．一度肺炎だと告げられたときは，肺がんと勘違いして「もうすぐ死ぬかもしれない」と初めて考えました．インフルエンザ感染から髄膜炎を発症し，入院したこともありました．

学校に通っている夢をみるほど入院生活には飽き飽きしながらなんとかやり過ごし，学校に復帰した初日に迎えてくれた友人らの声や雰囲気は，いまでも鮮明に思い出せます．このような経験から，**普段の生活のありがたみや「できることはできるうちにやらないと」という言葉の意味を実感する機会は時々ありました**．

高校は大阪市内の公立高校に進学し，部活動では小学生時代から行っていたサッカーを続けていました．

全校集会の校長先生の話で記憶に残っているものがあります．それは「二兎を追え」というものでした．有名な「二兎を追う者は一兎をも得ず」を言い換えたメッセージです．「勉強だけして勉強ができるのは当たり前でおもろない．部活動や学校行事をしてさらに勉強もちゃんとするからおもろいんや．そういうことに挑戦せなあかん」というメッセージだったと解釈しています．

これは今回振り返る機会をいただいて思い出したエピソードですが，いま思うととてもよいメッセージだと感じると同時に，この「おもろい，おもろくない」の価値基準が無意識のうちに染み付いている考え方のように思います．おそらく大阪人特有の**「どうせやるならおもろいことせな」**というやつです．

2　作業療法士を目指したきっかけ

進路選択にあたって，骨折で手術入院をしたときのことを思い出しましたそのときは，研修医の先生と話す機会があり，医療系に興味をもちました．そのなかでも，特にリハビリテーションに興味があり，名前だけ知っていた理学療法士という職種について，母に相談しました．ご存知の方もいるかと思いますが，母も作業療法士です．すると，そこで初めてリハビリテーションの専門職は理学療法士だけでなく，作業療法士もあるということを知りました．

そうして，理学療法士と作業療法士では何がどう違うのか調べました．どこで見つけたのか覚えていませんが，「作業療法は好きで楽しいことをすることがリハビリテーションになる」という印象をもったことを覚えています．特に，障害があっても道具で解決できるなら解決して，**できるを大切にする点に惹かれた**ように思います．

当時の私は「そんないい話があるんだ」とすぐに作業療法士になることを志しました．改めてそのことを母に伝え，養成校を選ぶことになりました．わが家の大学進学の条件は家から通える国公立でした．いろいろ調べましたが，実家から通える国公立の養成校は大阪府立大学（現：大阪公立大学）のみであり，実質1択で進学先が決まりました．

3　養成校在学中

大学生活では，入学してすぐに作業療法学科全学年の学生と教員で懇親会があり，4月の下旬には「OT合宿」と称して1～4回生とOB・OGが集う合宿がありました．長期実習の終わりや，入学卒業にあたって全学年でのイベントが多くあり，先輩方はみんなおもしろくて優しい方ばかりで，少人数ゆえのアットホームさを感じました．

在学中は決して勉強ができるほうではなかったので，同級生の友人にはたくさん助けてもらいました．いまでも連絡をとり合い，集まって話す間柄の友人もあり，これからも大切にしていきたい繋がりです．

しかし，ここで大きな壁にぶつかりました．私にとって作業療法を専門とすることはとても難しく感じられたのです．作業療法が対象者のリハビリテーションに寄与するイメージはなんとなくわかるのですが，それを国家資格で専門とする点がいまひとつイメージをもてませんでした．

調べてもよくわからないままでいると，気づけば進路を考えなければならない時期になっていました．「作業療法って何ができるのかな」というような<mark>疑問をもちながら臨床をするのは心苦しいと感じていた</mark>ことに加え，先輩方から研究の話を聞いていたこともあり，大学院に興味をもちました．

そこで，養成校の大学院の教員にも相談に行きましたが，付け焼き刃な研究計画しか立てられず，長期実習の準備と就職活動とがあり，どれも手につかない状態でした．「何がわからんのかもわからん」という状態で，いま思えば知識も経験も乏しく，費やした時間が圧倒的に足りなかったと思います．

時間はすぐに過ぎ去って長期実習が始まりました．実習で地域の訪問に行ったときの出来事です．いざ実習が始まり，対象者を目の前にし，対象者が希望する作業を叶えられるように作業療法士として支援すると考えていました．私が担当させていただいた対象者は，歩行での移動に障害のある方でした．しかし，対象者の奥さまが，家のレイアウトをうまく調整しており，屋内のADLはほとんど自立していました．

これを見て，私は「作業療法って対象者の奥さまがやっているようなことだ」と感じました．ただ，作業療法士はさまざまな専門的な教育を受けています．

とても勉強になった一方で，一般の気の利く人と作業療法士って何が違うのだろうとさらに疑問が深まりました．

実習を終えてこのような疑問をもったときに，幸いにも自分には相談できる友人や先輩がいました．同期の友人らも実習で感じたことがいろいろあったようで，作業療法って結局何ができるんだろうという点について，さまざまな視点で話し合った記憶があります．

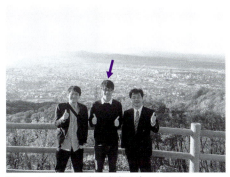

図1　山形での大学院進学を決心した日

そんななか転機が訪れました．忘れもしない1本の電話です．この電話で4回生の夏に大阪で開催された「全国作業療法学系大学院ゼミナール」に参加しました．これは，作業療法系大学院の大学院生および教員の交流と情報交換を目的に年1回開催されているものです．顔見知りの先輩方だけでなく，ほかの大学院の先輩方が研究発表している様子を見て，対象者のために熱心に議論する様子に感銘を受けました．

そこで藤井浩美先生（山形県立保健医療大学）に初めて出会いました．藤井先生はとても熱い先生で，上述のように私が不思議に思っていた点などを相談すると，魂を込めて，たくさんのことを教えていただきました．そんな話をするなかで山形県立保健医療大学へ来てはどうかとお誘いいただきました．

当時21歳で考えたことは，よく理解していないながらに，**研究のものの見方と考え方を身につけられると，作業療法をするうえで大きなヒントになるだろう**ということです．一方で，研究に苦労している先輩方も見ており，研究は難易度が高いかつ競争のイメージがあり，大学院で学んだからといってみんながみんなものにできるものではないだろうと感じていたので，**挑戦して失敗するなら若いうちがいいな**ということも同時に考えていました．そして，故郷の大阪を離れることで十二分に作業療法や研究に集中できるということもまた利点の1つでした．

そんなことを考えながら訪れた山形では，山形県立保健医療大学の同年代の学生や教員らに親切にしていただき，ここでならやれそうだと感じ決心しました（図1）．

4　卒業〜現在

a. フルタイム大学院

そのような流れで修士課程（現在の博士前期課程）に進みました．初めて故郷

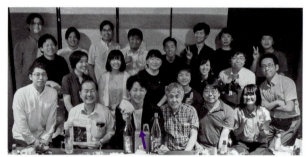
図2 山形県立保健医療大学大学院関係者の皆さんと．留学壮行会にて

の大阪を飛び出して遠い東北の地，山形へ生活を移すにあたり，**苦労するだろうなと思いながら飛び込んでいった**ことを覚えています．

一般的に作業療法士が大学院に通う場合は，社会人大学院生（常勤で勤務しながらの大学院生）として活動することが多いかと思いますが，私の場合はフルタイムの大学院生として活動しました（図2）．

せっかくフルタイム院生として研究に多くの時間を費やせるので，大学院入学時の最初のゼミで修士課程での目標を「筆頭の原著論文を4本書く」と設定し，研究活動に励んでいました．4本書けば，原著論文の執筆という作業も「自立」してできるようになり，ものの見方と考え方が身につくだろうと考えていたのです．結果として，原稿こそ書いたものの実際に受理されたものは2本だけで，研究の世界の大変さを身をもって感じました．

このときには，研究をとおして身につけたスキルが臨床で活きる経験を重ねていました．同時に大変さや難しさも経験していたので，身につけるためにはここががんばりどころだと感じていました．このときに意識していたことは，**これだけやってものにならないのなら，自分には向いていないんだろうと割り切り，なんの心残りもなく諦められるくらいの時間を使って取り組む**ということでした．

それまでの人生では高い目標をもったことがなく，本気でがんばったと思える経験もほとんどありませんでした．その結果，もうちょっと勉強していたらよかったなと思うことがいくつかありました．

また，大学院進学は，学位をとりにいくことと同義とされることが一般的かと思いますが，私の場合は，**学位取得のことはあまり考えておらず，研究のものの見方と考え方を身につけることを主眼としていました**．がんばりきれない自分の特徴を変えることや，研究のものの見方と考え方を身につけたいという目的にむけて，「筆頭の原著論文を4本書く」という修士にしては高めな目標をあえて設定していたわけです．この高めの目標設定と恵まれた環境のおかげ

でこの期間は本気でがんばれたといまでも思います．

b. 学振

　修士2年生になり，博士後期課程進学を考え始めました．博士後期課程では，研究者として独立した際に実践する仕事を一通り経験したいと考えていました．それにあたり，博士前期課程では論文を執筆することを経験できたので，博士後期課程では競争的資金の獲得，研究留学，研究室運営，そして，教育を経験することが目標でした．

　そんなことを考えていた頃，日本学術振興会の特別研究員（DC，通称：学振）という制度を知りました．学振に採用されると，研究に専念できる環境を整備するための研究奨励金と研究費が支給されます．採用期間中は常勤職に就くことを制限される一方で，一定期間の研究留学が可能です．

　採択率は20％程度で，結果が伴うかどうかはやってみないとわかりませんが，申請書を書く過程は研究者としてとても勉強になるといわれています．特に，科研費などの競争的資金を獲得することは独立した研究者になった際に必須だと考えていたことから，院生のうちに経験したいと思っていました．

　学振には修士2年生の5月にトライしましたが，結果は不採用でした．この結果を受けて，変な話ですが「さすがに無理なんや」と納得したのを覚えています．というのも，不採用の結果は，**使った時間や姿勢から考えると順当な結果だと腑に落ちていた**のです．

　学振は日本の大学院生のなかでも優れた研究者がそれ相応の時間をかけてやっと採用されるかどうかの制度ですから，そんなに勉強してきていない自分がちょっとやっただけで採用されるわけはないと思えたのです．甘い自分に喝をいれるような気持ちでリベンジを決めました．

　リベンジにあたっては，自分の研究に磨きをかけるのはもちろんのことですが，先人を頼ろうと思いました．当時，身近に学振経験のある人は少なかったのですが，その年の日本作業療法学会のプログラムで学振に採択された方を見つけました．当日の不躾なお願いにもかかわらず，嫌な顔ひとつせずご対応いただきました．

　その方からのアドバイスも含めて，さまざまな先生方に文章へのご指摘もいただきながら，前回とは比べものにならないほど推敲を重ねた結果，採用となりました．何度も何度も推敲に付き合っていただいた先生方には感謝してもしきれません．今度は私が，当時先生方にやっていただいたように，学振にトライしようという方がいればぜひ応援させていただきたいと思っています．

c. 研究留学

　　学振採用決定後すぐに，留学先を決めるために動きました．博士1年生の秋頃です．留学しようと思ったきっかけはたくさんあります．

　　研究にかかる情報収集では国内だけでなく世界の情報を集めます．いくつも論文を読んでいるうちに，次々に新しい知見を創出する研究者やラボがあることに気づき，自分ならこう考えるけれど，彼らならどう考えるのだろうか，彼らなら同じ現象をどう表現し，どう解釈するのか，そして次に打つ手は何かと，**好奇心が湧いてきていました**．

　　また，日本国内でもラボの運営や研究の進め方，教育方法については異なります．では，海外では，世界をリードするような研究室では，どのような方策をとっているのか学びたいと思いました．日本の研究力が低下しているなどと言われ始めていたなかで，世界のスタンダードを知りたいと思っていたのです．

　　留学先を決めるにあたり，日本人整形外科医の先生方から紹介をいただきました．私の留学先を紹介いただいた先生方はともに留学経験があり，現地の研究者から信頼されている研究者でした．そのような信頼のもとに相談できる土俵に上がり，成就した研究留学でしたので，その信頼を損ねないように，さらには自分自身も信頼してもらえるような研究者になれるよう留学に臨みました．

d. アメリカでの研究生活

　　私が留学したのは，テキサス大学サンアントニオ校にある人間医工学分野の研究室でした（**図3**）．

　　言語については，手段として最低限コミュニケーションがとれる水準を目標に，①毎日の英語論文の読み書き，②好きな洋画を英語音声と英語字幕で何度も流し観すること，③日本作業療法学会の国際セッションでの発表，④オンライン英会話，⑤英語で独り言を話すことを留学前に行いました．

　　隙間時間にこれらに取り組み，英会話の能力を少しでも向上しようとはしていましたが，英語の習得に特段時間を割くことはしていなかったので，留学先での言語については**不安を感じるどころか，苦労するだろうなと思いながら留学に臨んでいました**．

　　ただ，英会話のみでコミュニケーションをとる必要はなかったので，身振り手振りや絵を描いて説明したりしながらコミュニケーションのとり方を覚えていきました．実際にコミュニケーションを続けていると，よく使われるフレーズや相手のコミュニケーションのとり方などに馴染みが出てくるので自然と聴けて話せるようになります．また，それと同じくらい相手もこちらのコミュニケーションのとり方に慣れてくれるので，スムーズになっていきました．

　　渡米してすぐに受験したTOEFLでは，リスニングもスピーキングも7割程度で，ラボの同僚やボスには申し訳ないところでしたが，現地で対話する相手

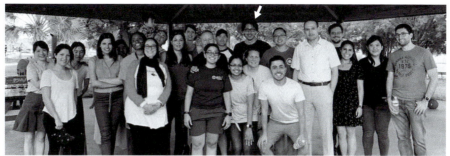

図3　テキサス大学サンアントニオ校の皆さんと

は基本的に高等教育を受けたエリートばかりだったのでコミュニケーションが成立していました．

　これらの経験は，自分が言語というハンディを背負って，俯瞰しながら自分自身に作業療法を展開したような経験でした．これをとおして，養成校時代に腑に落ちていなかった作業療法の考え方がすっきりと腑に落ちたように感じています．
　機能レベルではすぐに変化しない英語の言語能力ですが，研究計画を実行するという目標のために絵を描くなどの代償手段を使用することでコミュニケーションを継続できました．環境（ラボの同僚など人的な）も英語能力を寛容に受け止めてくれながら継続できたことで，英語の能力自体も向上していった気がします．
　できるを大切にすることで，英語ができないという機能レベルの問題をそこまで気にせずに活動を続けられた点に，作業療法の考え方はこういうものなのかなと解のひとつを得た気がしました．

　ラボのメンバーはとても優しく，彼らなしでは何もできなかったと思います．数えられないほど「Help」と「Thank you」を言いました．かろうじて研究のアイデア出しや論旨の組み立てでは力になれたので，論文の執筆をとおして原稿の組み立ての相談にのりながら，英語の書き方を教えてもらう時間が多くありました．
　これも本当に贅沢な経験で，これまで同じ意味だと雑に覚えていた単語にも使い分けがあることを知りました．英語に敬語はないと聞いたことがありましたが，丁寧な言い方はあると教わりました．同じ英語の名詞でもそれが指しているものは異なるということも知りました．ラボのメンバーから英英辞書を勧めてもらい，この経験以来使うようになりました．

　彼らと接するうえで大切にしていたことは，日本の同僚らと接するときと何も変わりありませんでした．特に最初は，**郷に入っては郷に従うの精神でやり**

方は踏襲するようにしていました．感じたことや思ったことはとにかく発言してくれと伝えてもらっていたので，気づいたことがあればできるだけ伝えるようにしていました．

多様性についての教育が多くとり入れられているからか，留学先で出会った方々は個人を尊重し，丁寧に意見に耳を傾ける姿が印象的です．これがお互いに遠慮することなく発言をしやすくさせ，意見の交換をスムーズにしている要因の一つだと学びました．

留学期間は25〜27歳の頃でした．途中でコロナ禍となり一時帰国を余儀なくされるなどありましたが，若いうちにこのような経験ができたのは財産だと感じています．

e. 臨床

日本に帰国してからは，京都大学医学部附属病院で勤務しました．私の場合は大学院を卒業してからなので，新卒と比べると，5年遅れた状態で不安もありましたが，親切丁寧に指導をいただき，たくさん勉強させていただきました．

臨床では大学院で教わった研究のスキルが役に立ちました．一方で，合理的にすべてが解決するわけではなく，1つひとつ個性をもった課題に丁寧に向き合っていく大切さを学びました．また，臨床と研究が別のものではないことも感じました．

先行研究は臨床のヒントになり，自分が知らない病態や，評価・介入も誰かが報告してくれていると，「これを調べてくれていてありがとうございます」という感覚をもちました．しかし，調べたからといってすべてが解決するものではなく，判断に困りながら，できることを探しながら，相談しながら，共通の課題に向かっていく過程は楽しいことばかりではありませんでしたが，とても充実していました．

病気と闘う方々の一番近くにいる人間の1人として，少しでも困ることが少なくなるように，そして，うまくいった事例は少しでも再現できるようにと，課題の一部を自分たちで研究の手法を使って解決していける環境に恵まれたことも，とても贅沢な経験でした．

今後のキャリアの展望

作業療法士としても研究者としてもまだまだ駆け出しです．若手作業療法士・研究者として少しでも社会問題の解決に資するように取り組んでいきたいと思っています．

卒後は特にいろいろ挑戦させてもらってきたので,「あのときにこうしていたらもっと選択肢があった」や,「これを知っていればあとが全然違った」などが後方視的にいくつかあります.「たられば」ですが,事前に知って判断することは,知らずに通り過ぎることとは全然違うと思いますので,教育ではこのような点を後進が選択肢としてしっかり認識して決断できるように,情報提供したいと思います.

　2022年8月にパリで開催されたWFOTに参加したときに,WFOT加盟国の作業療法士がチームとなって,加盟国間で作業療法の介入効果を比較するような研究をしていることを知りました.西洋諸国との比較にはもちろんアジア地域も含まれていたのですが,「日本」がチームに加わっている研究を見つけることができませんでした.
　研究では,今後,世界に向けて日本からも情報を発信していくことができるように,準備をしていきたいと考えています.加えて,いくつもの継続して研究を続け,世界に情報発信を続けてきた人と,研究を1から始める人では労力が大きく異なると思っています.
　私の場合は研究を1から始める際にも,留学で海外に出る際にも,多くの先生方のご縁と多大な支援のおかげで乗り越えることができました.今後は自分や同僚,仲間らと力を合わせて研鑽を続けながら,これから研究を1から始めたいという方の力にもなれるようにしていきたいと考えています.

読者へのメッセージ

　私自身,同期や同年代の方々がさまざまな挑戦をしているのを見聞きし,そんな選択肢もあるんだと勉強しながらいまに至っています.単なる1事例ではありますが,可能性が0ではなく,こんな選択肢もあるのだと知っていただければ幸いです.

　初めて文章にして,これまでを振り返る機会となりましたが,本当に自分にはもったいないぐらい多くの恩師と同僚に恵まれていると感じています.迷惑をかけたことも多々ありましたが,たくさんの方々からさまざまなインスピレーションと数多くのチャンスを与えていただきました.
　目標を立てて「やってみます」と言ったことに対して本当に多くの支援と協力をいただきました.そして,物事の原因を「人」だけに委ねるのではなく,「やり方」や「環境」に求め,問題の解決にむけて意見を交わしながら共創できる方々に出会ってきたように感じています.**誰しも「やり方」や「環境」次第でチャンスがあると思います**.

本書を手にとった読者のなかで，研究に限らず何かやってみたいことをおもちであればぜひトライするきっかけになれば大変嬉しく思いますし，ぜひ作業療法の考え方をさまざまな問題解決に役立ててもらえたらと思います．

> ### ❧ 由利先生のキャリアから読みとれること ❧
>
> 　幼い頃に印象に残っている言葉やエピソード，由利先生自身のキャリアから，「挑戦」「人との繋がり」というキーワードが読みとれます．できることはできるうちに，できないことは自分だけでなく周囲の環境もうまく活用してできるように．そんな考えが小さな行動を導き，大学院進学や留学といった大きな行動に繋がっているのではないかと読み解きました．また，この考え方が作業療法士として臨床と教育と研究で活躍するなかで，「人々のできないをできるに変えていく支援」の根源にあるのではないかとも推察します．さらに国内に軸足を置きながら海外との交流も継続されており，さらなる挑戦の連続によって今後のキャリアがどうひらかれていくのか大変興味深いストーリーでした．
>
> （爲國）

EPISODE 4
日本と世界を繋げる架け橋へとなるために挑戦を続けるグローバル作業療法士

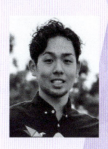

沖田 勇帆
Okita Yuho
Autism Abilities Pty Ltd

🔍 注目してほしい総論
THEME 4（p.21），**5**（p.27），**6**（p.33）

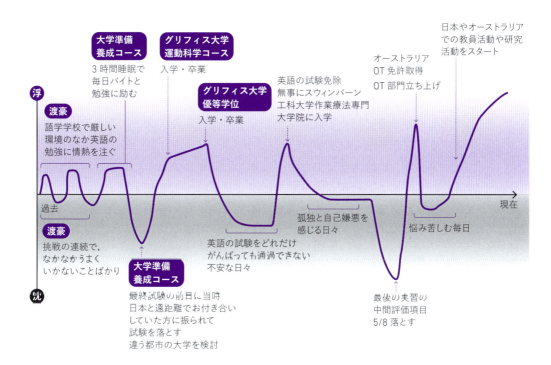

🕊 現在の仕事や活動

　私は執筆現在オーストラリア，メルボルンの民間のヘルスセンター Soaring Health Sports, Wellness and Community Centre にてシニア作業療法チーム

リーダー（主任のような役職）として勤務しており，作業療法部門の管理や，教育研究部門の運営（社内全体の多職種連携教育プログラム運営）を行っています（図1）．

臨床業務がない日には，メルボルンのモナッシュ大学でTeaching Associate（助手のような役職）として勤務しており，遠隔リハビリテーションプログラムの支援や小児リハビリテーション学内実習のスーパーバイザーなどを行っています．加えて，オーストラリアで最も大きい自閉スペクトラム症支援団体（Autism Spectrum Australia）が運営するPositive PartnershipsプロジェクトでのCommunity Development Facilitatorとしての活動や，自閉スペクトラム症児をもつ日本人家族や教員向けのワークショップの開催，教育リソースの作成も行っています．

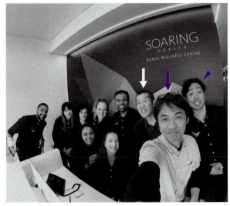

図1　会社のスタッフと東京工科大学友利教授（➡）と澤田教授（⇨）と筆者（▶）

そして，2021年度にはスウィンバーン工科大学の学費免除奨学金に採択され，保健学系大学院博士課程〔Doctor of Philosophy and Graduate Certificate of Research and Innovation Management（Health）〕に進学し，慢性疼痛を抱える当事者に対する遠隔リハビリテーションのベストプラクティス推進に関する研究を行っています．

オーストラリア国内だけでなく，日本でも活動しており，客員准教授や臨床講師として大学での勤務，キャリアビジョン科目のデザインおよび担当，英語プログラムの運用，オンライン通訳，国際共同研究支援，オーストラリア短期研修プログラムの運営，国際ワークショップの企画などを行っています．

なぜ現在のキャリアに至ったのか

1　誕生〜養成校入学

渡豪前

長崎市で3人兄弟の長男として育った私は，幼少期はさまざまなことに挑戦していました．たとえば，クラシックギター，体操，ボクシング，水泳など多くの習い事に取り組みました．小学校高学年の頃には，ホームページやブラウザゲームの制作にも手を伸ばしました．

当時を振り返ると，こうした行動は純粋な興味からきていたというよりも，**「周りから認められたい」という気持ちからきており**，挑戦しては飽きてやめての繰り返しでした．ただ，両親は常に私のやりたいことを応援してくれ，何かを強制するようなことは一切ありませんでした．

一方，幼少期から食べることが大好きな肥満児だったので，高校時代までずっと周りに笑われて冷やかされていました．そのため，内気で自信がなく，しかし，「どうにか変わりたい」とも常に思っていました．

小学校からは，当時人気だったバスケットボール部に入部し，高校卒業まで情熱を注ぎました．もともと運動神経は悪かったため，誰よりも早く到着して自主練をし，休みの日も神社でドリブルや走り込みをしていました．ただ，どれだけがんばっても中学校を卒業するまでずっとベンチメンバーでした．

高校3年生の夏にやっとのことでレギュラー入りを果たしたものの，今度はがんばりすぎがきっかけで疲労骨折を負い，再びベンチメンバーになるという大変悔しい思いをしました．何かと浮かばれない学生時代だったと思います．

将来について考えるとき，頭に浮かぶのは常に父の姿でした．理学療法士を養成する大学で教員をしている父の姿を幼い頃から見て育った私は，「いつか自分もそのようになるのかな？」とよく考えていました．

そんななか，高校2年生のときに父から言われた，「将来に悩んだまま日本の養成校に進学して医療従事者になるより，外の世界を見てきたらどうだろう？」という言葉が大きなきっかけとなり，海外で医療従事者として働くことを考えるようになりました．

そのときはぼんやりと考えるだけでしたが，高校3年生のときに母が体調を崩しました．入退院を繰り返す姿を目の当たりにすることで，**「母のような人々を救いたい」**という思いが強くなり，海外で学び，経験を積むことが確固たる目標になったのです．また，幼い頃から抱えていた**「『周りから認められたい』という気持ちも少なからずあったのかな」**といまとなっては思います

海外留学支援を行うエージェントとのやりとりを通じ，リハビリテーションに携わる医療従事者の社会的評価が高く，質の高い教育を受けることができ，また，他国とは異なり留学生はアルバイトが可能であることなどを考慮して，オーストラリアへ留学することを決意しました．

しかし，周囲からは反対の声が多く，特に高校の教員からは「君には無理だ」と言われることもありました．当時の私の学力や行動が原因だったと思いますが，前例のないことに対する反対の声が大きかったのかもしれません．家族以外からは後押しされず，とても苦しかったことを覚えています．

渡豪後～大学へ進学

　高校卒業後の4月に，TOEIC 400点という中学校卒業レベルの英語力でオーストラリアのシドニーへ渡りました．現地での早期の適応と英語力向上を目指し，積極的にさまざまなことに挑戦しました．

　しかし，アルバイト先でのミスやホームステイ先とのコミュニケーションの難しさ，さらにはアジア人差別など，多くの苦難に直面しました．枚挙にいとまがありませんが，この当時を振り返ると，金銭面での困難さ，言語の壁，カルチャーショックだらけで，日々なんとか目の前のことをがんばるだけで精一杯の毎日でした．

　「オーストラリアでリハビリテーションに携わる医療従事者になりたい」という目標はただの幻想のような感じであり，異国の地で働く自分の姿をどうがんばっても想像すらできませんでした．

　そんななか，なんとか語学学校を修了し，大学準備養成コースに入学しました．ここでは，当初の目標であったシドニー大学への入学を目指し，アルバイトを掛けもちしながら，毎日3時間の睡眠というなかで勉強に励みました．しかし，最終試験の前日に当時日本と遠距離でお付き合いしていた方に振られてしまい，最終試験にまったく集中ができませんでした……（笑）．

　強い気持ちをもって困難に立ち向かってきたにもかかわらず，こんなちょっとしたことですべての努力が水の泡になってしまい，当時はとても落ち込んだのを覚えています．

　結果として，グリフィス大学の運動科学コース（理学療法士を目指す学生が集まるコース）へ進学し，無事に卒業（図2）しました．その後は，幼い頃から大学教員に憧れていたため，1年間の研究強化プログラムとして設置されている同大学の優等学位コースへ進学し，認知症に関連した基礎研究に取り組みました．

　優等学位修了後は，当時はそのままストレートに大学院博士課程へ進学し，基礎研究者の道も考えました．しかし，父から「実際の患者の病態を知らずに研究しても，その成果は臨床では役に立ちにくいかもしれない」というアドバイスを含め，当時の留学の一番の目的であった，病弱な母のような人たちを1人でも救う医療従事者になりたいという気持ちから臨床に出ることを決めました．

　もともとは理学療法士の道を考えていたため，運動科学コースへと進学したのですが，

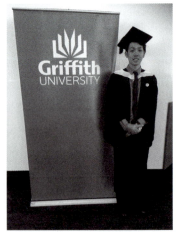

図2　グリフィス大学の卒業式写真

「理学療法士のほうが作業療法士よりも優れている」というような作業療法業界全体を揶揄する声がオーストラリアにも日本にもあり，そのような現状に大変憤りを感じました．母のような人たちを救うためにも，作業療法業界の底上げに貢献していきたいという強い想いが生まれ，作業療法士を目指すことを決意しました．その想いが現在でも原動力になっていると思います．

2　作業療法養成校入学〜卒業

オーストラリアでは，大学院の入学要件の1つとして，IELTS（International English Language Testing System）やPTE（Pearson Test of English）のような英語4技能試験での高得点が求められます．しかし，何度挑戦しても私はこれらの試験で高得点をとることができず，作業療法専門大学院修士課程の入学要件を満たすことができませんでした．日本への本帰国を考えるほど，誰よりも「英語」という言語を憎んで嫌ったことをいまでも覚えています（笑）．

そんななかでも，毎日のようにオーストラリア全土の作業療法専門大学院のホームページを隅々までチェックし，大学院各所にメールや電話で入学の懇願を続けました．他国の作業療法士養成校の入学要件や学費もおそらくすべてリサーチしました．それぐらい，作業療法士になりたかったのだと思います．

結果として，スウィンバーン工科大学の学部長からメールを受け取りました．私の熱意を認めてもらい，英語の要件を免除され，無事に入学することができました．このときの気持ちはいまでも覚えていて，「ずっと夢に見ていた作業療法士への第一歩をようやく踏み出せる」ととても感動した記憶があります．**オーストラリアへ来てはじめて少し肩の力が抜け，自分のことがやっと好きになれた瞬間でした**．

入学してまもなくは，大学のキャンパスを作業療法学生として歩く日々がとても誇らしかったです　しかし，思い描いていたキャンパスライフと現実には大きな乖離がありました．

他国からの留学生は私を含め2人だけで，私だけが拙い英語力でクラスに参加していました．「どうせ私の気持ちなんか伝わらないし理解してくれないだろう」という孤独感や，「どうしてこんなに自分の伝えたいことが相手に届かないんだろう」という自己嫌悪の感情とコミュニケーション能力の不足に悩む日々でした．

また，当時は小児領域で働くつもりはまったくなく，大学の教員には「小児は苦手なので，高齢者施設に送ってください」と要望していたにもかかわらず，卒業前の臨床実習は重度の脳性麻痺児が通う特別支援学校に割り当てられました．

希望と異なりモチベーションを上げることができず，中間評価の際，指導教員から「君は作業療法士には向いてないからやめたほうがいいんじゃないかな？」とまで言われてしまいました．

一方で，作業療法士として働きたいという気持ちは強く，対象者に自信をもって作業療法を行うために，「このままじゃ駄目だ，何か行動を起こさなければならない」という強い想いと責任感のようなものが生まれました．

そこで，まずはボランティアから始めようと，メルボルン中の医療施設や高齢者施設にメールを送りましたが，ほとんどの施設から返事はなく，結果として，当時の大学教員の伝手で高齢者施設でのボランティア活動から始めました．

また，作業療法と関連しているアルバイト求人にも何十件も応募し，やっとのことで訪問ヘルパーと理学療法士アシスタントとしてのアルバイトを手に入れ，それらを通じて実務経験を学生時代から積みました．そこで小さな成功体験を1つひとつ積み上げることができ，少しずつ自信がもてるようになりました．

知識と経験が増えていくなかで，子どもたちと触れ合う楽しみを知り，最終的には小児領域の作業療法が大好きになりました．結果として，無事に修士課程を修了し，オーストラリアの作業療法士免許を取得することができました．

卒後の進路については，当時理学療法士アシスタントとして働いていた Soaring Health Sports, Wellness and Community Centre の社長が努力を評価してくださり，「作業療法部門を立ち上げてみないか？」と声をかけてくださりました．社長からは，「誰よりも1人ひとりの当事者のために自分が何ができるか考えたうえで行動し，職種を問わず他者から学ぼうとする姿勢に可能性を感じた」と聞いています．新卒で臨床経験もなく，また英語も流暢ではありませんでしたが，私の可能性を信じてくださった社長にいまでも感謝しています．

こうして，作業療法部門の立ち上げから私のキャリアがスタートし，ようやく，人生のスタートラインに立てたような気持ちになりました．

3　卒業～現在

臨床

Soaring Health Sports, Wellness and Community Centre は，整体師の社長，理学療法士，マッサージ療法士，レセプションスタッフ，そして作業療法士である私の，わずか5名でスタートしました．

学生時代に訪問ヘルパーのアルバイトをしていた施設の対象者の方々に，まず作業療法サービスを提供することから始めましたが，予約数は十分ではあり

ませんでした．そこで，ケアマネジャーの会社へ電話とメールをし，アポイントがとれた会社へは直接ご挨拶にうかがうといった営業活動を行いました．

このように，対象者の確保から自身のスキルアップまで，1人で模索しながら取り組みました．しかし，「新卒」という理由でサービスの質を妥協することは避け，熱心に論文を読んだり，YouTube で動画を見たりして，寝る間も惜しんでがむしゃらに自己研鑽に励みました．

目の前の対象者によくなってもらいたいという一心だったと思います．「自分が当事者だったら自分に担当してもらいたいか？」と，常に自問自答し続けながらサービスを提供していました．

一方で，この道を選んだことへの不安や，言語の壁による自己疑念は常にありました．対象者から「あなたの英語が聞きづらいから担当を変えてほしい」と言われたり，ケアマネジャーから「勇帆は私が何を言ったか理解していないから勇帆のせいだよ」と連絡ミスの責任を転嫁されたりするなど，挫けそうになることが多々ありました．

ただ，壁にぶつかるたびに昔のことを思い出してがんばりました．過去の経験が支えとなり，また，そんな自分でも頼ってくれる対象者の声が力になりました．そうしてなんとか活動を続けることができ，いまでは作業療法士 10 名（アシスタントも含む）を含む，約 50 名のスタッフを抱えています．2024 年度には，Senior Occupational Therapy Team Leader として正式に部門の管理者に就任しました．

研究

前述のように，作業療法士として臨床経験を積んだあとは基礎研究に戻ることを考えていましたが，コロナ禍をきっかけに進路が変わることとなりました．

対面での臨床が困難になるなか，遠隔リハビリテーションをどう改善できるか，また疼痛を愁訴としていた母の体調への関心から，博士課程では「慢性疼痛を抱える当事者に対する遠隔リハビリテーションのベストプラクティスの推進」という研究テーマを設定しました．

「臨床で使えない研究は意味がない」という，父や日本の先生方からの言葉を胸に，臨床に活かせる研究を目指して博士課程をスタートしました．さまざまな人たちに指導をいただきながら，なんとか定期報告会も通過することができ，最終学年になった現在，卒業論文を執筆中です．この経験をとおして，異なる立場で物事をとらえる重要性を理解し，大変意義深い成長を遂げることができたと感じています．

加えて，日本の先生方が運営するゼミやサロンなど，大学院以外でも積極的に研究活動に参加してきました．それぞれ，英文論文執筆の共著者となったり，

国際学会で発表したりするなど（図3），研究方法や英文論文の執筆手順，査読者への対応などを学んでいます．

このように，高名な先生方への憧れを胸に，自身の未熟さを認識しつつも，積極的にチャレンジする姿勢をもち続けてきました．そして，現在も有志を集めての勉強会の開催や共同研究など，手探りながらも多くの挑戦をしています．

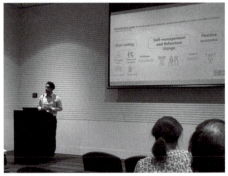

図3　ARATA（Australian Rehabilitation & Assistive Technology Association）学会でのPhD研究発表

日本とオーストラリアでの大学教員としての活動

もともと人前でのプレゼンテーションが苦手だった私ですが，幼い頃から抱いていた大学教員への夢を叶えるため，これまで有償・無償にかかわらずすべての講師依頼を引き受けてきました．

また，日本の先生方へ自ら積極的にアプローチを行い，「オーストラリアの知識を共有します」と提案した結果，幸いにも早い段階から多くのチャンスをいただくことができました．

コロナ禍での活動開始であったため，多くの講義はオンラインでしたが，日本語でのプレゼンテーションすら経験していない私ですので，毎回大変緊張し，胃が痛くなることも多々ありました．

緊張しないように原稿をしっかり準備し，何度も練習して臨んでも，自分の思い描いたようなプレゼンテーションが行えないことばかりでした．「オーストラリアの作業療法士」ということで，ありがたいことにさまざまな日本人の先生方に話を聞いていただく機会がありましたが，先生方が理想としている水準に達していないのではないか不安な日々で，講義中に軽い過呼吸に陥ることもありました．

しかし，**こうした理由だけで大学教員になるという夢を諦めたくはありませんでした**．そのため，ZoomやX（旧Twitter）のSpaceなどさまざまな媒体を用いながら，あえて自分から人前で話す機会を多くつくり，トレーニングを続けてきました．その結果，これまでの努力が実を結び，人前でもあまり緊張せずに話せるようになってきました．

また，そうした行動は海を飛び越え日本の大学から非常勤講師としての職務をいただくことにも繋がり，双方の交流を行っています（図4）．そのほかにも，臨床講師・客員准教授や，通訳業務，国際共同研究の仲介など，さまざまな仕

事に繋がっています．

オーストラリアでは，2023年度からモナッシュ大学で非常勤講師を務めており，遠隔リハビリテーションや小児リハビリテーションの学内実習を担当しています．非常勤講師を開始した当初は，原稿を持ちながらの講義でも緊張してうまくしゃべれず，学生たちへの申し訳なさでいっぱいの日々でした．

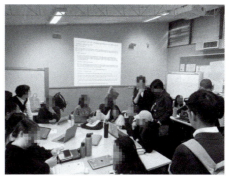

図4　日本とオーストラリアの作業療法学生国際交流の風景

オーストラリアの大学の作業療法士養成課程の授業料は年間約400万円以上します．高い水準の教育を受けるために，さまざまな国から学生たちは作業療法士となる姿を夢見てオーストラリアで学習します．そんな学生たちの期待に添える教育を行える自信が最初はあまりなく，常に「私でいいのかな？」と自問自答していました．授業の準備をすればするほど緊張し，から回っていました．

しかし，私のように年齢が若く臨床経験が少ない教員は基本いないので，それを強みとし，どの教員よりも学生と近い立場から物事を考え，学生たちのちょっとした問題にも親身に寄り添い，話を聞くことを常に意識したところ，学生たちから好評を得るまでになりました．その結果，2024年度も非常勤講師としての契約が更新され，継続して教育にかかわる機会をいただいています．

コミュニティ形成

「架け橋」となるため，有償の仕事だけでなく無償の活動にも積極的にかかわっています．特に学会活動や協会活動への参画は重要視しており，これまで以下のような活動を行ってきました．

日本では2024年3月に開催された第9回日本臨床作業療法学会学術大会の実行委員として，「作業療法におけるe-Sportsの可能性」というワークショップの企画にも携わらせていただきました．

オーストラリアでは，リハビリテーションアシスティブテクノロジー協会内のゲーム支援に関するSpecial Interest Group（SIG）の運営に携わっており，オーストラリア国内と世界のゲーム支援関係者との仲介役を務めています（図5）．

ゲームという作業はあらゆるテクノロジーを用いることで障害の有無に関係なく参加できる素晴らしいもので，国境を越えてプレイすることもできます．そこに私は大きな可能性を感じており，今後作業療法士の重要な役割の1つとして認知されるようにサポートができればと考えています．

また，私自身がそうでしたが，海外で医療従事者を目指す際は，情報が少なく孤独を感じることが多いのは事実です．海外での臨床業務，特に作業療法についての情報はほとんどなく，どのように医療英語を学ぶべきか，必要なスキルや経験は何かなど，さまざまな情報が不足しています．このような経験から，海外で作業療法士を目指す人たちが私と同じ思いをしないようX（旧Twitter）などのソーシャルメディアを活用し，積極的に情報発信を行っています．

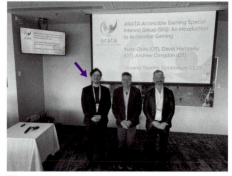

図5 Oceania Seating Symposium 2023 でのゲーム支援のSIGによるワークショップ

今後は，AI技術の発展により，英語でのコミュニケーションが容易になることが期待されます．そんな未来に向けて私は日本人の同世代と協力し，リハビリテーションに関する国際的な意見交流の場をつくり，次世代が気軽に世界中の専門家と交流できる環境を整えるために努力していきたいと考えています．これらの活動を通じて「世界のリハビリテーション分野を繋げる架け橋」となることを目指しています．

今後のキャリアの展望

キャリアを歩み始めたばかりでありながら，私は「世界中の人々のコラボレーションを容易にすること」を強く願い，多岐にわたる場所で活動しています．1つのことに集中すべきだとの意見もありますが，キャリアの初期段階だからこそできる動き方があり，尊敬する先輩療法士や父の支えがあるからこそ，私には独自の責任があると感じています．

今後の目標としては，国内外でのコラボレーションにおける成功モデルを多く創出していくことです．研究，教育，臨床といったさまざまな分野で，専門領域を問わず必要とされるコラボレーションに積極的にかかわりたいと考えています．

また，私のように国境を越えて協力しながら作業療法をレベルアップさせ，対象者に最適なアプローチを提供したいと願う人々を世界中に増やしたいと思っています．この強い想いを忘れずに，同じ思いやビジョンをもつ先輩方や仲間たちの協力を得て，この夢を実現させたいと思います．

読者へのメッセージ

　本項をお読みいただいておわかりいただいたと思いますが，私のキャリアは失敗と挫折の連続でした．「オーストラリアで作業療法士として働いていることがうらやましい」と多くの声をいただきますが，現在の環境や立場には感謝しているものの，正直なところ苦しいことのほうが多く，「なぜこれをしているのだろう？」と疑問に思うこともあります．弱音を吐きたくなる瞬間もあり，すべてを投げ出したくなることもありますが，振り返ると，そうした苦しい経験がいまの私を形成しているとも思っています．

　また，国籍や居住地，年齢，性別，職位に関係なく，同じ考え方をもつ人と出会うことは可能だと思っていますし，出会いを増やすために努力し続けようと思っています．なぜなら，同じ夢やビジョンをもつ仲間がいれば，一緒に励むことができると信じているからです．

　少し外に目を向ければ，同じ思いをもつ人たちとの出会いが待っているかもしれません．一緒に日本中，世界中でコラボレーションしやすい環境をつくりませんか？　私のストーリーが少しでも皆さんのエネルギーとなり，共感や協力へのきっかけになれば幸いです．

> **沖田先生のキャリアから読みとれること**
>
> 　沖田先生のキャリアでは，高校卒業から海外の大学へ進学し，さまざまな辛い経験や挫折があったにもかかわらず，小さな努力を継続し，変化に柔軟に対応しながら，好奇心をもってさまざまな活動をされている点が大きな特徴だと感じます．その背景には幼い頃からの経験や価値観が隠れていること，周囲のサポートがあり，そのなかで仕事に対する意味合いが変化している点もキャリアの変遷をとらえるうえで重要です．まさにTHEME 6で述べた，偶然のチャンスを引き寄せる特性が表れており，これによってチャンスから大きな変化が起こる具体例を知ることができる貴重なストーリーだと感じました．
>
> 　　　　　　　　　　　　　　　　　　　　　　　　　　　　　　（爲國）

注：2024年10月現在，Soaring Health Sports, Wellness and Community Centreを退職し，Autism Abilities Pty LtdにてAllied Health Services Manager（リハ部門の総括マネジャー）として新規リハ部門の立ち上げを行う．

EPISODE 5
育児も学びもともに楽しむ作業療法士夫婦

吉原 理美 Yoshihara Ayami
名古屋市総合リハビリテーションセンター/
なごや高次脳機能障害支援センター

吉原 絵理 Yoshihara Eri
楠メンタルホスピタル作業療法室

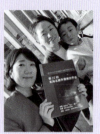

注目してほしい総論
THEME 2（p.9）, 4（p.21）, 8（p.45）

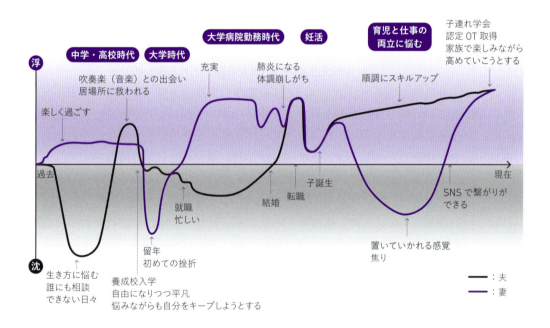

現在の仕事や活動

　私たちは作業療法士夫婦で，執筆当時5歳の息子がいる3人家族です．フルタイムの共働きで子育てに奮闘しながらも，自己研鑽に励み，ともに認定作

業療法士を取得しています．

　夫の理美は，高次脳機能障害支援拠点機関で自動車運転や地域移動に関する支援を中核的に担い，各種研究会や県士会での活動にも取り組んでいます．妻の絵理は，精神科病院の作業療法部門の責任者として役職に就き，管理業務に忙殺されつつも学術活動にも励んでいます．

　家事の分担は，夫が朝食・お弁当をつくり，保育園に息子を送り届け，交代で保育園のお迎えに行き，妻が夕食をつくり3人でご飯を食べ，なかなか進まないお風呂と歯磨きと寝かしつけに格闘しながらバタバタした毎日を送っています．

　それでも仕事も子育ても大切にしたいという2人の共通の思いから，学会に子連れで参加するなど，家族みんなで楽しみながら過ごしています．

夫：理美
なぜ現在のキャリアに至ったのか

1　なぜ養成校に入学したか

　私は3人兄弟の末っ子として生まれました．少し歳の離れた兄らの姿を追って年上の人と過ごす時間が多くあったせいか，幼少期から要領よく物事を行うこと，ずる賢く器用に立ち振る舞うことを必死に身につけようとしていたと思います．

　ただ，物心ついた頃から，とある自分のマイノリティ性に直面し，正直なところ将来が思い描けず思い悩む時期も多くありました．今回あえてこの特性について開示はしませんが，どんな人にも何かしらのマイノリティ性があり，思い悩みながら生きていると思うので，あくまで自分もその1人にすぎないと考えています．

　しかし，当時の私は自分の存在が認められず，思い悩み苦しんでいました．そして，「周囲に相談してはならない」という思いでいたので，誰にも相談できずにいました．

　そんな私を救ったのが音楽でした．中学・高校ともに県内では吹奏楽の強豪校で，吹奏楽一色の生活でした．刺激的な仲間が多く，「もっとうまくなりたい」「もっとこういう曲にも挑戦したい」など，とにかく没頭していました．

　自分のマイノリティ性による辛さに押しつぶされそうになるときもありましたが，音楽をしている時間は忘れられました．音楽は，言葉や性別，年齢，特性など，あらゆる境界を溶かします．恩師から「音楽は時を共有する芸術だ」と教わり，かけがえのない「いま」の尊さ，一体感をもって「いま」を感じられる素晴らしさ，**そこに自分が一員として確かに存在していることを感じられ**

たからこそ，自分を肯定できたのだと思います．

音楽の道に憧れたこともありましたが，技術面の限界などから現実的に考えることはありませんでした．こうして，音楽，人，居場所に助けられた経験から，徐々に将来について思い描けるようになり，人の心にかかわる仕事をしたいと漠然と考えていた気がします．

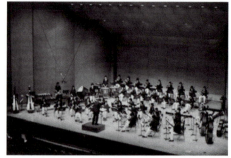

図1　情熱を注いだ吹奏楽コンクール

その後の進路選択に影響を与えた印象的なエピソードがあります．高校3年生の夏のコンクールです（**図1**）．このコンクールは当時各校50人のメンバーが選出され，3年生にとっては集大成ともなる最も大切なコンクールです．野球部でいう夏の甲子園に近いものがあります．

そんな大切なコンクールの県大会直前に，ホルンパートの同期が指に怪我を負ってしまい，彼女の出場は絶望的でした．しかし，同じホルンパートのメンバーが彼女の楽器を一部改造し，本番数日前にもかかわらずそれぞれの譜面を書き換えて分担を調整し，彼女が演奏に参加できるように整えたのです．私はこのとき，**物や環境が整えば，人の可能性が広がる**のだということを強く感じました．

その後，無念にも全国大会への出場は叶わず燃え尽きていたところ，たまたま学校で配られた職業紹介冊子に作業療法士を見つけました．前述のエピソードも印象強く，「ものづくりや自助具が人の助けになるっていいな」と思い養成校を志望することになりました．

当時は，「仕事はライスワーク，仕事以外の時間に音楽を続けていられたらいいな」とぼんやり考えている程度でしたが，いまでは，このときに作業療法士の道を選んだ自分を褒めてやりたいと思います．

（夫：理美）

2　在学中の進路選択の紆余曲折

養成校では，そこそこ勉強してアルバイトして遊んで……と，そつなく過ごしていました．

アルバイトはファミリーレストランの深夜帯勤務で，キッチンスタッフの動きを見ながらホールスタッフ業務をワンオペレーションで担い，「いかに効率よく作業を進めるか」を考えながら試行錯誤することを楽しんで働いていました．

ここでは，持ち前のずる賢さが発揮され「どこで手を抜くか」を考える癖はついていたと思います．すべてに全力をかけるというより，**自分のなかに余白をつくっておくことは，自分の心を保つためにも必要**だと考えていて，いまもこの考えを大切にしています．

　また，ひょんなことから同じマイノリティ性をもつ当事者と出会い，新しいコミュニティに参加できたことがその後の人生に好転をもたらしたと思います．ここで将来の見通しが立てられたことは大きく，前向きに生きることを考えられるようになりました．
　このコミュニティで話題になった**「自分からマイノリティ性を除いたときに，何が残るか」**という言葉は，鮮明に心に残っています．この言葉があったからこそマイノリティ性を抜きにした自分の価値をつくりたいと思い，仕事は真摯に，できることなら何かしら実績も残せるようにしたいと向上心が芽生えてきたと思います．

　在学中は精神科作業療法と高次脳機能障害に興味が湧いていました．
　高次脳機能障害については，その不思議さに魅了される感覚があり，もっと知りたいと思ったような気がします．なんとなく花形な分野である印象を受けたことも影響しているかもしれません．
　精神科領域については，授業で「生きづらさ」という言葉に初めて出会い衝撃を受けたのをはっきりと覚えています．歩きづらさ，食べづらさ，あらゆる〇〇づらさがあるなかで，「生きづらさ」という表現を聞いたことがなかったのでとても驚きました．そして，**「自分は生きづらかったんだ」と自覚した瞬間でもありました**．
　新卒でできることは限られることもあるし，やりたいことを明確にするほどの知識がないと感じたので，就職先としては幅広い経験ができるであろう大学病院を選択しました．

(夫：理美)

3　卒業から大学病院時代

　大学病院に就職してからは，臨床，研究，教育すべてにかかわることとなり，とにかく忙しかったのですが，職場全体のモチベーションが高く，学びにあふれる毎日で，楽しさもありました．妻とは同期入職だったため必然的に一緒に過ごす時間が長く，新人の頃から**「ともに研鑽する」**感覚が根付いていったように思います（図2）．
　臨床では，自分の興味の有無にかかわらず，満遍なくあらゆる疾患の患者さんを担当しました．いわゆる身体障害領域でしたが，精神疾患を合併している方や自殺企図で受傷した方を担当する機会が多かったです．また小児の発達外

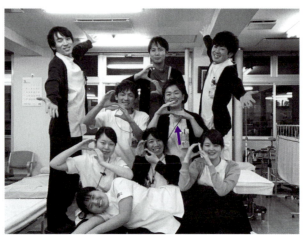
図2　忙しさも楽しむ大学病院時代の同僚たち

来も担当していたので，ASDやADHDのお子さんとのかかわりから，「目に見えない生きづらさの支援」への関心が高まっていきました．だからこそ，**自分を大切にすること，自分を大切にしてくれる身近な人をより大切にすること**を考えるようになったと思います．

　婚約・結婚と並行して，妻は大学院進学が決まり，多忙をきわめていきました．一方の私は，妻をはじめ徐々に相談できる人が増えたことなどから，ある程度生活は充実してきていたものの，自身のマイノリティ性による生きづらさの軽減のための時間とお金がどうしても必要でした．そのため，私に大学院進学の余地はなく，生活に関しては妻を全面的にサポートしようと決めていました．なので，どちらかというと，妻が外で活躍し，私が家を守る，というような構図だったかもしれません．

夫：理美

4　結婚・妊娠（妊活）・出産から現在までの歩み

　その後，妻は無事に大学院を卒業することができました．私もこの頃にはあらゆることが解決し，「生きづらさの解消」を人生の目的としていた私にとって，**これ以降の人生は生きていられるだけでラッキー，あとは自由に過ごすだけ**，という状態に至りました．「結婚したら地元の名古屋に帰る」という妻の想いにも特に抵抗はなく，新しい土地で新生活を始めることになりました．

　転職先を考えるとき，急性期病院に勤務し，状態が落ち着いたら早期に転院する患者さんを見送ってきた経験から，もっと地域の生活に近いところにかかわりたいと思うようになりました．
　当時，自動車運転の評価や支援を行っていたわけではありませんが，学会な

どで作業療法士の発表が増えてきた時期で，自分自身も車の運転が好きであることから，運転という作業が生活に及ぼす影響が気になっていました．そして，高次脳機能障害者の運転に関する研究で受賞した作業療法士が名古屋にいることを知り，現在の職場に転職を決めました．

転職後は，やりたかった自動車運転に関する臨床や研究に没頭でき，任せてもらう仕事も増え，日本作業療法学会で優秀演題賞をいただくなど非常に充実していきました．それまでの経験から，自己研鑽・生涯学習は続けるものという認識があり楽しくもあったので，認定作業療法士の取得を目指すこともごく自然ななりゆきでした．

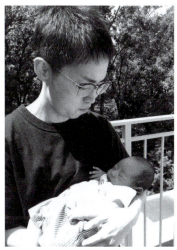

図3　生後1か月の息子と育休中の筆者

一方で大学病院時代の生活と一転して，私生活も謳歌したいと思っていました．**自分の生活と自己研鑽は対立関係ではなく，自分の生活を豊かにすることも作業療法における研鑽である**と考え，家族との時間も大切にし，妻と2人であちこち出かけたり，美味しいものを食べ飲みしながらゆっくり語り合うなどして過ごしていました．

そうした時間のなかで，お互いに将来の家族像について話し合い，新しい家族を迎え入れるための妊活を進めていきました．正直，苦しく辛い日々が続き，もう諦めてしまおうかと思ったときに，息子がやってきてくれました（図3）．それはそれは嬉しくて，愛情をもって大切に育てていこうと誓いました．

それと同時に，幼少期に将来を絶望していた私に，家庭をもつ夢を実現してくれた妻には感謝してもしきれない想いから，妻をより大切に，妻のやりたいことは最大限応援して，**恩返しがしたい**と強く思いました．

そして，1か月間の育休を取得したのですが，育休中も，ちょうどタイミングよくいろいろとお話をいただく機会が増え，県士会委員の推薦・活動，学会参加をするなど活動の幅が広がっていきました．一方で，上記のような，**妻を大切に思う気持ちから「妻が生活に余白をもっていられるようにしたい」という思いが強く**，母親でなくてもできることは全部やろうとは思っていました．しかし，1年間の育休を取得した妻と，たった1か月の私とでは，息子と過ごす時間に圧倒的な差がありました．

このように，産後しばらくは育児中心の生活の妻と，出張や研修で家を空ける機会が増えて仕事中心となる私と，以前の構図が逆転していました．幼い子

どもの育児という作業は，何にも代え難い，人生における研鑽の1つと考えますが私（夫）だけが学術活動に励みスキルアップしている状況は，妻にとってはおもしろくなかっただろうなと思います（笑）．

それこそ私よりもバリバリ仕事をして活躍し，仕事を楽しんでいた妻だからこそ，「もっとやりたいこと・学びたいことはたくさんあるんじゃないか」「燻っていてはもったいない」と，一番そばにいる私が思っていました．

（吉原理美）

妻：絵理
なぜ現在のキャリアに至ったのか

1　なぜ養成校に入学したか

幼少期から漠然と「病院で人の役に立つ仕事をしたい」と思っており，将来の夢はずっと「看護師さん」でした．これには重度知的障害を伴う自閉症の弟の存在の影響はあったと思いますが，「弟と同じような人を救いたい！」というような高い志があったわけではありません．

なぜなら，弟は「救われなければならない人」ではなかったからです．弟は，明るい母とともにいろいろな場に所属しながら自分の好きなことをして楽しく毎日を過ごせているなと，姉として感じていました．私も幼少期より弟が参加するイベントなどに一緒に参加することが多く，いわゆる「きょうだい児」としても，苦労するというよりむしろ一緒に楽しんでいた記憶が多いです（図4）．

そのように過ごすなかで，障害を抱えるたくさんの子どもたちと出会い，「普通に」一緒に過ごしてきた経験を将来の仕事で活かせるといいなと思うようになりました．

中学生のときの職業体験で，私は迷わず病院での看護師の仕事を希望しました．職業体験はおおむね想像どおりだったのですが，最後に作業療法士さんたちが来て「こんな仕事もあるよー！」と紹介してくれたのが，私と作業療法との出会いです．

その後，作業療法士について調べるうちに，最初のきっかけとなった自閉症のような障害を抱える子どもたちも対象になることを知り，ますます興味が湧きました．看護師よりも，一緒に楽しくリハビリテーションができる作業療法士のほうが，私のやりたいイメージに近いと思い，高校生になる頃には進路を固めました．

親元を離れてがんばってみたいという気持ちがあり，県外の信州大学を志望し，無事に合格することができました．いま振り返ってみると，それまではかなり守られて育ってきたので，外への憧れもあったのだと思います．私の希望を聞いて見守ってくれた両親にはとても感謝しています．

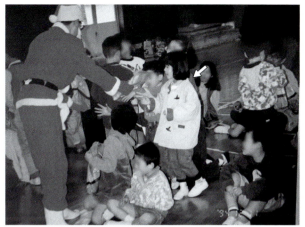
図4　弟のイベントを楽しむ筆者（写真中央）

妻：絵理

2　在学中の進路選択の紆余曲折

　大学1年目は寮に入り，医学部以外のさまざまな学部の同級生たちと一緒に過ごしました．たくさんの友達ができて，毎日一緒に過ごし，とても楽しい大学1年目でした．

　しかし，ここで，私は人生初めての挫折を経験します．医学部の1年生は，いわゆる基礎医学の授業があり，組織学や解剖学などは私にとって難度が高く，まったくついていけなかったのです．自分なりに勉強したつもりではいたのですが，再試験でも単位が取れず留年することが決まりました．

　追試験を2回も落ちたことで，そのときはかなり落ち込み，たくさん泣きました．高校までは勉強もそれなりにできて志望大学にも一発合格できたことから「自分は何でもできるほうだ」と思っていた部分があったと思います．それが崩れてしまう感じでした．たくさんたくさん泣いたあと，少し冷静になったタイミングで「これが挫折というものか」と初めて挫折経験をしたと認識できました．

　初めての挫折経験でとてもショックを受けましたが，何より，いつも私を応援し，信頼して送り出してくれた両親を悲しませてしまったことがとても辛かったです．今後どうしていくのがよいかと考えたときに「挫折したからといって何もできないわけではない」という考えが芽生え，そして**「それでも，作業療法士になりたい」**という気持ちが浮かんできました．

　その根底には，「やりたいと決めたことはやりたい」という気持ちが強くありました．これは，それまで自分が「やりたい」と思ったことは何でもやらせてもらえたこと，また「挫折経験があってもなんとかなるだろう」と思えるよ

うな自己肯定感がベースに存在していたことが影響していると思います．両親に対し「作業療法士になりたい」と強く言った手前，なんとしてでも叶えたいという気持ちもありました．

「どうしても作業療法士として働いてみたい」，その気持ちが残ったので，しっかり勉強に励むことを誓い，2回目の1年生になることにしました．大学の先生方に報告すると，ある先生から「友達が増えていいじゃない！」と明るく言ってもらえたことで，とても安堵し納得した気持ちになりました．

最初はクラスに馴染めるのか不安でしたが，先生に言われた「友達が増えていいじゃない」という言葉を思い出し，友達が増えるように自分から明るく話しかけるようにしていました．仲良くなるまでにはそんなに時間はかからなかったと記憶しています．

また，このクラスになってから「友達と一緒に勉強する」ことが格段に増え，そのおかげで試験にクリアできたという実感がありました．仲間の大切さを実感し，次第に留年したことも「よかったのではないか」という気持ちにさえなりました．**仲間や繋がりが増えることの喜びや大切さ**を，このときに感じていました．

一方で，どうしても解剖学だけは思うように伸びず，自分が苦手であることをはっきり認識することとなりました．いま思えば，この経験によって自分のことをより知ることができたと感じます．**苦手なことは苦手だと自分で認識すること，そして助けを求めること**．この2つが大きな学びとなりました．

2年生からは作業療法の授業も増え，楽しく勉強に取り組むことができました．そして初めて患者さんと接する大学病院での評価実習が始まりました．

特に印象に残っているのが精神科の実習で，私は統合失調症の男性とかかわらせていただきました．最初はほとんど反応がなかったのですが，私が教えてもらうという立場で一緒に五目並べをしていると，「うん」とわずかに反応してくれ，表情に変化が表れたのです．

言語的なやりとりが難しい対象者に対しても，自分自身のかかわりによって，よい反応を引き出せるかもしれないと感じました．それと同時に，昔，弟関係で発達障害の子どもたちと言語的なコミュニケーションができなくても一緒の場で過ごしてきたという経験から，「私にはこういうことができるのかもしれない」と実感したように思います．

作業を媒介とするコミュニケーションのおもしろさや自分自身が治療道具となれることなどに惹かれ精神科に強く興味をもちました．

一方で，子どもとかかわりたい気持ちも残っており，進路を固める時期まで領域を迷っていましたが，ゼミの先生から，ちょうど信州大学医学部附属病院の精神科作業療法のポストが空くのでどうかと勧めていただきました．大学病

院には児童精神科もあり，私の希望も叶うとのことで，とてもありがたいお話でした．

両親は地元に帰ってくることを希望していましたが，「5年間はがんばりたい．5年で帰ってくる」と説得し，新卒で大学病院に就職しました．

> 妻：絵理

3 卒業から大学病院時代

大学病院は忙しいと噂では耳にしていましたが，入職して間もない頃から本当に忙しかったです（笑）．スタッフ全員が臨床も研究も熱心に取り組んでおり，私も早く先輩方のようになりたいと日々必死でした．たしかに忙しくはあったのですが，夫をはじめとする同期と一緒に，勉強したり相談したり，時には愚痴を言い合いながら，楽しく作業療法士人生をスタートすることができました．

臨床では尊敬する先生方にたくさんフィードバックをいただき，憧れの先生方の臨床を間近で見ることが何よりの学びになりましたし，研修などでの学びも，それを次の日からの実践に活かせる感覚があり，「やればやるほどできるようになる」感覚でした．また，**自分が笑顔でいることで患者さんの笑顔が見られることや，いろんな患者さんと仲良くなれることがとても嬉しく，常に「笑顔」を大事にしていました**．

この土台となった5年間で，「自分はもうこの仕事しかできないんじゃないか，作業療法士になって本当によかった」と思っていました．本当に人に恵まれ充実した日々でした．

大学病院に就職すると決めたときから，恩師の小林正義教授からは暗黙の了解のように大学院進学も勧められており，臨床4年目で博士前期課程に進学しました．小林先生の勧めで研修参加や学会発表などたくさんの機会をいただき，必死でそれに応える日々となりました（図5）．

同時期に夫との結婚も決まり，研究活動と結婚の準備という，まさに公私ともに多忙をきわめましたが，夫が応援しサポートしてくれ，私は自分のやりたいことに全力で取り組ませてもらいました．

大学院では，気分障害患者に対するリワークプログラムの立ち上げから，効果についての研究に取り組みました．この結果をまとめた論文が学術誌『作業療法』の奨励賞を受賞したことは，私にとってとても大き

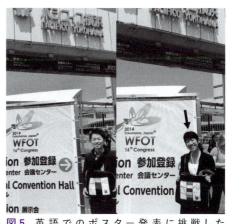

図5 英語でのポスター発表に挑戦したWFOT2014

な財産となりました.

　大学病院での臨床・研究業務以外の, いわゆる雑務の仕事もたくさん回ってきました. 県内で毎月開催される勉強会の運営も担うようになり, 縦に長い長野県内のあちこちを移動するのは大変でしたが, **所属を超えた横の繋がりの重要性を実感することができました**.

　また, 月に1回, 冨岡詔子先生（信州大学名誉教授）のご自宅で夕食をいただきながら論文抄読を行う English Journal Club（EJC）にも参加させていただき, こちらも事務局を担うことになりました. 冨岡先生のお話はとても勉強になりましたし, 大学の先輩・後輩と近況を報告し合うなどエネルギーをもらえて, 帰る頃にはいつも深夜でしたが「明日からもがんばろう」という気持ちになりました.

　プライベートでは, 臨床5年目の夏に入籍, 秋に結婚式を挙げました. 祝辞を小林先生にお願いしたところ「春には修士論文を完成させまた乾杯しましょう」と笑いを起こしてくれました（笑）.

　5年目は特に仕事量がかなり増え, 大学院の最後の追い込み, 結婚式準備, そのほかにも学会発表など, とにかく忙しくて, 最後のほうは「もうすぐこの生活から解放される！」と高揚していました（笑）. そうして最後までバタバタとしながらも, 5年間で大学病院を退職することとなりました.

　もちろん寂しい気持ちもありましたが, 退職時には同僚をはじめ, それまでかかわってきた患者さんたちから贈り物やお手紙をたくさんいただき,「この5年間やってきた意味が少しはあったかな」と思えて嬉しかったことを覚えています. たくさんの方が私の「笑顔」をメッセージに込めてくださっていました.

　また, EJCメンバーからも色紙をいただき, そのなかに冨岡先生が**「あなたの素直な明るさとフットワークの軽さは作業療法士にとっての貴重な資質です」**と書いてくださっていました. いまでもこの言葉は私のモットーとして大切にしています（図6）.

（妻：絵理）

4　結婚・妊娠（妊活）・出産から現在までの歩み

　当初, 両親と約束したとおり, 5年間で大学病院を退職後, 地元に戻り精神科単科病院へ転職しました. 退職と同時期に大学院博士前期課程を修了し, 修士号を取得することができました. 精神科単科病院への転職の理由は, 大学病院では経験できなかった一般・療養病棟やデイケアでの臨床など, 患者さんとじっくり向き合う作業療法を経験したいと思ったからです.

　また, それまでは必死に臨床・研究・雑務をこなしていましたし, 上述した

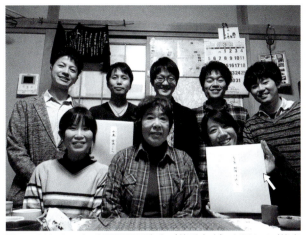

図6 EJCメンバーと冨岡詔子先生（前列中央）を囲んで（筆者は前列右端）

ように5年目はそれまで以上に忙しく，やるべきことが重なりました．そして，その年の12月，風邪だろうと思った体調不良がだんだん悪化し肺炎にまでなりました．いま思えばバーンアウトのような状態になっていたと思います．

　それからはプライベートの時間も充実させたいという気持ちもあり，仕事はほどほどに，夫婦2人でゆっくりする時間を大切に過ごしていました．もちろん新しい環境での疲れはありましたが，休日に予定がないということがそれまであまりなかったので，ぶらぶら出かけられることがとても新鮮で嬉しかったことを覚えています．そのように過ごすなかで，子どものことを考えるようになり，臨床7年目の秋に妊娠，翌年の春に出産しました．

　出産後は仕事のことはほとんど考えず**息子中心の生活**となりました．もっと外に出たくなるかなと思っていましたが，初めてだらけの子育てに必死でそのような余裕はありませんでした．保育園には育休明けに入所予約をしていたので，1歳での入園が決まっていました．職場復帰は不安でしたが，時短で復帰させてもらえることになり「なんとかなるだろう」と思っていました．

　そうして臨床9年目の春，職場に復帰し時短勤務を開始しました．部署内に子育て中のスタッフは私だけでしたが，スタッフはみんなあたたかく迎え入れてくれました．終業時間になると「あとはやっておくから！　早く帰って！」と声をかけてくれ，とてもありがたく感じる反面，「**もう少し仕事したいな……あと少しやれば終わるのに……**」と思うことも少なくなかったです．そんな気持ちがずっとあり，数か月後に自分の意志で勤務時間を30分延長しました．

　まだまだ小さい1歳の息子に保育園で長く過ごしてもらう申し訳なさを感じていましたが，保育士の方々のおかげもあって息子は保育園でとても楽しく過ごせているようで，いきいきとした表情や日々成長していく姿を見ることで安心していました．もちろん体調不良もしばしばありましたが，病児保育も活用しながら，なるべく仕事と育児をうまく両立できるよう工夫しながら過ごし

ていました.

　そんなふうに時短勤務を1年ほど続けた頃,部署の責任者が退職することとなり,私に役職の打診がきました.1歳児の育児をしながらの役職就任に少し迷いましたが,不安よりも「やってみたい」という気持ちが勝り,引き受けることにしました.

　息子の小学校入学までは時短勤務をするつもりでしたが,役職業務が増えることを考え,フルタイム勤務に戻すことを決意しました.夫も喜んで応援してくれ,「忙しくなるけどがんばろう」と言い合いました.

　臨床10年目,主任としてフルタイム勤務を開始しました.マネジメント業務にやりがいを感じつつも,考えることが格段に増えたことによる難しさに毎日必死でした.そんななか,息子は2歳になりました.いわゆるイヤイヤ期で,何をするにも時間がかかり,わかっていてもイライラしてしまい,そのうえ私も慣れない役職業務で気疲れが多く,帰宅時間も遅くなり思うように家事・育児ができず,と徐々に疲労困憊していきました.

　夫はなるべく早く帰るよう努力してくれ,息子の体調不良時は交替で休みをとるなど,フルタイム共働きは夫の協力なしにはできませんでした.まさに「家族はチームだ」と実感する年となりました.

　その一方,夫は研修や出張などで家を空ける日が増え,学術活動に取り組みどんどん実績を積んでいました.応援したい反面,自分は思うように学術活動ができていない実感があり,「置いていかれる」ような焦りが出てきました.毎年参加していた日本作業療法学会に参加できず,さらにコロナ禍も重なり人と会う機会がきわめて減ってしまったことで,ますます孤立しているように感じました.

　夫は仕事も家事・育児も一生懸命やってくれていましたが,私はどこかで「母なのだから,いまは子育てに専念しなければならない時期」と思い込んでしまっていたように思います.夫のように学術活動ができないことを仕方なく思う一方で,羨ましく思う気持ちがずっとあり,「私だけが育児をしている,私の負担のほうが大きい」と感じてしまい,それに対して自己嫌悪に陥ることもありました.

　そんななかで始めたX（旧Twitter）で全国各地の子育て世代の療法士との繋がりができたことが,私の新たな転機となりました.みんな仕事と家事・育児の両立やバランスに悩んでいて,繋がりが大切な私にとって「自分だけじゃない」と思えたことにすごく救われました.

　ご縁あって子育て世代の療法士のオンラインコミュニティ「reha-family（リハファミ）」の運営に携わらせていただき,さらに多くの繋がりをもつことがで

きました．本書にかかわっている皆さんとの繋がりもSNSから生まれたものですので，改めて「SNSを始めてよかった」と実感している日々です（笑）．

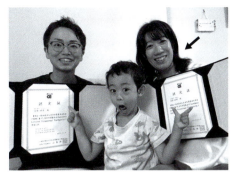

図7　認定作業療法士を夫婦で同時期に取得

SNSでさまざまな方の取り組みを見たり，夫の認定作業療法士取得への取り組みを見たりして，「私もいろんなことに挑戦したい」という気持ちが強くなりました．もともと生涯学習はスムーズにクリアしていたものの，「子どももいるし……」とどこかで子どもを言い訳に研修参加を諦めていたように思います．

この時期，コロナ禍で研修がすべてオンライン化していたこともあり，「私もできるかも」と思えたことも後押しになりました．夫はそれまでと同じく，私のやりたいことを応援してくれ，スケジュールを調整して私が研修に参加する間の育児を担ってくれました．

そうして夫婦ともに認定作業療法士になることができました．これからもお互いにさらに研鑽を積んでいきたいと考えています（図7）．

（吉原絵理）

OT夫婦のこれから

2人で認定作業療法士を取得したときから，周囲からはありがたいことに「すごいこと」と言っていただく機会がよくあるのですが，私たち自身はあまり大きくはとらえていませんでした．やりたいことをやっていたら自然とそのような結果になった，というぐらいにしか感じていなかったので，今回このような執筆の機会をいただいたことにも驚いているのが正直なところです．

ただ，改めて自分たちの人生を振り返ってみて，それぞれ**辛かったこと・苦手なことを経験しながら自分の弱さを素直に受け入れているからこそ，互いをリスペクトし助け合って過ごせているのだと感じます**．だからこそ日常の些細なことにもありがたみを感じますし，ともに幸せに過ごすためにどうしたらよいか考えようとするのは，作業療法を学んできたからなのかもしれません．

私たち夫婦は，それぞれ1人の作業療法士としてよりよい支援を届けるために自分にできる自己研鑽を続けたいという考えが共通していると思います．

それを成立させるためには，お互いを尊重し，協力し合うことが必要だと思っています．

子どもがいると難しいと思いがちな研修や学会参加についても，オンラインでの参加や子連れ学会という形で自己研鑽や自己実現のための活動を続けられています．子連れ学会は，自分たちの仕事に子どもを付き合わせてしまっているという面もあるかもしれませんが，子どもにも仕事を楽しんでいる姿を見せることで，「パパとママは仕事を楽しんでいる．いい仕事だな」と思ってもらえるといいなと思っています．

一番近くにいる家族に誇れる仕事ができるよう，これからも力を合わせて歩んでいきたいと思っています．

読者へのメッセージ

ライフステージの変化によって，思うように生活できなかったり，やりたいことを諦めてしまうこともあるかもしれません．これは結婚や子どもの有無にかかわらず，です．**周囲の人の活躍を羨ましく思ったり比べたりしすぎずに，自分のやりたいこと・ありたい姿を，素直に目指して行動できる環境が広がったらいいなと思います**．

人々の健康と幸福を支援する仕事だからこそ，自分自身やそばにいる人を，より大切にしてみようと思ってもらうきっかけになれば幸いです．本項をお読みいただきありがとうございました．

🍃 吉原理美・絵理先生のキャリアから読みとれること 🍃

自分を自分自身で守っていた幼少期から，音楽と人と居場所をきっかけに自分以外にも視野が広がり，生活するための仕事から自己実現の手段として仕事に対する意味のとらえ方が変遷した吉原理美先生．もともと人への貢献を目標に，視野を外に向けながら着実に歩んできたなか，挫折を経験したことで自分を見つめ直すきっかけを得た吉原絵理先生．お2人がパートナーとして，周囲の資源も活用しながら，仕事も学びも家族も余暇も両立させていく姿勢には，仕事を人生全体に織り込み，自分たちを軸とした生き方を実現するよいヒントを読みとることができました．ご夫婦揃ってキャリアを綴っていただいた大変貴重な内容であり，お互いがお互いのキャリアに変化をもたらす点についても考えさせられることが多いストーリーでした．

（爲國）

EPISODE 6
医療機関に軸足をおきながら身近な地域への貢献に挑戦する田舎の作業療法士

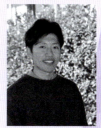

小渕 浩平
Obuchi Kohei

JA長野厚生連長野松代総合病院リハビリテーション部/
信州大学大学院総合医理工学研究科医学系専攻保健学分野老年保健学ユニット

注目してほしい総論
THEME 4 (p.21), 8 (p.45)

過去 高校まで特別目立たず平坦な学生時代

在学前半 とにかくアルバイトに夢中で仕事に楽しみとやりがいを見出していた

在学後半 臨床実習で何もできなくて作業療法の勉学に励む

入職 それなりにできると思って臨床へ

3年目頃 OT協会の事例報告登録制度で不合格となり作業療法がわからなくなる

5年目頃 『作業で語る事例報告』と作業療法を考え直せた2事例との出会い

7年目頃 竹林崇先生との出会い．認定OT取得や学会発表など自身の実践を発信

8年目頃 医師の退職によるモチベーション低下と転職失敗で自信喪失

9年目頃 初めて学術誌作業療法に論文が掲載され人前で講義する機会を得る

10〜11年目頃 『学校に作業療法を』に出会い「地域」へ．大学院へ進学し少しずつ自分のやりたいことが見えてくる

12年目頃 第三子誕生 妻を支える一心で家事・育児に励むが疲労困憊

13年目以降 さまざまな熱意ある人と繋がり，自身の活動も点と点が少しずつ繋がり仕事の幅が広がる

現在の仕事や活動

　現在の私の仕事や活動は，医療機関，県士会・協会・学術団体，大学院，地域事業，そして父親と多岐にわたります．いずれも大きな目標として，作業療

法士としての「身近な地域への貢献」，そして「作業療法のチカラを広く地域社会に届けたい」と考えています．

なぜ，そのような目標をもったかを振り返ると，子どもができたことがターニングポイントだったように思います．「子どもたちの将来のために，より住みよい地域づくりに貢献したい」「選択肢を増やせるようにしっかり稼ぎたい」「自身が選択した職業である作業療法士の認知度や社会的地位をもっとあげたい」．そんなことを想いながら，医療機関での臨床・教育・管理に加えて，県士会・協会・学術団体での各種委員，大学院での研究，地域事業として自治体との協業など，活動の幅を広げています．

なぜ現在のキャリアに至ったのか

1 なぜ養成校に入学したか

　私は長野県の小布施町という小さな町で，果物の卸売りを自営する青果店の2代目の父と母の下で，3人兄妹の長男として育ちました．とにかく人見知りで引っ込み思案，そしてあまのじゃくな子だったと思います．そのなかでも作業療法に活きているなと思うのは，「人にやさしく」という言葉が好きで，**献身的な活動をあまり苦には思わないタイプでした．あとは熱中すると1つの物事に没頭するタイプ**で，好きなゲームや漫画などは1日中できてしまう子どもでした．

　読者の皆さんの出端をくじくようで申し訳ありませんが，「作業療法士になりたい」と強く思って養成校には入学していません．両親が高卒で自営業を営んでいたこともあり，あまのじゃくな私は漠然と，「とりあえず大学に進学して，親とは別の何かしらの専門職になったほうが将来安定するのでは？」と思っていました．スポーツ全般が好きなことと，人を応援することが好きだったので，なんとなく人の役に立てる仕事をしたいと思っていた程度で，偏差値で進路を決めました（いまは心底よかったと思っています）．

2 在学中の進路選択の紆余曲折

　養成校に在学中は，とにかく老舗居酒屋でのアルバイトに精を出していました．「自立したい」精神が強いのに，料理がまったくできないことから，料理ができる男になりたいという安直な野望で厨房スタッフに立候補しました．

　金沢市の近江町市場に社員さんと一緒に買い出しに行く，授業の前後にもアルバイトを入れ仕込みのため一番に店に入るなど，とにかくバイト三昧の日々でした（図1）．気づけば厨房の2番手スタッフとしてカウンターキッチンに

立ち，週6日，週末は1日12時間勤務をみっちりこなし，3年生の頃には調理師免許まで取得していました（笑）．

おかげで社会人としての基礎や，**時間とお金を意識し効率よく仕事をすること，量をこなすスピードや体力と準備の重要性**は身につけられたかなと思います．しかし，そのために作業療法の専門性についてはまったく理解を深めないまま学生時代の多くを過ごしていました．

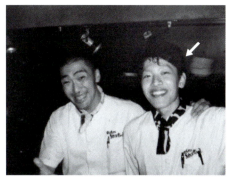

図1　在学中に学業より熱中していたアルバイト先の厨房での1枚

そんな私が入学後に「作業療法の勉強をしなくては」，と心底思ったのは3年生後期の臨床実習のときでした．その当時はいまのような実習形態ではないこともあり，何も知らない学生（私が勉強をしていなかっただけですが）が，「評価してみましょう．プログラムを考えてみましょう」とポンっと臨床の場に放り出され，フリーズするという経験を何度もしました．「このままではまずい，自分は作業療法士になるために大学に来たのに，何をやっているのだ……」という反省と焦りを感じ，そこから真剣に勉強し始めました．

ただ，ここでもあまのじゃくな私は，「作業療法の専門性」＝「作業療法士だけが介入している分野」をイメージしていました．また，卒業研究では，当時日本ハンドセラピィ学会の理事を務める教員のゼミを選択しました．就職先もその延長で，「長野県・手の外科」でネット検索をし，実家からでも通えそうな医療機関として現在の所属を選択しました．このときはまだ漠然と認定ハンドセラピストが取れたらなという程度で，**自分の将来やありたい姿**について意識することはありませんでした．

3　卒業〜現在

3年目までの歩み —— とにかく実力不足で量をこなした若手期

当時365床あった急性期の総合病院に6人目の作業療法士として入職しましたが，この頃は働き方改革とは無縁の時代であり，とにかく忙しかった記憶しかありません．学生時代から継続してハンドセラピィ領域の研鑽を積みながら，知識が不足していたそのほかの疾患や治療の参考書を読み漁る毎日で，21時頃までは自主的に残業や自己研鑽する日々を過ごしていました．この頃はとにかく**「医学」を学ぶこと，そして目の前の対象者さんを少しでもよくできるようにと「機能回復的な徒手療法」を学ぶことに必死でした**．臨床力を積み上げ，スペシャリストになることが唯一の道と思い，「作業療法」について

意識できていた時間はわずかだったように思います.

　そんな自分に新たな示唆を与えてくれたのは，日本作業療法士協会の事例報告登録制度でした．当時の自分としては，機能回復により活動が改善し，うまく自宅退院へ繋がったと考えていた事例の結果がC判定（修正後再査読）で，そこに添えられていたコメントは，「対象者の目標は何でしたか？　面接はしましたか？　COPMは取得しましたか？」というものでした．「なんとかよくして家に帰したい」，その一心で，対象者の目標や希望を丁寧に聴取することができていなかったことに気づかされ，また恥ずかしながらCOPMという単語自体も，初めて聞いた感覚でした．結局実施していないことへの回答はできず，D判定（登録不可）となりました.

　それまでがむしゃらに「医学」と「徒手療法」を学んできた私にとって，「面接をする」「対象者の希望や生活を丁寧に聴取する」「COPMを取得する」という引き出しはなく，「自分は作業療法士として何をやってきたんだ？」と落ち込んだ記憶があります.

　ですが，ちょっと天狗になりかけていた鼻を，しっかり折ってもらえたと感謝もしています．また，新しい課題を与えられた感覚があり，比較的学ぶことへの抵抗が少なく好奇心もあるほうだったので，「COPMってなんだ？」「面接ってどうやるんだ？」と疑問・興味・関心へ心を移している自分がいました.

　それから間もなく出版された，『作業で語る事例報告』(以下，事例本．医学書院，2014）には非常に大きな影響を受け，たくさんのことを学ばせていただきました．「あ，作業療法って面接から始めるんだ」「作業に焦点を当てた実践とはそういうことか！」など，とにかく衝撃的だったことを覚えています．同時に，編者である先生方への憧れを抱き，先生方が報告される論文や学会発表・シンポジウムなどの情報を追うようになりました.

4〜5年目の歩み──2人の事例との出会い期

　この時期には，自分にとって思い入れが深く，作業療法の魅力と楽しさを認識させてくれた事例と出会いました．私の作業療法観を大きく変えてくれた事例ですので，ぜひ紹介させてください．交通事故による軽度の頸髄損傷により四肢の機能障害を呈した女性で，初めて協会の事例報告登録制度に合格した事例です[1].

　事例の職業はブライダルヘアメイクアーティストで，「数か月後に控える友人の結婚式にはなんとか復帰して友人を綺麗にしたい」という強い希望が聞かれました．事例本を参考に，面接，観察評価，機能評価を行ったうえで，目標設定と介入方針を決め，入院中の後半は夫に協力してもらい実際に使用しているメイク道具をスーツケースいっぱいに持ってきてもらいました．他のリハ

タッフが不思議そうな顔をするなか，OT室内で女性スタッフを集めて，ネイルやヘアメイクアップを実際に事例に実施してもらいました(図2).

「病院で実際のメイクまでやらせてもらえると思っていなかったので自信に繋がった．ありがとう」という事例の言葉は，いまでも忘れません．そして他のリハスタッフや病棟の看護師からも「いい支援だったね．

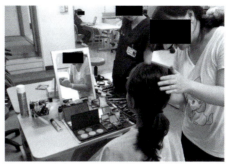

図2　OT室内でヘアメイク道具を準備して実動作練習を行う様子

事例さんいい顔してたね．作業療法ってそんなこともやるんですね」とさまざまな感想をもらえました．「あ〜作業療法っておもしろいな，自由だな，もっと勉強してしっかり対象者に還元しよう」と思えた瞬間でした．

そのほかにも，原因不明の両手の慢性痛を抱え，医療機関や鍼灸院など10か所以上通ってみたが改善せず，満足にピアノ演奏ができないという方[2,3]など，たくさんの実践をとおして，**作業療法の魅力とすばらしさを再確認する時期**でした．

これらの事例を，学生時代からの目標の1つであった日本ハンドセラピィ学会で事例報告として発表し，達成感を得ましたが，同時に焦燥感を抱きました．というのも，当時の自分にとっては1事例の学会発表がやっとで，職場は必ずしもハンドセラピィ領域の対象者ばかりではなかったこともあり，認定ハンドセラピストを取得するには時間や環境的にも難しいと感じ，諦めてしまいました．**業界のあるべき姿と自身や環境を比較し，劣等感を抱いた**のかもしれません．

6〜8年目の歩み──メンターとの出会いと全国学会へのチャレンジ期

このように作業に焦点をあてた実践にやりがいを感じつつも，認定ハンドセラピストという目標を失って気落ちしていたころ，もう1つの大きなターニングポイントが訪れます．それは，竹林崇先生（現・大阪公立大学教授）との出会いです（図3）．

当時，外傷や疼痛による手の機能障害や不使用に対するアプローチは引き出しが増えている実感がありましたが，自施設の臨床でよく遭遇する脳卒中による手の機能障害や不使用に対する引き出しがまったく増えていないということに気づきました．そうした課題感を抱えたなかで受けたセミナーの講師が竹林先生でした．内容はとにかく衝撃的で，**作業に焦点を当てることと，エビデンスに基づくことという，自分のなかではイコールになりきらなかったものが，まさに重なった瞬間でした．**

その後も，1日CI療法について学べるセミナーを受けに兵庫県まで行ったり，そこで学んだ情報をすぐさま自施設で実践しようと試行錯誤したり，当時は自施設に導入のなかった病棟担当制を技師長に申し出たりするなど，学びと実践を継続していきました．

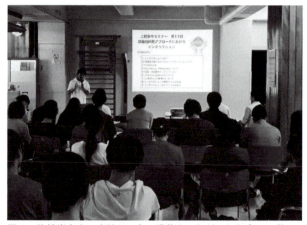

図3　竹林崇先生に当院リハ室で講義をいただいた記念の1枚

そんなある日，近隣の地域で開催される勉強会で竹林先生が講師を務められることを知りました．すぐさま，運営だった友人に頼んで，会場から竹林先生の宿泊するホテルまで先生を送迎する役を買って出ました．そして，友人が先生のチェックイン手続きをしている間に，論文と呼ぶにはお恥ずかしい，竹林先生の実践報告をそのまま真似した，私の実践報告をお渡ししました．**人見知りで引っ込み思案だった自分が**，そうした形で憧れの先生と話す機会をつくるとは夢にも思いませんでした．それだけ，**自分の実践が適切に対象者や組織に貢献できているのか**を知りたかったのと，**過去の劣等感を払拭し自分に自信をつけたかった**のだと思います．

基本的にテンションは高くないほうだったのですが，**こと対象者のためと思うと情熱的になる部分**があるんだな，と自分でも驚きながら実践環境を整えていました．単純に自分の興味関心もあったとは思いますが，**自分の実践や想いで組織を変えられること**にやりがいを感じていました．

9～10年目——医師減少による悩みと転職の失敗

院内のさまざまな領域（HCUから一般病棟，外来，サテライト的に訪問リハまで）を経験するだけでなく，初めて事例報告やケースシリーズが学術誌作業療法に掲載され，さらには県士会の現職者研修の講師という，自身にとっては初めて正式に人前で講義をする機会を得るなど，**少しずつ自分に自信がつき，目に見える実績**を積めている感覚がある時期でした．

ここで，新たな転機が訪れます．勤めていた総合病院から臨床や研究でもお世話になっていた脳神経外科医3名のうち2名が転勤・独立する，研究面や経営面に強い影響力をもった統括院長の退職が決まる，脳卒中後の上肢リハの新たな手段として導入を試みていたロボットも購入不可の通達がくるなど，環境が大きく変化したのです．

子どもたちの保育園入園に合わせて実家近くに引っ越しを検討していたタイミングでもあったので，心機一転，引っ越し先の最寄りで脳卒中センターを有していた総合病院に転職を試みました．それなりに自信もあっただけに受かるだろうと内心思っていましたが，あっさり1次試験で落ちてしまいました．認定作業療法士などの資格を取得し，学会発表や論文を積み重ねても，施設によっては求められないのだなと，**自身の努力は意味がなかったのか**と思わされる瞬間で，このときはかなり落ち込みました．

　そんな私を救ってくれたのが，『学校に作業療法を』（クリエイツかもがわ，2019）との出会いです．本書のなかでの仲間先生の行動力と思考に感銘を受け，**「病院の外に出たい！」「作業療法をより多くの人に届けたい！」**と強く思うようになりました．また仲間先生のお子さんの実体験を勝手ながら自分の子どもに重ねて，これから自分が住もうと思っている地域が子どもにとって住みにくいのは耐えがたいなと思いました．

　本書との出会いと，大きな環境の変化，医療機関への転職の失敗というタイミングが重なり，「とにかく行動しなければ変われない」「このままではまずい」と感じ，所属している環境に左右されない，**自分なりのフィールドをつくりたい**と決意し，生まれ育った町である小布施町で，**「自分の住む地域」に作業療法士として何か貢献できないか**，長くかかわれるフィールドを開拓できないかと考えました．

　ここから一気に地域へ関心が向かいます．町の広報誌やホームページに掲載のあるまちづくりにかかわるボランティアに参加することで，チャンスを探しました．**自分の子どもや家族が過ごす地域を少しでもよくしたいという利己的・利他的な想い**と併せてですが，**自分がいま置かれている環境だからこそできる，自分の将来**を描き始めたのかもしれません．

　加えてこの時期には，**新しい軸足をつくる**ことも意識していました[4]．1本目の軸は約10年かけて「医療×作業療法」でつくってきた部分があったので，**自身にとって新たな領域**になる「地域×作業療法」に踏み出すのにためらいはありませんでした．

11年目～現在までの歩み──大学院進学と地域事業という2本目の軸足への展開期

　この時期に，「教員という道はどうですか？」とお誘いをいただきました．正直，そんな将来は微塵も描いてなかったですし，実力や肩書もなかったのですぐには無理でしたが，せっかくいろいろ積み重ねてきたのだから，それを**活かせる場所，求められる場所で仕事をしたい**と思うようになりました．また，私が尊敬する先生方の多くが教育職という立場でご活躍されていることもあり，そういった道の選択もあるのか，と思った瞬間でした．

　このあたりから**自身の将来やキャリアについて長期的**に考えるようになり，

課題解決能力の向上と，大学教員という選択肢もとれるよう，地元信州大学大学院の務台均准教授のゼミへの進学を決意しました．

大学院修士課程と合わせて，地域のボランティアで始めたいくつかの取り組みが少しずつ実を結んで，「一般介護予防事業評価事業研究員」

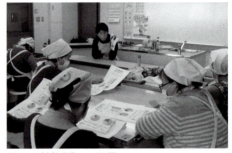

図4 地域活動の一風景

と，「保健事業と介護予防の一体的実施の講師」を委嘱いただきました．
作業療法士を前面に出さず，いち町民として**熱量をもって自治体や住民に貢献できることを考え行動する姿勢**が届いたのかなと思います．この小さな町での実績を所属施設の地域にも還元できるようにと画策し，2022年からは自施設においても地域事業に参画することができました．自身の取り組みや実践を所属組織にどう還元するか，住む地域や住民にどう貢献できるか，**利他的な思考**を常にもちながら動いていました（図4）．

ただ順当にはいかないこともあります．修士2年目のとき，三男も生まれて賑やかに過ごしていましたが，妻が職場の都合のため産後半年で職場復帰することになりました．子どもたちの送迎，ご飯の準備や家事全般，夜泣き対応，妻の精神不安定，それに重ねて修士の研究や自治体での活動，もちろん所属施設の仕事，と自分のキャパシティを超えかけた**「やらなければならないこと」**が重なりました．

気持ちというより身体がボロボロで，その年は有休を20日以上も消化し，職場の方々，特に子育て世代のママさんOTには本当に支えてもらいました．ここで強く感じたことは，**自分は誰のために仕事をしているのか，誰のおかげでここまで走ってこれたのか**ということでした．もともと家族との時間を大切にしてきたつもりでしたが，それは妻の支えや子どもたちの成長があってこそだと改めて実感しました．もちろん職場の方々にも改めて感謝の気持ちをもちました．

そこで，優先順位を，**家族＞自分＞仕事**と意識しなおし，妻が大黒柱の夫婦共働きで成り立っている家庭であることを再認識しました．合わせて意識したのは，家庭の作業バランスと**「パラレルキャリア」**[5]という考え方でした（図5）．自分には**「家庭ワーク・有給ワーク・学習ワーク・ギフトワーク」**という4側面があり，**そのバランスをうまく保ちながら生活すること，複数のワークを往復しながら自分なりの課題を見つけることが，自分のありたい姿**なのかもしれないということに気づきました．

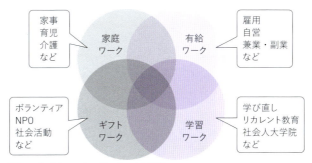

図5 「パラレルキャリア」の可能性
〔石山恒貴:「パラレルキャリア」の可能性. Glocal Mission Times, 2018 (https://www.glocaltimes.jp/4946) より〕

4 家族について

　自身のキャリアを振り返るにあたり，私にとって**「家族の存在」**が大きく感情や行動を左右している気がしたので，自身の家族についても簡単に振り返ってみます．

　私の両親は，多くを語らない，でも真っ直ぐに仕事をしていて，どんな人にも優しく献身的に接する，そして人の悪口は絶対に言わない人たちです．自営業であり忙しい時期も多くありましたが，家族の時間を大切にしてくれ，年に1～2回の長期旅行に毎年欠かさず連れて行ってくれました．また私が自営業を継がずに専門職となるための進学をする話をしたときも（事後報告に近かったですが），疑問や否定の言葉は一切なく，ただ静かに聞いて受け入れ応援してくれました．

　家族の時間をとても大切にする，そしてそれぞれの想いを尊重してくれる，そんな尊敬する両親の下で育ちました．**公正さや誠実さ，そして奉仕や貢献といった多くのこと**を，両親の背中を見て学んだように思います．

　また，私の妻の地元は関西であり，私の住む長野県は妻にとって縁もゆかりもない土地でした．そんな見ず知らずの場所にきて，新たな仕事を見つけ，子育てもしつつその仕事に邁進する妻を私は心から尊敬していますし，そんな妻に負担や悲しみを感じさせてはならないと交際当初から決意していました．

　そのなかで，キャリア5年目の頃に第1子が誕生しました．子をもち育てる責任を背負ったとともに，父親としてカッコいい背中を見せたい，自分の歩みを見える形で残していきたいと思いました．また，この子たちの将来の選択肢を少しでも増やせるようしっかり稼ぎたい，そして選んだ仕事である作業療法士として，彼らの未来のために貢献できることは何でもチャレンジしてみようと思いました．そういった想いのなか，**自己研鑽への熱量**がキャリア5年目以降から増え，さまざまな活動へと繋がっていったのかなと思います(図6).

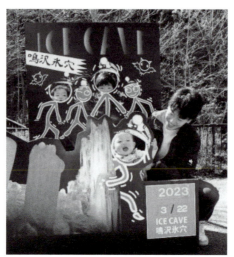

図6 家族との一枚

今後の展望

　13年目の現在は博士課程に進学し，先生方のご指導をいただきながら，自施設の臨床疑問だけでなく，自治体と取り組む事業を研究課題として本格的に稼働させています．また，地元の広報誌や新聞，テレビ取材，そして周辺大学の学生向けに非常勤講師として授業も経験しました．加えて，第57回日本作業療法学会では，専門作業療法士（脳血管障害）のセミナーでの講師まで務めさせていただきました．

　かつて作業療法学会でひとりポツンと初めて発表をした7年目の頃には，まったく想像のつかない自分の姿があります．ハンドセラピィ，脳卒中後の上肢麻痺に対するアプローチ，地域事業や介護予防，移動外出支援事業と，**領域や分野を横断しながら，置かれた環境でできる課題の発見と解決を実直に積み重ねるなかで点と点が繋がり**，仕事や活動の幅が広がるだけでなく，全国のさまざまな作業療法士や異業種の方々との繋がりも加速度的に増えていきました．いまも全国の熱意ある先輩や同世代の方々，そして地域でかかわる異業種や住民の方々と，さまざまな場面でご一緒させていただくことで，**私の作業療法士人生はさらに豊かになっています**．

　そして，2024年度からは妻のキャリア選択の幅を広げる一助になればと，私は時短勤務となりました．家庭ワークもしっかりとこなしながら，今後も目の前の臨床・教育・管理・研究を丁寧に進めていき，いまの環境や自分だからこそできることを積み重ねて，身近な人や家族，地域に貢献する作業療法士であればと思います．

また，たくさんのご指導をくださった先生方の想いをしっかりと受け継いで，後進に伝えていければと思っています．先人のバトンをしっかりと引き継ぎ，作業療法士が地域共生社会にしっかりと貢献する，作業療法士という仕事はやっぱり素晴らしい，そんな10年後を創れるように日々精進していきます．

読者へのメッセージ

　私のキャリアはシンプルで，1つの組織に長く所属し，王道とされる各資格を取得しながら，少しピボットして，**手の届く範囲**の身近な人や家族，地域に貢献できるよう堅実に動いてきました．もちろん運の要素は多々ありますし，行動や努力せずにいまがあるとはまったく思いませんが，焦らず，いまある環境を突き詰めることで見えてくることも，いまいる場所だからこそできることも多々あると思います．

　石橋を叩く慎重派な私からお伝えできることは，**変に劣等感をもたず，他者と不要な比較をせず**，まずは目の前の対象者，所属組織，住む地域といった身近な手の届くところに，作業療法士の視点で貢献し成果を出すことが重要かなということくらいです．そういった活動を継続することで，**自分の貢献できる場所**が明確になり，次の一歩を踏み出す礎になると思っています．日々の臨床を大切にすることで，手の届く範囲の身近な人々を健康と幸福に導く作業療法士が増えてほしいなと思いますし，本項がその一助になれば幸いです．

> ### 🍃 小渕先生のキャリアから読みとれること 🍃
> 「人にやさしく」「1つの物事に熱中できる」小渕先生の強みは，ご両親の姿に重なるところがあるように思いました．それが手に届く範囲の物事に全力で取り組み，人々に貢献していく一貫した基盤となり，枠にとらわれないパラレルキャリアを実現する原動力になっているのではないかと感じます．また小渕先生のキャリアにおいて特筆すべき点は，役割の多様さです．作業療法士として，地域の住民として，父親として，大学院生として……といった役割が相互によい影響を与えるポジティブ・スピルオーバーがみられるという点においても学びが多く，今後のキャリアの展開がどのように変化していくのかとても興味深いストーリーでした．
>
> （爲國）

引用文献

1) 小渕浩平：急性期から意味のある作業に焦点を当てた実践―ヘアメイクアーティストへの復帰―. 日本作業療法士協会事例報告登録システム, 2017
https://www.jaot.net/jireinet/search_case_view/search_case_view.php?page_type=jirei_ken-saku&input_no=6536
2) 小渕浩平, 他：両手の慢性痛に対する認知行動療法を基盤とした作業療法の試み. 長野作業士会学誌 34：43-45, 2016.
3) 小渕浩平, 他：音楽家の手の障害　フォーカル・ジストニアに対する作業療法の試み. 日本ハンドセラピィ学会学術集会抄録集 28：pp107, 2016.
4) 藤原和博：3 つのキャリアを掛け算して 100 万分の 1 の人材になる――藤原和博氏が語る人生 100 年時代の働き方. GLOBIS　学び放題×知見録, 2018
https://globis.jp/article/6567/（最終閲覧日：2024 年 4 月 15 日）
5) 石山恒貴：「パラレルキャリア」の可能性. Glocal Mission Times, 2018
https://www.glocaltimes.jp/4946（最終閲覧日：2024 年 4 月 15 日）

EPISODE 7
外的キャリア弱者であることをバネにして自己実現を図る臨床家

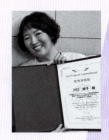

川口 悠子
Kawaguchi Yuko

偕行会リハビリテーション病院リハビリテーション部作業療法課

注目してほしい総論
THEME 1 (p.1), 8 (p.45)

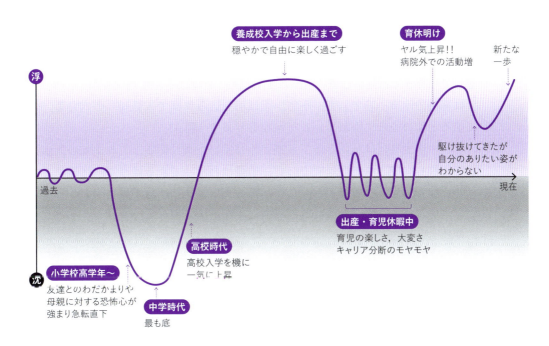

現在の仕事や活動

　　私は愛知県にある回復期リハビリテーション病院でパートタイム勤務をしています．子どもを出産し，育児時短勤務の適応期間終了後(3歳の誕生日前日まで)

からパートタイム勤務に切り替えて，週4日（基本，土日＋どこか1日休み），9〜16時で働いています．

現在は，ありがたいことに病院外でのお仕事（執筆など）も少しいただけているため，平日の休みはそういった仕事や学術活動を進めたり，友人とランチに行ったり，子どもの授業参観に参加したり，と有意義に使っています．もちろんパートタイム勤務にすることで収入は減りますが，毎週決まってどこかでフリーになる平日がある，という安心感は大きいです．

仕事内容は，臨床業務はもちろん，後輩育成を中心とした教育支援業務や院内の ADOC（aid for decision-making in occupation choice，作業選択意思決定支援ソフト）プロジェクトチームのリーダーを任せていただいております．

家に帰れば主婦・母親としての仕事が待ち構えており，子どもたちが寝付いたあと，再び臨床家に戻って知識や技術の勉強をしたり，研究者として論文執筆するなど学術活動を細々と行ったりしております．

なぜ現在のキャリアに至ったのか

1 なぜ養成校に入学したか

私は三重県伊勢市に長女として生まれました．1人っ子です．祖父母と両親，そして私の5人家族でした．祖父は生真面目，祖母はそんな祖父を優しく支え，父は寡黙で仕事一筋でした．小さい頃は引っ込み思案で人見知りの内弁慶，外に出ると親の後ろに隠れていた記憶があります（図1）．

小・中学生時代は私にとって我慢と作り笑いで乗り切る，これまでの人生において最も抑圧された数年間でした．勉強はわりとできるほうで，宿題はきちんとこなし，忘れ物もほとんどなかったと思います．学級委員や班のリーダーなど，そういった類のものには積極的に手を上げて担っていました．それなりに友達もいました．

しかし，同時に女友達とは頻繁に喧嘩をしていました．喧嘩と言っても女子特有のグループ内のいざこざです．当時の私は，その小さないざこざを繰り返していくうちに，**だんだんと自分の意見を口に出すのが怖くなっていきました**．一緒にいても会話に入れずニコニコと相槌を打って過ごしているだけのことも多かったように思います．

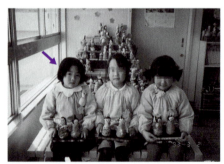
図1 人見知りを発揮していた幼少期

そんななかでも表面上は学級委員をこなし，テストでは高い点数をとり，部活動も最後までやり抜き，楽しい学生生活を演じていました．それは，母親に弱音を吐きたくない，怒られるのが怖い，という気持ちのほうが強かったからです．

母親は決して悪い人ではないのですが，ちょっと過保護でヒステリックな人です．私が母親の気に入らない返事をすると怒鳴られる，目の前で皿を割られる，そんな日々でした．もちろん，子どもなりのわがままもたくさん聞いてもらっていたとは思いますが，苦い思い出は残りやすいですね．自然と私は，**自分の意見よりも母親の機嫌が悪くならないような返答をするようになり，母親にとって理想の子ども像を演じるようになりました**．

いま思い返しても，当時はとても辛かったです．学校でも家でも孤独を感じることが多く，心から安心して自分の感情を出せる場所がありませんでした．一方で，当時はそれが私にとっての「普通」であり，受け入れるしか選択肢がなかったのだと思います．

そんな私にも転機が訪れます．同じ中学校からの進学者がいない隣市の県立高校へ進学したのです．母親からは市内の高校への進学を勧められましたが，直感的に「ここだけは譲ってはならない」という想いがありました．子どもながらに，なんとかいまの状況を打破したい，と思っていた記憶があります．

高校に入学してまず感じたことは，「自分のことを知らない人ばかりの環境や人との出会いが楽しい！」ということでした．家の最寄り駅から電車に乗ってしまえば自由になれ，その解放感はとても心地よく，新しい一歩を踏み出した自分の選択は間違っていなかったと感じました．この経験は，いまの私が何か選択するときの大切な判断基準になっています．**「楽しそう！と思ったらまずやってみよう！」**．

高校生活は楽しく，気の合う友達もできました．いまの趣味にも繋がっているロックミュージックのおもしろさを知ることができたのも，高校時代の友達がきっかけでした（図2）．一方で，家では相変わらず母親と喧嘩をしていたし，居心地の悪さを常に感じていました．母親からは，ことあるごとに「あんたは1人っ子やから婿を取らないかんよ！」「あんたは家から通える大学に行きないな（行きなさいよ）！」などと言われ続け，「どうして，いつも私の話を聞かずに自分の意見・価値観ばかり一方的に伝

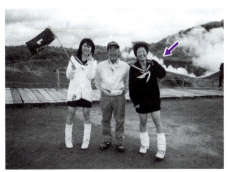

図2　青春を謳歌していた高校生時代

えるのか？」と考えていたと思います．

　ただ，皮肉にもこれが，将来，「クライエント中心の作業療法」や「作業面接」「目標設定」に惹かれるきっかけになっていたように思います．

　またこの頃，祖母が癌を患っており，徐々に衰弱していきました．お見舞いに行っても，古い総合病院の無機質な病室で医療用麻薬の点滴を打ちながら眠っている祖母を見て，優しくしてくれた祖母に何もできない自分がもどかしく感じました．

　このことがあり，私は医療系への進学に興味をもちました．そして，医療系の職種を探すなかで作業療法士を知りました．「籐細工や陶芸で治療するの？めっちゃ楽しそう！」と基礎作業学が興味のきっかけだった，おそらく珍しいタイプです．作業で人を元気にする，という考え方は目から鱗でした．

　そして，私はとにかく実家から出て一人暮らしをしたかったので，地元から離れた養成校を志望しました．もちろん母親は反対で，紆余曲折ありましたが，最終的に茨城県立医療大学作業療法学科に合格しました．

　こうやって振り返ってみると，苦い記憶のほうが鮮明に蘇ってきますが，私のわがままで選んだ高校通学の電車代や大学の受験費用，在学中の費用をすべて出してくれた両親には感謝しています．また，**ちょっとしんどくても耐えきる忍耐力や，好ましくない状況を打開していくために行動する力**，というのはここで培われたと思います．

2　在学中の進路選択の紆余曲折

　茨城県立医療大学に進学することになったのは本当に偶然でしたが，そこではAMPSやCOPM（カナダ作業遂行測定）を用いながら作業について学ぶことができました．決して成績のよい学生ではなく寝坊して欠席したり，恋愛に振り回されてまったく勉強していない時期があったりしましたが，在学中の4年間で**クライエントの「作業」を大切にする，という作業療法士観をしっかりと叩き込んでいただきました．**

　また，在学中には，アパートの近くの，常連のおじさんたちがたくさん集まるような居酒屋でアルバイトをしていました．記憶力がよかった私は，すぐに常連さんの名前や好みを覚え，そこに幼少期に培った相手に合わせるコミュニケーションスキルが加わり，わりとおじさんたちから人気者でした（笑）．おかげでスナックやゴルフコンペ，バスツアーなどに同席させてもらい，たくさん社会勉強をさせていただきました．**自分の興味にかかわらず，いろんな社会や繋がり方を体感することはおもしろいと感じていました．**

臨床実習は，当時はまだ実習先も少なく，大学から離れた県外での実習も珍しくありませんでした．1期目に千葉県千葉市の精神科，2期目に兵庫県姫路市の回復期病院，と県外どころの話ではなく，まさかの移動距離です．

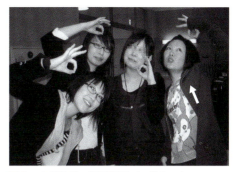

図3　大学時代の軽音楽部バンドメンバー

1期目の精神科実習では，「siesta」というお昼寝のプログラムがあり，初めは体験を兼ねてクライエントと一緒にプログラムに参加していたのですが，なんと私はプログラムの目的どおり爆睡してしまいました．「やってしまった……」と実習中断も覚悟しましたが，「実習中の体験プログラムでこれだけ爆睡できたら大物になるよー！」と1度の失敗を受け入れてくださったことが印象的です．2期目の回復期では，指導者の先生に恋愛相談をよくしていました．いまこうやって振り返るととんでもない学生ですね（図3）．

こうして養成校時代の大半を勉学以外に現を抜かしていた私ですが，就職先はいつからか直感的に，COPMを使っている回復期リハビリテーション病院を強く志望し，他領域や病期を考えることはありませんでした．「リハビリテーション職の花形＝回復期」というイメージがあり，まず1度は回復期でという思いに加え，養成校のクライエントの「作業」を大切にする，という教えからこのような希望になりました．

3　卒業〜現在までの歩み

私は新卒から現在まで，偕行会リハビリテーション病院で勤務しています．臨床3年目に結婚，4年目に長男の妊娠・出産・産休・育休，そのまま年子で長女を妊娠・出産・産休・育休に入り，7年目から育児時短勤務での仕事復帰，9年目から現在（16年目）までパート勤務をしています．

若手の頃の歩み

臨床に出て初めて担当したのは60代で脳出血を患った男性でした．私の意気込みはよかったのですが，麻痺側上肢は廃用手，COPMでインテーク面接を試みるも，クライエントから聞かれるニーズは「手足が動くように」というもので，臨床お悩みあるあるを早速経験しました．

その当時は「麻痺が残ってもできるようにしましょう！　趣味は何？」とクライエントに私の価値観を押し付けながら接してしまっていたと思います．そ

して，やっとの思いで聞き出した趣味のパチンコに介入するために，片手でもパチンコを打ちながら飲み物を飲んだり，球を入れたりする方法を調べたり聞いて回ったり，疑似環境を病院でつくる方法はないかと掛け合ってみたり，とにかくがむしゃらに動き回っていました．

「私，新人だから……」といった引け目や遠慮はほとんど感じていませんでした．クライエントのためになるなら，自分がわからないことは聞けばいいと思っていたと思います．また，学生時代にすでにとんでもエピソードを残している私としては，「新人」というのは遠慮に値するキーワードではなかったように思います．

先輩方には早々にキャラクターを見抜かれていたのか，2年目から系列の急性期病院への研修や院内でのケア研究大会での発表，県学会での症例報告などさまざまな機会に声をかけていただきました．

初めての院外発表は事例報告でした．先輩たちが私の臨床を見て「○○さんでいい介入できていたから県学会で発表してはどうかな？」といったようなお誘いだったと思います．自分の臨床を評価してくれたことが嬉しく，「やってみたい！」と感じていました．学会発表と聞くと不安さや面倒くささを感じる人がいるかもしれませんが，私はまったく考えていませんでした．**基本的に人に受け入れてもらえ，頼っていただけることに価値を感じ，相手の「役に立ちたい」と考えるため，嬉しさのほうが勝っていたのだと思います**．

「せっかく先輩たちが声をかけてくれたんだからがんばろう！」という気持ちがほとんどだったと思います．よく言えば素直ですが，悪く言えば考えなしの人間ですね．幼少期の経験からか，**私はよほどのことでない限り，ありのままを受け入れられる・受け入れてしまうタイプだと思います**（断れない人間とも言います）．

そうしていろいろ受け入れすぎて途中でしんどくなるときもありますが，走り始めちゃえばなんとかゴールまで行くしかないんです．こんな考え方のおかげで面倒くさいこともたくさん経験してきましたが，**経験の量は着実に増えますし，それが他者から私に対する信頼に繋がることもあります**．

当時，院内では作業療法理論に精通したベテランTさんがCOPMを広めていました．院内での勉強会，輪読，スタッフ同士で面接風景を見学し合う，と贅沢な学びの場でした．そんなTさんは，私が3年目になる頃に退職されてしまいましたが，一緒に働けた2年の間に多くのことを教えていただき，院外の勉強会にも連れ出してくださり，私の作業療法士としての土台をつくってくれたと言っても過言ではありません（図4）．

また，作業療法士の同期スタッフからはADOCを教えてもらいました．COPMを用いた臨床実践に難しさを感じ，想いを聴き出すだけではなく，作業

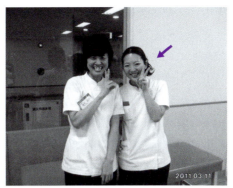

図4 私の作業療法士としての土台をつくってくれたTさん（矢印：筆者）

療法士の意見も踏まえた「目標設定」こそ大切なのでは，と感じ始めていた私にとってADOCとの出会いはまさに運命的でした．

　ADOCのホームページを覗いて，ちょうどADOCの研究協力施設を募集していることを知った私は，その場で問合せメールを送り，先輩にも相談をもちかけました．ちなみに，このときの私は研究の「け」の字も知りません．「なんかおもしろそう！」という好奇心のみで行動していたと思います．結果的には，職場から研究協力参加の許可がもらえず辞退することになりました．許可が出ない理由に理不尽さを覚える一方で，**それを覆せるだけの知識やパワーがない自分自身を悔しく思いました**．

出産，育児休暇中のもどかしさ

　その後すぐに妊娠がわかり，前述したように私は合計約2年半の産休・育休を取得しました．もちろん自分自身が望んで選択したことなのですが，臨床4〜6年目という職場での役割がぐんと増えるこの期間を「育児」にあて，作業療法士としてのキャリアが分断されることには，なんともいえない怖さがありました．

　「育休中に若手の頃の積み上げがなくなってしまうのではないか」「得た技術や知識を忘れてしまうのではないか」「復帰後に私は『7年目』の作業療法士として見合うように働けるのだろうか」，そんなことを考えて怖さを感じていたように思います．また，臨床現場で活躍している周囲の人たちがキラキラして見えましたし，自分自身が社会の役に立っていないようにも思え，焦りを感じじました．

　育休後半（上の子はイヤイヤ期，下の子は離乳食期）になると半日家にいて子どもと遊ぶのが辛く思える日が多くなってしまいました．そんなある日，ふと作業療法の存在を思い出し，「人間作業モデルを自分自身に当てはめてみてもいいんじゃないか」と考えました．そうすると少し自分を客観的に見て，冷静に

対応策を考えることができるようになり，救われた気持ちになりました．作業療法の考えは子育てや自分自身にも応用できそうだな，と思うきっかけになった出来事と記憶しています．

そう思っても，現実はゆっくり考えている時間はあまりなく，年子の育児に翻弄されていました．また，たぶん私は**1つの役割（育休中は母親役割）の比重が大きくなってしまうと，途端にやりがいを感じられなくなってしまう**のだと思います．**忙しく限られた時間のなかでそれぞれの役割を遂行していくことが好き**なようで，単調に過ぎる育休中の日々は悶々とすることが多かったです．

育休明けの歩み

育休が明けて職場に復帰してからは，私は育休中の反動もありやる気に満ちていました．**「キャリアが分断され経験年数だけが上乗せされてしまった自分自身を，少しでも価値のある人材にしたい」**という思いもありました．

そして大きく2つの目標をたてました．1つ目は「育休前に出会ってそのまま放置してしまっていたADOCを院内で本格的に導入すること」，2つ目は「子育てをして学会など外に出向く機会を増やすことは難しいから論文を書こう」ということです．

ADOCの導入に向けては，2年ほどかけて，自分自身がPaper版ADOCを用いた症例報告を行い，スタッフに半強制的に試用してもらい，アンケートをとり結果をまとめ，iPad購入に係る費用を算出しプレゼンをしました．

いま思うと，育休明けによくこれだけやったなぁと思います．シンプルにADOCを導入したいという気持ちはもちろんでしたが，**「何か結果を残さなきゃ」「認めてもらいたい」**という気持ちもあったように思います．プレゼンの結果，ADOCの導入が決まり，ADOCの院内運用を開始することができました．私はこのアンケート結果をまとめて，名古屋で開催される第52回日本作業療法学会で発表しようと準備を進めました．

一方その頃，臨床では主に上肢麻痺に対する介入方法に悩むことが多かったのですが，文献は上手に探せない，ゆっくり書籍を読んでいる時間もない，と対処ができずにいました．ある日，ふとX（旧Twitter）上で「#らいすた」というタグを見つけました．「#らいすた」とはInstagramのライブ配信機能を使って著名な先生たちが講義や対談をするという新しい学びの形「Live Study」のハッシュタグです．家事や子どもを寝かし付けながらInstagramのライブ配信で無料で勉強できる，Xで著名な先生たちが情報発信している，その先生たちと繋がることができる，日本中の作業療法士と交流できる，まさに青天の霹靂でした！

ここまで，「キャリア」なんて考えたこともなく，楽しく働けたらいいと私は思っていました．しかしSNSで交流するようになってから，それまで以上に作業療法に触れることが好きになり，もっともっと，とキャリアに対する欲も出ましたが，自分の家庭の比重を少なくする選択肢はありませんでした．**母親・妻としての私も大切な私であり**，頻繁に休日に家を空けて学会や研修会などに出向くことはできませんでした．

　そのため，家にいてもできる論文執筆に挑戦してみようと考えたのです．初めて書いた論文は事例報告でした．一通り書き終えてから，ADOCを導入する際にご指導いただいた友利幸之介先生（東京工科大学）にメールで「読んでほしいです！」と突撃し，齋藤佑樹先生（仙台青葉学院大学）を紹介してもらい，ご指導を受けながら無事に学術誌『作業療法』に掲載いただくことができました．十数年の臨床経験のなかで，このときが最も達成感がありました．

　そして私は，事例報告の執筆は，自分の臨床を他者に認めてもらえる1つの手法であると同時に，どこかの誰かにとって役に立つかもしれないと思い，1年に1本は事例報告を投稿しよう＝事例報告を投稿できるように臨床に真摯に取り組もう，と考えて過ごしています．いまでは，論文執筆は臨床における思考の偏りや不十分さを内省する最大の方法だと感じています．

　日々の忙しい業務，家事・育児，そのほかもろもろの役割のなかでのやりくりはもちろん大変ですし，根気も必要です．逆に，1行ずつでも着実に自分の意志さえあれば進めていけます（私は隙間時間を使ってスマホで書き進めることが多いです）．

　この少し（だいぶ？）しんどいけど，学びの多い執筆作業は，私のなかで大切な作業の1つになっています．しんどい気持ちがあるなかで，なぜ続けられているのかを考えてみると，学びが多いというのはもちろんのこと，私が**過去もいまも自分の外的キャリアのなさにとらわれていることがあると思います**．どうしてそこまで外的キャリアにこだわってしまうのかは，幼少期～学生時代に「いい子でいなきゃ」と考えていたことが根底にあると考えています．客観的に見て評価されるキャリアは安心材料の1つと感じています．

　下の子が3歳になり育児時短勤務が終了してからは，非常勤パート職員として勤務しています．これも最初は家庭とのバランスを考え，夫と話し合って決めたことです．非常勤パートにもかかわらず，臨床だけでなく作業療法課やリハビリテーション部の教育にかかわったり，ADOCプロジェクトのリーダーを担わせていただいたりしております．

　非常勤パートとなったことと，子どもたちの成長に合わせ少しずつお世話にあてる時間が減っていったことから，院外での活動の比重を少しずつ増やしま

した．その1つが友利先生のオンラインゼミへの参加です．現在は，目標設定に関する尺度開発研究を進めています．育休明けからの日々のなかで，大学院進学に興味をもったこともありましたが，現実的にそれは難しいと諦めてしまいました．そんななか，オンラインで学べて研究のご支援までいただけることはとてもありがたいです．

また，ADOCセミナーの主催や院外講師の経験などさまざまな機会をいただき，現在進行形でSNSでの出会いを中心にたくさんの繋がりや交流をもつことができています．

すごい経歴の作業療法士さんがたくさんいるなかで，私は外的キャリア面から見ると秀でたところはありません（パートタイム勤務，役職経験なし，学位は学士まで，肩書になるような資格なし）．長期スパンでのキャリアを考えずにここまで来てしまったのはほかでもなく自分自身なのですが，外的キャリアが秀でていないことは完全に自分のウィークポイントだと感じています．

しかし，あるとき，SNSで自分の外的キャリアの弱さを呟いたときに，「その弱々な立場で大成功したら最高にかっこいいよね！」と言ってくださった方がいました．それは自分のなかで吹っ切れるきっかけになったと感じています．「そうか，**外的キャリアが弱いという立場もうまく自分の強みにすればいいのか**」って．

いまもなお完全に吹っ切れているわけではないですが，いまさら悩んでもどうにかなるものではないですし，私の肩書以外の部分を評価・信頼してくださっている方々に対して失礼だよな，と感じる気持ちもあります．なので，「こんなモデルケースもいるよ！」くらいに開き直ってもいいのかな，と最近は考えています．

こうして少しずつ繋がりが増え，外的キャリアの弱さも受け入れ始めた私でしたが，幼少期から根付いた，人との関係性のなかで感じる孤独，つまり本音が出せず建前で振舞ってしまうことからは脱せないでいました．

そんなときに，第9回日本臨床作業療法学会学術大会の運営に携わることとなりました．ここで私は学術大会当日のプログラムだけでなく，プレ企画やノベルティグッズ，はたまた賞状のデザインまで，さまざまなお仕事を担わせていただきました．

その過程で，大野勘太大会長（東京工科大学）をはじめ，多くの仲間と心理的安全性がしっかりと確保された雰囲気のなかで，日夜熱い議論を交わすことを経験しました．それまでは建前で話していた私が，心から本音で話すことができ，人生最大の転機となったかもしれません．

書き始めるとキリがないので詳細は割愛しますが（笑），幼少期から根付き，変えることはできないと思っていた（もはや変えようとすら思っていなかった）ことでも，人と場によっては変わることもあるんだと，驚きとともに，執筆して

いる現在でも感謝の気持ちがいっぱいです．

　そして，ここまでの経験を綴ってみて改めて気づくことができたのですが，私が何かに取り組むとき，**「何」をするかはもちろんですが，「誰」とするかがとても重要だったようです**．幼少期から人間関係に悩み，不安定さをもち合わせながら生きてきたからこそ，「人」との繋がりは自分にとって重要なものだと感じています．自分にとって大切な人の役に立てることにこそ，価値を感じます．

　それも結局は「他人軸」なのかな？　とも思いますが，誰かと一緒に笑い合える存在であり続けること，切磋琢磨しながら自分や周囲の人たちの幸福に寄与できる私であること，自分の弱みも見せつつ頼ってもらえる私であること，そうやって「人」とかかわり合いながらともに成長していける私でありたいと思います．

 ## 今後のキャリア

　私の目下の目標は3年後，40歳になったときに，ワクワクする日々を送っていることです．

　まず，回復期でFIMのその先まで介入・支援することが当たり前になるような社会，回復期で当たり前にOBPを行える社会をつくっていきたいです．回復期は医療から生活への橋渡しとなる立ち位置で，どうしても医療の側面は多くなります．しかし，入院中は医療，在宅に戻ったら生活，なんていうのは支援する側の勝手なバイアスだと思っています．

　私にかかわってくれたクライエントの皆さまが少しでも「退院後の生活が楽しみだ」と思っていただけるように，当たり前にクライエントの「意味のある作業」に対してご支援していけるように，回復期を変えていきたいです．

　また，いままさに育児に奮闘しているような皆さんや，これからライフイベントを向かえるような若い世代の方々が，実際に結婚・出産・育児などのライフイベントを経験する際に，いまよりも働きやすい・学びやすい社会になっているように行動していきたいと思います．それこそ，いま育児をしながら奮闘してちょっと活躍できている私が皆さんに還元できることかなと感じています．

　研究者としては，現在行っている目標設定に関する尺度の開発を進め，普段の臨床でその尺度を多くの人に使ってもらいたい，そして目標設定やADOCのエビデンスづくりをしていきたいと思っています．そこに加え，デザインも勉強して，作業療法界に彩りを添えるようなお仕事をしていけるといいな，と

考えています.

　私の周りには外的キャリアも内的キャリアも最強な作業療法士さんが多いですが（笑），冷静になって広く作業療法業界を見渡すとそれはごく一部なんだと気づくこともできます．そんななかで外的キャリア弱小な私が，最強な皆さんのなかに入って対等に活動できていたら，私と同じように引け目を感じてしまっている方々に，ちょっと夢や希望を与えられないかな？　なんて思ったりもしています．

 ## 読者へのメッセージ

　私自身は今後も頼って慕っていただける私でいれるように，毎日を誠実に楽しく突き進んでいこうと思っていますので，外的キャリア弱小な私の歩みを楽しみにしていてください．

　家庭と仕事のバランスは大切にしたいので，学会などに出向ける頻度はあまり高くないと思いますが，変わらず皆さんとの出会いや繋がり，交流は大切にしていきたいと考えています．私に出会ってくれた方やかかわってくださる方に，私との出会いが少しでも価値あることと感じていただけるように，私にできることがあるならば，皆さんが幸福になるためのお手伝いをしていきたいと切に思っています．ともに歩んでいきましょう！

🍃 川口先生のキャリアから読みとれること 🍃

　川口先生の幼い頃からいまに至るまでの価値観や，行動の変化は大変大きく，ここに書ききれないほどの思いがあったことかと想像します．肩書や実績といった外的キャリアを高め，作業療法士として専門性をきわめることも重要ですが，同じように家族を含めた大切な人たちとの時間も，学びも，余暇も大切にしているからこそ，自己実現に向けたキャリアが充実していくというとてもよいモデルだと感じます．また共感する人も多いであろう，産休や育休によって「作業療法士としてのキャリアが分断される怖さ」という感覚も記していただいたことで，等身大のキャリアとして多くの人が勇気づけられるストーリーだと思いました．

（爲國）

EPISODE 8
超高齢社会のリハビリテーション・ケアに挑戦する臨床研究者

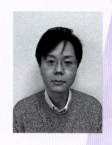

田中 寛之
Tanaka Hiroyuki

大阪公立大学医学部リハビリテーション学科

注目してほしい総論
THEME 1 (p.1), **3** (p.15)

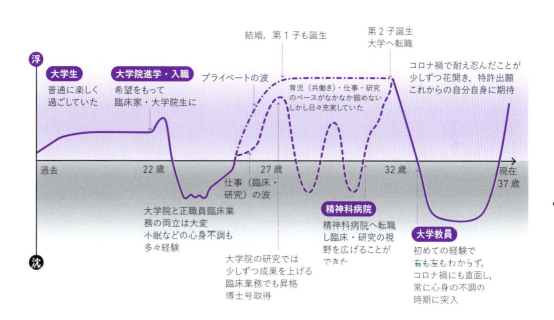

現在の仕事や活動

　私は現在，大学教員として，作業療法士の養成と大学院生の教育・支援を行いながら，複数の病院・介護施設で臨床業務や相談業務，研究に従事していま

す．加えて，この数年は地域にも出向き，自治体や地域包括支援センターなどの行政，また，複数の企業とともに，認知症・高齢化対策やデジタルデバイド解消のための取り組みを行っています．

特に，力を入れていることは，認知症の人とその周囲の人たちに対するリハビリテーション・ケアです．なかでも，認知症の人や要介護の人に対する適切な接し方をビッグデータから導き出す研究に注力しています．これは，医療・介護の従事者が臨床の場で困ったときに，適切な接し方を即時的に行動レベルで導き出すもので，「Good Practice システム」と呼称し挑戦しています．このシステムがうまく使えるようになれば，より多くの方々の支援ができると信じて取り組んでいます．

なぜ現在のキャリアに至ったのか

1 養成校の入学前

幼少期の時代

私の最も古い記憶は，幼稚園の運動会で「かけっこ」に負けたことです．**いまもそうかもしれませんが，当時は負けず嫌いな性格だったと思います**．小学校・中学校時代は，勉強も運動もまったくできないわけではありませんでしたが，一度も1番になったことはなく，常に2番手・3番手で，秀でた特徴はなかったように思います．高校生のときは，周りが優秀すぎて，1年生の実力テストでは学年で下から3番目になり，さすがに焦ったのを覚えています．

いまも時折顔を出しますが，当時は結構感情的な人間で，よく泣き，よく笑い，よく怒っていました．小学校のときには，よく喧嘩もしました．高校生までは野球をしており，試合で打てなかった日には，自宅で遅くまで素振りをして練習に励むなど，**自分の悔しさを晴らしたい思いが強く，一度夢中になると一生懸命がんばっていたと思います**．

おそらくきっとそんな経験があったからこそなのか，振り返ればこれまでの仕事も悔しい思いの連続でしたが，現在まで続けることができています．

一方で，結構ずる賢いところもあり，嫌な練習があるときは練習をサボったり，遅刻をしたりすることもありました．学校もずる休みしたことを覚えています．自己都合の自己中心的な人間だったかもしれません．

家庭内でも，両親から言わせると，どうやら3人兄弟のなかでは「要領はよかったが，ずるいやつ」という認定になっており，きっと何かと周りを分析して，自分がどうやったら活躍できるのか，楽ができるのかなどを自然に考えていたのだと思います．

原体験になった中学生時代

――あんさんだれでっか？

　これは私が中学2年生の反抗期真っ盛りのときに，同居していた祖父から突然言われた言葉です．いまでもしっかり覚えています．昼食後にゲームをしているときでした．私は，祖父と特に目を合わせることなく「何言ってんの？ふざけんといて」と適当にあしらいました．

　しかし，その5〜10分後ぐらいに，まったく同じ口調で「あんさんだれでっか？」と再び尋ねてきました．私は，祖父を見て「いや，何言ってんの？　寛之やで？」と返したのですが，そのときの祖父は，初対面の人を見るかのようなよそよそしい顔で不思議そうにこちらを見ていました．

　いま振り返って考えてみると，認知症だった祖父からは，「まったく見ず知らずの中学生が自分の家でテレビゲームをしている」という不思議な光景に見えたのだろうと推測できます．そのときは怒ったりすることもなく，不思議そうな顔をしながら祖父はタバコを買いに出かけて行きました．その夜は，普通に家族でご飯を食べ，「昼に起こった出来事は何だったのか？」くらいに軽く思っていました．これは，後付けかもしれないですが，この不思議な体験がいまの仕事や活動につながる原体験になっていると感じます．

　それからというもの，祖父の認知症は少しずつ進行していきました．「あんさんだれでっか？」と言う頻度が増え，それが私だけでなく兄弟にも．そして，母親には「ご飯まだか？」と何度も尋ねました．典型的なエピソード記憶の障害です．父親には「お前財布盗っただろう」と言い，毎日のように喧嘩をしていました．認知症に伴う行動・心理症状で，物盗られ妄想や興奮です．

　入浴も少しずつ嫌がるようになり，真夏なのに重ね着をしたり，裏表を反対に着たりと，生活のしづらさ（生活障害）がみられました．そのほかにも，鏡に向かって一生懸命何かを語りかけていたり（鏡現象），小さい子どもがいると言い，誰もいないところに話しかけていたり（幻視），さらには「お世話になりました．家に帰ります」と言い，真夜中に出て行ったり（昼夜逆転・睡眠障害），玄関にセンサーマットを置いて鍵を閉めていたら，窓から裸足で抜け出し，警察にお世話になったりしたこともありました．

　私や兄が祖父の隣の部屋にいたので，兄弟・両親で交代しながら声掛けをしていました．当時は携帯電話は持っておらず，家の電話に私の友達から「寛之くんいますか？」と電話がかかってきても「そんなやつおらん」と電話を切ってしまうなど，中学・高校生の自分にとってはかなりショッキングなことが毎日起こっていました．

当時の私の対応は正直最悪でした．反抗期だったためか，何かあるたびに「ええかげんにしろ」「何回同じこと言わすんや」など一方的にひどいことを言っていた時期もありました．友達から祖父のことを笑われたことも影響していたと思います．両親も介護のことで少しずつ喧嘩の頻度が増えました．

進路選択を決めた高校生時代

その後，祖父は，デイサービスやショートステイなどを利用して，結局，私が高校3年生くらいのときに施設に入所しました．このときに，私も進路に迷いました．当時の私にとっては強烈にネガティブな出来事だったため，「高齢者にかかわる仕事なんてしない」と思っていました．

しかし，進路選択を迫られたとき，作業療法・理学療法を含めたリハビリテーションの選択肢をたまたま見つけました．小学生から野球をしていたこともあり，スポーツやその怪我をした人のサポートができればいいなぁといった，ありきたりで漠然とした道をぼんやりと考えていたからかもしれません．「不景気だから資格を」という世間や周囲からの刷り込みをされていたことや，浪人をしたくなかったこともあり，「まず資格をとればいいか」ぐらいの感覚があったと思います．結局，理学療法よりも少し入学しやすかった作業療法を受験することにしました．

もちろん，失敗したくなかったのでそれなりに勉強はしました．いま思い返せば，自分の当時の感情（高齢者とかかわる仕事はしたくない）と行動（高齢者に必然とかかわる作業療法を受験）は矛盾していることに気がつきます．もしかすると祖父への申し訳なさもあったのかもしれませんが，それは振り返ってからの後付けのようにも感じ，いまでもうまく言葉にできません．

2　学部時代──恩師との出会いと臨床実習

入学当初は，本当に普通の大学生でした．カラオケに行ったり，アルバイトをして欲しいものを買い，パチンコに行ったり，飲み会に行ったり，デートをしたりと人並みに青春していただろうし，大学生活は全体的にとても楽しかったです（図1）．

勉強面では，定期試験で何回も再試験を受けるぐらい，1, 2年

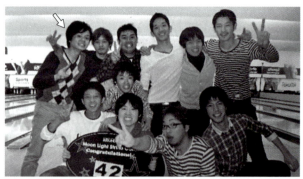

図1　大学4年生のときのOT・PT専攻の友人たちと（左上が筆者）

生のときはモチベーションが高いわけではありませんでした．そんななか，神経内科学，精神医学，高次脳機能障害学（神経心理学）の講義で精神科医の西川隆先生（奈良学園大学）と出会いました．間違いなく私の人生を変えてくれた恩師です．

　西川先生は神経心理学を専門にしており，講義のなかで認知症も扱われ，記憶障害や心理症状などの解説が多分に含まれていました．その講義から，自分が中学生のときに経験した祖父の言動の1つひとつの背景をほんの少し理解できた気がしました．そのときに，この学問についてもっと勉強したいと思いました（結局，神経内科学は再試験を受けたのだが）．

　また，多くの人がそうであるように，私にとっても臨床実習は，いまのキャリアに繋がる重要な転機となりました．身体障害領域では，高齢者が多い病院で身体機能・高次脳機能の理解を深め，精神科領域では，人の言動・行動を心理的側面から考える機会を得ました．

　認知症は，基本的には脳機能障害によって引き起こされるものですが，生活歴や性格，身体機能，その時々の心理状態や置かれる環境によって，出現する症状は変わります．つまり，高次脳機能と心理状態から考える必要があり，これらの実習は，認知症の人を理解するうえですごく貴重な経験でした．

　当時はあまり意識していませんでしたが，やはり原体験に繋がる分野へ自然と関心が向いていたのかもしれません．

3　臨床・大学院から高齢期の課題解決のために

就職，進学時の悩み

　――臨床することは一番大切だけど，大学院にも進学して，研究もしてみてもいいのでは？

　大学4年生になったときに西川先生からいただいたお言葉です．この言葉を受けて，自分の将来を照らし合わせてみました．「あと何十年もOTだけの仕事でいいのか」，このようなことも自問しました．

　当時は大学院で何をするのかイメージはあまり湧いていませんでしたが，高校の同級生で大学院に進学する人がいたり，ほかの人と同じことをするだけでは成長に限界があると感じたりもして，ここでも自分のなかの負けず嫌いな性格が顔を出しました．「具体的に何をするかわかっていない，でもおそらく大変なことだけはわかる」，そんな逆境に身を投じたのは，**将来の自身の成功のイメージがあったわけではなく，性格や感情によるところが大きかったと思います**．

　大阪府立大学大学院（現：大阪公立大学大学院）は社会人課程で，全員が社会人

として別の場所で働きながら研究に取り組んでいました．ただ，その社会人大学院生のほとんどはキャリア10年以上のベテランで，そもそも作業療法士は数人しかいませんでした．

　加えて，当時は学部生から大学院に直接進学した人は誰もおらず，ロールモデルがまったくありませんでした．また，多くの臨床家の方からは「まずは臨床で経験を積むのが当たり前」「大学院に進学しながらフルタイムで臨床するなんて聞いたことがない」という，お叱りを受けることもありました．

　自分なりにいろいろな病院や施設に問い合わせて，「1年目から臨床も常勤で働き，大学院の講義のときは仕事を休むことはできないか？」という相談をしました．当時の私は完全に"世間知らず"だったので，自分1人でかなりの施設（おそらく10施設は超えている）に問い合わせたのですが，「ちょっと何を言っているかわからない」「世間の常識ではないですよ」と言われ，面接すらもしてもらえず完全に門前払いでした．

　ごく当たり前な結果だと思います．もっと早く身近な人に相談すればよかったのですが，若さゆえに「自分でなんとかなるだろう」と勝手に思い込んでいました．

　そのあと，改めて専攻の先生方に大学院の受験の意思と就職先についての相談をして，教員の先生も何施設かあたってくださったなか，長期実習でお世話になった病院に就職させていただくことになりました．結局就職先が最終的に決定したのが，年明け1月頃だったと記憶しています．

臨床・研究の悩み

　就職先では先生方があたたかく迎えてくださり，生意気で世間知らずの自分を応援してくれました（と思っている）．感謝しかありません．

　田舎の病院だったので，MRIなどの高度な医療機器，検査機器，治療機器はありませんでした．「研究＝最先端の機器がないとできないもの」というイメージをもっている読者の方々がいるかもしれません．私もそのうちの1人で，「大学院に行く！」と突っ走ったものの，何をどうすればいいのかわからないまま時間が過ぎていき，とても焦ったのを覚えています．

　臨床でも，実習生のときに経験したことのない疾患の患者さんを担当し，まず何をどうすればいいのかまったくわからない感覚でした．正直，毎日怖がりながら仕事をしていました．**でも，「大学院に通っているから臨床ができない」とは絶対に思われたくなかったので**，ボバース，PNF，CI療法，認知運動療法，AKA，筋膜リリース，呼吸，環境適応，シーティング，ポジショニングなど有名どころの勉強会や学会は手当たり次第に行き，いろいろな手技を学んだり，講演を拝聴したり，大学院の文献サービスなどの資源も活用したりしました．

ただ，それでも迷いが晴れることはなく，毎日，悩み困っていました．その闇の時期には，多くの方に励ましていただきました．特に，中村春基先生（前・日本作業療法士協会会長）と学会会場で写真を撮っていただいたのは貴重な思い出で，丁寧なお言葉で励ましていただきました（図2）．きっと中村先生は私のことはまったく記憶にないはずですが，若いときに，著名な先生にかけていただいた何気ない言葉は記憶に残るものです．

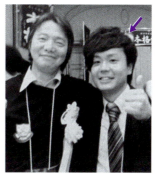

図2　中村春基先生（前・日本作業療法士協会会長）との学会での写真

臨床の疑問を見つけて研究を始める

悩みの晴れない日々は続きます．養成校時代に学んだ教科書で記載されている評価技法も，実際の臨床の場では「本当にこの評価をすることが適切か？」と疑問に思うことがありました．認知機能の検査をしたいのであれば，MMSEやHDS-Rが第一選択であることを学びましたが，とある患者さんたちに実施しても，5点，7点と，すごく嫌そうに苦しみながら検査に答えてくださっているのを見て「この患者さんたちに対して何をしたらいいのだろう」「本当に意味があるのか」と嫌気すらさしたこともありました．

そんなときに，先輩たちから「この患者さんたちを評価できるツールが何かあればよくない？」と何気ない会話のなかでヒントをもらいました．ここからは，少し霧が晴れたような気がしました．

海外では，MMSEやHDS-Rが低得点の人たちのために使用する認知機能検査がたくさんあることを知りました．これを日本でも使えるようにしたら，進行した認知症の人の病態理解が進み，支援の糸口を見つけることができるかもしれないと思って研究を進めました[1]．

「研究は臨床のためにするものだ」と考えていたので，検査の開発研究に終始せず，QOLや生活障害，行動・心理症状など，認知症のあらゆる側面に取り組もうと決意していました．そして実際にゼミメンバーと協力しながら，認知症の人のQOLを測定するスケール[2]や，生活リズムに関する研究など，さまざまな成果を残すことができました．

これらの仕事は臨床時代に苦楽をともにした仲間とともに行ったもので，この仲間たちとは週に1回，業務後に持ち回りで抄読会を開催していました．控えめに言って，何の気遣いもなく議論できた楽しい時間でした．そのほかにも多くの先輩・後輩方や，大学院のゼミ生など，さまざまな面でご指導いただき，一緒に仕事をしながら成長させていただきました（図3）．

心身が不安定だった時期

　研究活動が充実していくなか，臨床でも役職をいただき，管理業務や外部講師などさまざまなお仕事をいただくことができました．プライベートでも，現在の妻と出会い，結婚，出産と続き，嬉しいことと大変なことが毎日目まぐるしく起こりました．

　仕事での大変な経験，プライベートでの嬉しい出来事，論文の受理，妻の入院，外部講師の依頼，研究の追い込み，第1子誕生と，気持ちの整理が追い付かず，睡眠時間も毎日4時間程度になる日々が続きました．にもかかわらず夜はなかなか眠れないなど，明らかに心身の不調をきたしており，いま思い返せばバーンアウトしていたのだろうと思います．

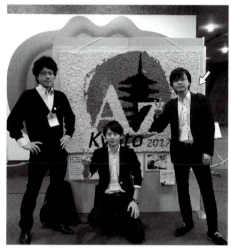

図3　永田氏・石丸氏との学会での写真（一番右が筆者）

　同時に，これまでの日々の仕事に対しても自分の成長を感じにくくなっていました．公私ともに忙殺されて不安定だったために，自分の内面に意識が向いていなかったためかもしれませんが，このままではよくないと感じ，思い切って環境を変えるために職場を変える決断をしました．

精神科病院への転職

　ゼミの先輩のお誘いもあり，精神科の病院に転職しました．大学院のゼミには精神科領域の人もいたので，臨床・研究の内容をよく聞いていました．そのため，不思議と大きな不安というのはありませんでした．**むしろ，一度これまでの仕事を手放し，身軽になった状態に戻り，もう少し自分自身の臨床の経験値をアップデートできそう，という期待のほうが大きくありました**．別に自分に自信があったわけではありません．人間関係に関する不安もなかったわけではありませんが，それよりも，リスタートして自分の成長に繋がるかもしれない，という期待が勝っていたのだと思います．

　そこでは毎日，半日は認知症病棟を担当して，行動・心理症状がきわめて強く出現している方の支援を経験させていただきました．いまでも，ここで週に1回，臨床をしています．

　この経験も自分にとって非常に大きいものでした．なかでも，一度に多くの対象者を同時に観察評価し，目的に合わせて作業活動を提供し，さらにその作業を行っていただくために認知機能の障害の程度に合わせた難易度調整を工夫するなど，集団に対する経験が大きいです．

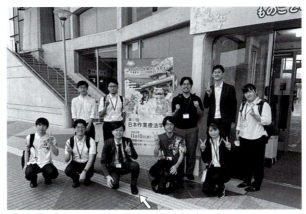

図4 2023年の沖縄での学会のゼミの集合写真

また，認知症病棟以外にも，うつ病や統合失調症などの対象者も担当させていただき，かなり知見が広がりました．精神疾患は誰しもが発症するリスクがあるということを改めて経験することができ，相手に寄り添う，ということを少しだけは理解できたような気がしました．

3 大学教員から社会の課題解決に向けて

学生，大学院生との教育，研究活動

その後，2018年に，大阪府立大学（現：大阪公立大学）に着任しました．臨床現場から仕事内容がガラッと変わったので，当時は戸惑いしかありませんでした．大学教員の仕事は範囲が広く，数も多いため，マルチタスクで大変です．

学部ゼミの学生は，着任後5年で25名を担当させていただき，大学院では現在，博士後期課程3名，博士前期課程4名，客員研究員3名と大所帯になりました（図4）．

実はここにもこれまでの臨床の経験が役立っています．講義では発達障害以外のあらゆる領域を担当しており，ゼミの学生や大学院生の領域も多種多様です．自分の専門がもはや何かわからないときもありますが，これまでの経験を活かして多領域の研究活動をサポートさせてもらっています．

私個人は指導者というよりも仲間として支援にあたっているつもりで接している次第です（院生たちがどう思っているかはわからないし，あまり聞きたくない）．自分のようなこんな人間を信用して門戸を叩いてくれる人たちにはこれからもしっかりとお返ししたいと思っています．

着任後の大きな壁

着任して2年目が終わろうとしたときにコロナ禍に遭いました．本当に大

変でした．妻も病院勤務のため在宅勤務はできず，むしろ残業が増える状態でした．自宅で子どもたちの世話をしながら自分の仕事を進めていました．いまでこそオンラインは通常になりましたが，当時は「Zoomって？」というところから始まったことは皆さんも共感してくださると思います．

日中はオンラインで講義をしながら，まだセルフケアも自立しきれていない娘たちの面倒をみていました．そして，夜中に次の日の準備や，実習生の対応，大学院生との研究など，週に数日は徹夜し，人生のなかで一番大変でした．あまり思い出したくない時期ですが，この時期があったからこそ家族の絆も強くなりました．

また，結果として，その時期につくったオンラインでのさまざまな活動や資料がいまにも活きています．苦労したことを忘れるのではなく，苦労したことを次に活かすことが本当に大切だと感じます．

さまざまな繋がり

研究については冒頭でも述べたように，臨床家や研究者に加え，地方自治体や複数の企業と連携しています．紙幅の都合で割愛しますが，こうした多方面との連携について「どうやって繋がったのですか？」ということをよく聞かれるので，ここでは私がどう繋がりをつくったのかを述べさせていただきます．

1つは，さまざまな成果を目に見える形（論文・発表・講演など）にすることです．これらが目に留まり，お相手から声をかけてくださることがあります．そして，もう1つは，こちらから直接連絡することです．ある企業へいきなり電話をかけて，当初はかなり警戒されることもありましたが，いまではその企業と共同で特許を出願するまでに至っています．偶然，先方に同じマインドをもった方がおられたのは，運がよかったとしか言いようがありません．

今後の展望

自分とその仲間の成果は増えつつありますが，これは自分だけでがんばったものではなく，同じチームの仲間たちと合わせて得た成果です．しかも，ほぼすべてが患者さんを対象にした臨床研究の成果から繋がったものです．

また，臨床で疑問を感じ，研究のきっかけをつくってくださったのが患者さんなので，患者さんにお返しできる成果を上げたいという思いが強くありました．自分の研究の根幹は臨床です．これはいまも変わらないスタンスで，臨床疑問が湧かないと研究ができる気がしません．なので，体力が続く限りは，臨床現場に立ち続けたいと思っています．

今後のキャリアとしては，これまでどおり，日常のことを凡事徹底し，七転び八起きの精神でいきます．「研究者や大学教員」という立場に強くこだわり

はありません．いまでも人に自分のことを紹介するときは，「『作業療法士』です」とはじめに言います．なので，より幅広く社会にアプローチができると踏むならば，数年後には，大学の研究者ではなく，どこかに移っているかもしれません（もちろん家族の許可は必須です）．

正直，これからの具体的な道筋は見えていないしわかりません．ただ，実現したいことはこれまで述べてきたように，認知症の人自身とそのご家族，そして周囲の人々にとっての課題を，広く解決する手助けがしたいという気持ちです．

キャリアは「過去の職務経験やそれに伴う計画的な能力開発連鎖，時間的持続性や継続性を持った概念」と定義されているようです．この定義からもわかるのですが「過去の職務経験」「能力開発連鎖」「継続性」という言葉があります．今日は，明日には「過去」になります．私個人の主観ですが「今日を大切にして仕事をすること」，それが「能力の開発」になり，毎日することが「継続性」にあたると考えます．そこに「計画性（目標設定）」を付け加えることで，より明るいキャリアをつくることができるのではないか，そのように信じて次の目標（いま進めている研究を社会に役立てる）に向かって，毎日の積み重ねをこれまでと変わらずにやっていきます．

読者へのメッセージ

これまで自分のことを述べさせていただきましたが，新卒時の自分から，これまでのキャリアを明確に意識してきたわけでありません．ただ，その時々の困ったことや解決したいことをそれなりに一生懸命やってきました．自分自身は，芯があるようでないようで．でも，実は高齢期の社会課題を解決したいという気持ちは強くあるはずです．こんなことを言語化するのは，読み返していても正直恥ずかしいですが，しかし，本項が誰かにとって何かの参考になれば嬉しいという気持ちも少しあります．

編者やそのほかの著者の先生方には失礼を承知のうえで述べますが，正直なところ私は作業療法の業界のために，という気持ちはほかの先生方よりも強くないかもしれません．だから，本書のタイトルでもある「21人の作業療法士とひらく」とありますが，そのような21人のなかに選んでいただいてよかったのか，とかなり恐縮しています．

それでも，自分自身のこれまでのキャリアが，「認知症のリハビリテーション・ケア」というキーワードをもとに，作業療法の業界や作業療法士の方々，またこれから作業療法士を目指す人にとって役に立つのであれば，こんなに嬉しいことはありません．

田中先生のキャリアから読みとれること

　田中先生が高齢化対策・認知症対策の領域で研究を進めるに至った原体験は，読者の皆さん自身の仕事に繋がる出来事に思いを馳せるきっかけになるストーリーだったのではないでしょうか．またコロナ禍における教員としての苦悩も紹介していただくなかで，過去の経験に対する自分なりの意味づけをすることによって，過去の見方が変わり，現在の仕事の原動力や今後のキャリアの原動力になっている，その繋がりにも考えさせられるものがありました．さらに日々の積み重ね，人との繋がりが広がるポイントも紹介いただいたことは，自分らしいキャリアの描き方に悩む人にとって１つのヒントになるのではないかと思いました．

（爲國）

参考資料

1) 重度認知症の人のための認知機能検査—Cognitive Test for Severe Dementia—（https://othiroyuki.com）

2) 日本語版 Quality of Life in Late Stage Dementia Scale（QUALID）（https://othiroyuki.com）

EPISODE 9
社会に役立つ精神科作業療法士を追い求めて

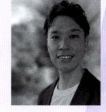

清家 庸佑
Seike Yosuke

東京工科大学医療保健学部リハビリテーション学科作業療法学専攻

注目して欲しい総論
THEME 1 (p.1), 3 (p.15), 5 (p.27)

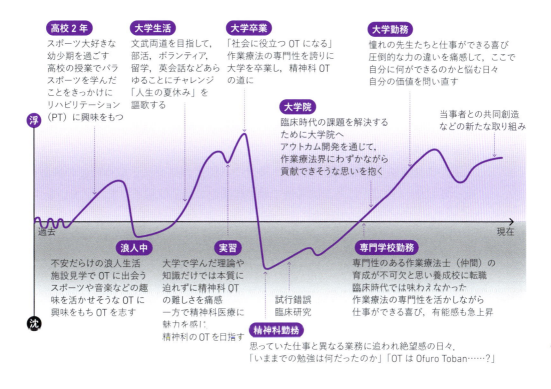

現在の仕事や活動

　私の専門分野は精神障害領域の作業療法で，現在は東京工科大学に勤務しています．主に以下の活動をしています．

EPISODE 9 社会に役立つ精神科作業療法士を追い求めて　147

①研究

　主な研究テーマは，作業機能障害（生活行為を適切に行えない状態）に関するスクリーニングツール（STOD）の開発とその実装です．最近は STOD を機械学習モデルで解釈し，支援の提案を可能にすることを目指しています．

　そのほかにも，地域生活支援の充実を目指して精神科訪問型作業療法の研究を行っています．これらの研究は科学研究費助成事業の採択を受け，全国の作業療法士と当事者の研究チームで研究を進めています．

②教育

　世界中で共同創造の価値が高まり続けています．こうした価値観に基づき，授業の年間計画から実施，振り返りまでを当事者と行う「当事者共同参画の授業」を展開しています．当事者視点や思いを反映した教育を行う先駆的な取り組みです．

③地域貢献

　当事者，支援者などの立場を超えてリカバリー（回復）について学び合う共同創造の場としてリカバリーカレッジが世界中で注目されています．日本での取り組みはまだ少ないなか，東京都大田区の当事者会，支援職，行政との協働で全国8番目のカレッジとして「リカバリーカレッジおおた」を発足させました．現在は事務局を担当し運営と研究などを行っています．

④後輩育成

　認定作業療法士を取得しており，最近では認定作業療法士取得研修の講師を担っており，そのほかにも全国各地で精神科関連の講師依頼をいただいています．

なぜ現在のキャリアに至ったのか

1　なぜ養成校に入学したか

・幼少期から高校生

　私の故郷は瀬戸内海に面した愛媛県松山市です．幼少期は体が弱く，幼稚園では登園した翌日には必ず発熱し，運動も苦手でかけっこではビリ争いの常連でした．しかし，小学生になると片道40分の通学路を歩く日課のおかげか，次第に体も丈夫になり，クラス代表のリレーメンバーにアンカーとして選ばれるようにもなりました．そのほかにもサッカー，野球，バスケットボールなど当時の人気球技も，すぐに人並み以上にはプレイができるようになりました．

　苦手から一転，**競争に勝つことや活躍することで喜びを味わうなか**，走るこ

とやスポーツがいつしか私の誇れるものに変わっていきました．一方で誇りをもっていることで他者に負けることはとても悔しく，**負けず嫌いな性格もこの頃に芽生えていきました**（図1）．

そんな私は，高校2年の保健体育の授業をとおして車椅子バスケットボールなどのパラスポーツに興味

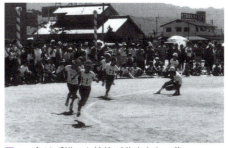

図1　負けず嫌いな性格が芽生えた一幕

をもち，自分も将来はこんな世界で働きたいなと感じました．そこからパラスポーツについて図書館で調べ，「リハビリテーション」の世界に出会いました．

当時の私は「仕事の時間は1日，そして人生の多くの時間を占めるので，仕事が充実することは人生を充実させる」という仕事観をもっていました．そして，**自分の人生を充実させるために「胸を張ってできる仕事」をしたいと感じていたため，「人の役に立つ仕事」として，リハビリテーションは理想の仕事像に合致するものでした**．

スポーツ分野から抱いた関心だったため，理学療法への進学を決めたのですが，特に成績がよかったわけではない私にとっては，厳しい受験戦争となりました．3年生の夏休みが過ぎた頃には，当時の担任から東京の某有名私大の社会福祉学科の指定校推薦の話をいただいたのですが，私は「自分が学びたいのはリハビリテーション！それ以外だと意味がない！」と感じ，先生の善意に反して，その場でその提案を断りました．その結果，3月に手元に残ったのは受験した全大学からの不合格通知のみでした．

・作業療法に出会う浪人生活

まさかの浪人生活の幕開けでした．次の年も受験勉強をしないといけない徒労感，1年後に合格できるのかの不安感，大学生になっていく友人への羨ましさと劣等感．**負けず嫌いの私が人生で味わった最初の大きな挫折でした**．

挫折の真っただ中ではありましたが，自分の選んだ道に後悔はありませんでした．必ず這い上がって夢を叶えた姿を周囲に見せてやると心の底で沸々と感じていました．この頃は，私たち世代のヒーローだった松坂大輔投手の「リベンジ」や上原浩治投手の「雑草魂」という言葉が流行語に選ばれた時代で，「**雑草魂**」**は私を奮い立たせるマインドにもなっていました**．

雑草魂でスタートさせた浪人生活．しかし，日々の勉強は孤独で何度も挫けそうになりました．そんな浪人時代の夏に，見学に行った病院で「作業療法」と出会います．県内でも有数の大規模なリハビリテーションセンターで，訓練室のみでなく日常生活を見据えた生活のリハビリテーションなどが行われており，そこに「作業療法」が強くかかわっていることを知ったのです．

それまで理学療法を中心に進路を考えていましたが，スポーツに加え音楽など，当時のあらゆる趣味を活かすことができるように感じ，作業療法にも魅力を感じるようになりました．そこから徐々に作業療法への進路希望が強くなっていき，無事に作業療法学科への合格通知を手にすることができました．

2　在学中の進路選択の紆余曲折

・大学生活

　周りよりも1年遅くようやく大学生になれた私は，**その劣等感と遅れを取り戻すかのように，あらゆることにチャレンジしようと考えていました**．

　文武両道の精神のもと，ハンドボール部に所属しキャプテンを務め，高校から趣味で行っていたギターは時々ライブをし，また，地元のバスケットボールのスポーツ少年団でボランティアコーチも行いました．

　本分の勉学については，部活が始まる19時までは必ず大学図書館にこもって，日々の勉強がおろそかにならないようにしました．海外の医療保健にも興味があったので，大学2年と3年の夏休みには，留学プログラムを利用して国際的な学びも深めました．そのための語学習得を目的に英会話スクールにも頻回に通うなど，学外での学びも積極的に行いました．

　いま思えば非常に慌ただしい日々ですが，**当時は「多忙」という感覚はまったくなく，充実して悔いのない日々を駆け抜けることができたと感じています**．こうしていろいろなことにチャレンジする機会を得ることができたのは大学に進学できたことが大きく，浪人までして進路を応援してくれた両親へは心の底から感謝しています（図2）．

・大学での作業療法の学び

　私が作業療法を学んだ大学は，とても恵まれた環境で，海外の最新理論や作業科学を学ぶことができ，海外留学ではカナダの作業に根ざした実践（OBP）の現場も見学して，日本では空想するしかなかった真のトップダウンアプローチのイメージを養いました．

　そうした学びを経て「意味のある作業」の実現を目指す作業療法（作業に焦点をあてた実践：OFP）の唯一無二な存在感と，人を作業的存在ととらえるその哲学，人はそうした作業によって健康や幸福にもなるという考え方から，それまでおぼろげだった作業療法の価値を明確かつ理論的にとらえられるようになりました．

　自分が目指している作業療法を誇りに思えることは，その道を目指す自分自身の人生をも誇らしく感じるようになった感覚がありました．

その翌年には，アメリカに留学し，現地で語学や文化について学びました．留学中，大学ではアメリカや世界各国の学生と交流したり，大学の外では富裕層の家で行われるホームパーティーに参加したり，高齢者施設，多国籍の児童が通う小学校，ホームレスのシェルター施設などを訪れたりしました．

そのなかでもメキシコからの難民を支援する福祉事業所を訪れた際には，実際に難民の方の家を訪ね，これまでの経験や現在の暮らしについてお話をうかがいました．そこには母国での壮絶な暮らし，母国を離れる悲痛，アメリカでの困窮，家族の健康問題，未来への希望などが渦巻いた暮らしがありました．

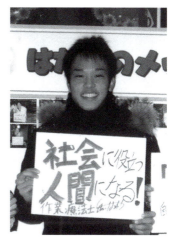

図2　成人式．はたちのメッセージという市のイベントでの写真

それまで日本で同じような文化，同じような価値観の人たちのなかで生きてきた私には想像しきれないほどの壮絶で，ドラマのような人生に衝撃を受けました．私は，ドラマや映画に感情移入するタイプではないのですが，このときばかりは涙が溢れて止まりませんでした．

それほど，**生きることの力強さ，命の尊さに胸を打たれたのだと思います**．この経験をとおして，**「人が生きる」こと，そしてその十人十色の人間模様に，強く惹きつけられるようになりました**．

そんな作業療法や人が生きることの魅力にとりつかれた私は，卒業研究では，「我が国における意味のある作業に焦点をあてた実践の展開」をテーマに国内の作業療法士500名にアンケート調査を行いました．その結果，海外で紹介されているようなOBPやOFPは，国内ではほとんど実施されておらず，また，約半数の作業療法士が，作業療法の専門性・独自性に疑問を抱いていることが明らかになりました．

「胸を張って仕事がしたい」という価値観をもっていた私からすると，こうした現状は嘆かわしいもので，「日本の作業療法を世界に誇れるものにしたい！」と，身の丈も知らずに，卒業研究の合間に先生に真剣に話していました．

・臨床実習

アンケートで見えてきた現状に抗うかのように，臨床実習では「意味のある作業を支援する作業療法をする！」ことを目標に，どの領域でも必ずCOPM（カナダ作業遂行測定）などで作業の評価を行い，クライエントと作業の目標を話し合い，効果判定は作業の変化でとらえることを目指していました．

介護老人保健施設での評価実習と身体障害領域での長期実習では，こうした目標はおおむね予定どおりに取り組むことができたのですが，精神科の長期実習で大きな壁にぶち当たりました．

COPMで作業を語ってもらうと，カラオケ，買い物，山登り，料理など，クライエントごとにいくつもの作業が語られます．しかし，重要な作業とは言いつつも，とりあえず何か昔好きだった作業を答えたり，デイケアでの好きなプログラムをとりあえず答えたりするような雰囲気で，何か核心をつかめていないような不明瞭さを感じました．

作業療法面接で語られた表層的な作業を支援するだけでは，本当の意味で対象者の健康と幸福に役立つことはできないのではないかと，完全に迷子になっていました．指導者の先生からは「清家くんは頭でっかちになっている．もっと頭を柔軟に」と諭すように繰り返し指導をいただいたものの，当時は「頭でっかち」という実感をもてず，この指導の意図をうまく理解できませんでした．

しかし，いまになって振り返ってみると，既知の理論や概念に支配されて，それ以外の視点や自然体で対象者をとらえることができず，自分の信念を前面に押し出した，融通の利かない「専門バカ」になっていたように思います．

こうした困難な経験とはなりましたが，一方で，目の前のクライエントの「生きる」に過去から未来まで時間を超えて向き合う感覚や，誰しも多様な人生を喜怒哀楽さまざまな思いをもちながら歩んでいるという感覚など，**壮大な人間模様が渦巻く精神科医療に魅力を感じるようにもなりました**．そして，「**難しさを乗り越えた先に見えるものを見てみたい**」との雑草魂が**再び芽生え**，卒業後は精神科の作業療法士を目指すことを決意しました．

3 卒業から現在までの歩み

・デイケア

1年目は精神科デイケアの配属でした．実習時の経験と反省をふまえて意気揚々と臨んだ作業療法士人生の幕開けでした．しかし，描いていた夢と期待は一瞬で砕かれました．

というのも，このデイケアは毎日100名以上が通所する，国内でも類をみない超大型のデイケアで，各スタッフに割り当てられる日々の業務は，食事配膳，トイレ掃除，残飯処理，灰皿掃除，送迎車の調整，お風呂の管理（清掃，塩素管理，適温管理），診察の呼び出し，プログラムの運営・準備，それらの隙間時間に担当利用者のカルテ記載などで，これらを回すだけで1日が過ぎていきました．

自分が必死にしてきた勉強は何だったのだろう．大浴場の管理方法，灰皿を

素早く掃除する方法，10人乗りの送迎車の縦列駐車スキル，大学ではどれ1つとして学んだことのないスキルが重宝される世界でした．

巷ではよく新人時代に理学療法と作業療法の違いがわからなくなるアイデンティティ・クライシスに陥ることはよく聞きますが，このときの私は，自分が国家資格をもった医療従事者なのか（もしかしたら清掃員なのか？）すらわからないアイデンティティ・クライシスに陥りかけていました．

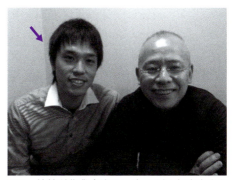

図3　精神科作業療法のレジェンド山根寛先生を訪ねて

大学時代の同級生はみんなそれなりに作業療法士らしい仕事をして，作業療法士らしいことに悩んでいるなかで，自分はなぜ「お風呂の当番業務」のことをいろいろ考えているのかなどと苦しみ，時には自虐的に「OTはOfuro Toban」と思わないとやっていられない心境にもなりました．

この状況に飲み込まれてしまうと二度とOccupational TherapistとしてのOTには戻ってこられないような恐怖心がありました．それを繋ぎ止めるために，COPM，AMPS，MOHO（人間作業モデル）などの書籍の一部をコピーして仕事のファイルに忍ばせ，昼休みや会議前の隙間時間に読み込みながら，日々必要とされるスキルとはほど遠いものの，作業療法士魂だけは売らないように静かに抗っていました．

また別の抗いとして，精神科実習時代の恩師に会いに行ったり，地域の精神科作業療法の勉強会にも参加するなどして，病院外の精神科作業療法士との繋がりを積極的に求めていきました．精神科作業療法のレジェンドの1人，山根寛先生の臨床を見学させてもらうこともありました（図3）．

・作業療法課

2年目からは入院患者への作業療法を行う作業療法課に配属となりましたが，算定人数に追われるなかで，治療的意味合いが十分に検討されていないプログラムが多く実施されており，「意味のある作業を支援する作業療法」はここでも容易には行えなさそうだと感じました．

デイケア時代から感じていた現場への疑問や，**自らの専門職としての存在価値を感じることができない状況をなんとかしたいという気持ち**で，次第に自分の臨床の効果を検証することに関心が向いていきました．その答えを探るために，母校に定期的に顔を出しながら研究のアドバイスをもらいつつ，ほぼ独学で臨床研究をスタートさせました．

当時は，金銭管理や買い物を思うように行うことができず，それが退院への制約になっている長期入院者が多くいました．そこで，こうした方を対象にこれらの作業を支援するプログラムを作成し，トップダウンアプローチに基づいた観察評価，MOHO に基づいた作業機能の分析，COPM での作業の評価を実施しました．

結果として，参加者の半数が金銭管理や買い物を行えるようになり，さらにそのうちの半数は退院することができました．

臨床 2 年目でようやく感じた，作業療法士らしい仕事とその充実感はいまでも忘れられません．この取り組みは初の学会発表として四国作業療法学会にエントリーしました．この演題は若手の初発表にもかかわらず「学会指定演題」としてメインホールで発表する機会をいただきました．初の学会発表に大きなプレッシャーを感じ，当日は朝から食事が喉を通らず，発表のときも膝の震えを隠すのに必死でした．

そこからさらに数年が経つ頃には，作業療法課の課長代理となり，当時はまだ話題になり始めたばかりの MTDLP（生活行為向上マネジメント）や CCS（クリニカルクラークシップ）など，特に精神科では導入実績がほとんどなかった取り組みを積極的に取り入れていきました．

こうした新規的なテーマに対して「精神科では導入が難しい」といった声をよく耳にするのですが，それでは作業療法全体のなかで遅れをとってしまい，それにより自らの領域の価値を損ねてしまうことを危惧していました．そのため，作業療法全体として注目されているものは，まずは精神科でも実施することを検討し，本質をとらえたうえで精神科版に工夫し「精神科でもできる」ということを体現することに注力していました．

さまざまな挑戦を行い，一定の結果を出し始めた一方で，それらの成果はあくまでもその組織のなかで求められるものであって，**本質的に患者さんのためになっているという満足感は少なく，本来目指していた「作業を支援してリカバリーに貢献する」という作業療法士の姿からは依然としてほど遠いものでした**．

こうした課題感は全国各地に共通したものでもあり，これを解決するには，一緒に取り組んでくれる仲間が必要であり，さらに，そのためにはさらに若い世代の教育が欠かせないと考えるようになり，臨床を離れ養成校で勤務することを決めました．

・専門学校と大学院進学

臨床時代に感じていた作業療法への不全感とは対照的に，専門学校では「作

業に焦点をあてた実践」について自由に語ることができ，自分の大切にしている価値観や知識を存分に使って仕事ができることに喜びを感じていました．

そして，私のこうした講義を興味深く学んでくれて，そこに魅力を感じてくれる学生が多くいました．それまで発揮できなかった自分の専門知識が誰かのためになるという喜び，**自分自身の存在意義や仕事における満足感や有能感を得ることのできる経験でもありました**．

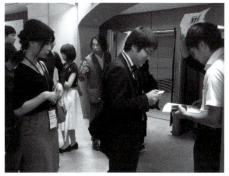

図4　STOD配布にできた長蛇の列

また，この頃，大学院への進学も具体的に進めていきました．学部生時代から大学院には関心がありましたが，臨床をよく知らないまま研究をするのではなく，まずはとことん臨床に向き合って，そのなかで見えてきた臨床課題から研究（大学院）をスタートさせたいという考えがありました．

大学院では，作業療法の知の巨人でもある京極真先生のもとで，精神科作業療法のアウトカムの開発研究を行いました．この背景には，**精神科作業療法がクライエントにとって，社会にとって必要なものであるためには，適切な評価に基づいた作業療法を確かなアウトカムで効果判定することが重要だ**という考えがありました．

そして実際の臨床での活用を目指して，私が勤めていた病院の勤務状況下でも使えるものにすることを強く意識しながら，修士課程と博士課程を経て「作業機能障害の種類に関するスクリーニングツール（Screening Tool for the classification of Occupational Dysfunction：STOD）」を開発しました．

積年の思いを込めて開発したSTODのお披露目として臨んだ全国学会では，想像以上に多くの関心をいただきました．発表後には，会場の外でSTODの配布や説明を行ったのですが，あっという間に長蛇の列ができました．学会発表でそれだけの好評をいただく経験は過去になく，**自分がようやく精神科作業療法に何か貢献することができるかもしれないと感じた瞬間でした**（図4）．

・大学

大学院で研究や学術活動について学びを深めることで，精神科作業療法の価値を創造するための研究活動を行う必要性を，それまで以上に強く感じるようになり，大学で働くことが夢になっていきました．そんな夢が芽生えてきたとき，現在の職場である東京工科大学で精神科領域の教員を募集している情報が

飛び込んできました．

同大学は，ずっと憧れを抱いていた澤田辰徳先生や友利幸之介先生が在籍されており，作業に焦点をあてた実践のメッカ的な存在感を放っていました．もしここで働くことができたら，それは自分の作業療法人生に大きな財産になると感じ，このチャンスを逃す手はないと思い求人にエントリーしました．

晴れて採用をいただくことになるのですが，入職するとそこにはADOC-Hの開発・臨床研究をしている大野勘太先生も同期入職していました．見ず知らずの大都会で暮らすことだけでも苦労していた当時の私からは，その圧倒的な3人の仕事に対して引け目を感じずにはいられなく，**とても貴重な場で仕事ができていることに幸せを感じながらも，大きな大きな劣等感を抱いていました**．

専門学校時代に私の存在価値を支えてくれていた「作業に焦点をあてた実践」という言葉も，このメッカのなかでは私の専売特許になるどころか二番煎じです．**「一体自分はここで何ができるのか？」，改めて自分の価値は何か，自問自答を繰り返しました**．やがてたどり着いた答えは，やはり自分の存在価値は「精神科×作業に焦点をあてた実践」のベクトルにあるというものでした．

こうして自分のやるべきことが定まってからは，その原点をもとに新たな取り組みを開始しています．その1つは「精神障害当事者との共同創造」で，職場の近隣で活動をされている精神障害当事者会ポルケの代表理事である山田悠平氏らと共同して授業を行っています．これは，実際に精神医療の利用経験を有する当事者たちの抱く，医療や医療従事者への思いを教育に反映することを目的としており，年間シラバスの計画から，日々の講義などを当事者と一緒に進めています．

さらに直近では，こうした取り組みの教育効果に関する研究や，本教育システムを他の養成校でも実施できるためのパッケージ開発なども行っています．これらすべてを当事者とともに実施することで，共同創造に基づく教育を全国に広げ，障害当事者の社会参画の1つの方法にもしていきたいと考えています．

今後の展望

国際的な動向からみても，今後はますます精神科医療はユーザーと社会にとって開かれたものになっていく必要があり，作業療法は当事者との共同創造が欠かせないものになっていきます．その一環として，現在もさまざまな教育活動に取り組んでいますが，今後はこれまで以上に，作業療法士（支援者）とクライエントがその立場を超えて共創していくことのできる場所や機会，その価値観を育んでいきたいと考えています（図5）．

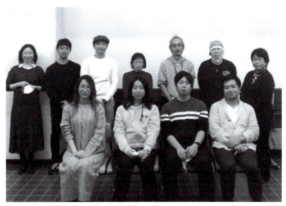

図5 共同創造によるリカバリーカレッジの運営メンバー
支援する側,される側の垣根を超えてリカバリーを学ぶ.国際的にもリカバリーカレッジの関心が高まるなか,国内8箇所目としてリカバリーカレッジおおたを開設

そして,いままで多くの方との繋がりのなかでどうにかここまで精神科作業療法に携わることができました.今後はその恩返しの気持ちも込めて,日夜奮闘しているより若い作業療法士に対しても役に立てる仕事をしていきたいと考えています.

読者へのメッセージ

私のキャリアを振り返ったとき,常になんとなく目指す理想の姿はあったものの,明確に「未来の姿」を思い描きながらバックキャスト思考で緻密に過ごしてきたわけではありませんでした.

子どものときから,人の役に立つこと,社会の役に立つことに価値を置き,そうした人や社会に対して貢献できる姿を理想としてはいたものの,**その過程は思いどおりに進むことはほとんどなく,その多くは挫折と偶発的要素が大きく影響しながら現在に至っている**と感じています.また,いつの時代も共通していたのは,そのときに所属する環境のなかで腐らずに試行錯誤をしていると,支えてくれる恩師や仲間が現れ,歩みを継続できたということです.

読者のなかには,いまの仕事に戸惑いや葛藤を抱いている人もいるかと思います.そんなときは自分の理想の姿に正直に,時にはその環境から一歩外に踏み出してみてはどうでしょう.そこには新たな出会いがあり,その先にはいまの自分が思いもしていないような素敵なキャリアが待っているかもしれません.

🍂 清家先生のキャリアから読みとれること 🍂

　清家先生のキャリアでは，常に「人」への関心が強いことが一貫した特徴のように思います．また負けず嫌いな性格は，自身の活動や成果の質を上げることに貢献しているように感じました．そこに好奇心や，努力の持続，人々との繋がりが相まって，新しいチャンスをつかんでいく様子も見てとれます．変化の激しい時代においては中長期的な目標を立てることが難しいと感じる読者も多いはずです．そんななかで既存の常識にとらわれず，短期スパンでバックキャスティングを繰り返しながら，見える範囲での目標を着実に達成して，自分軸でキャリアを切り拓く清家先生のキャリアの描き方には大変参考になる部分が多くあります．

（爲國）

EPISODE 10
自己決定が加速させるキャリアの充実感

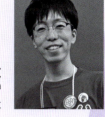

大野 勘太
Ohno Kanta

東京工科大学医療保健学部リハビリテーション学科作業療法学専攻

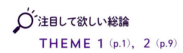

注目して欲しい総論
THEME 1 (p.1), 2 (p.9)

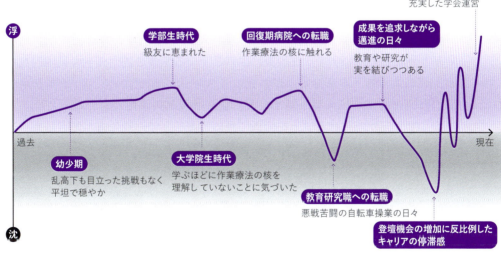

 現在の仕事や活動

　　2018年4月より東京工科大学作業療法学専攻で教育研究職としてのキャリアをスタートさせました．着任時より，身体障害領域における評価学や，客観

的臨床能力試験（Objective Structured Clinical Examination：OSCE）を実施する科目を担当しています．

　作業療法養成課程において国家試験合格は重要命題ではありますが，国家試験合格に偏重した詰め込み式の教育に違和感を覚えたことや，後述する作業療法の専門性に悩んだ私自身や周囲の経験をとおして，養成課程における学びと臨床実践のギャップを埋めるための教育を構築することを大切にしています．

　また，「作業を通した健康の促進」や「臨床につながる作業療法研究の振興」を趣旨に設立された日本臨床作業療法学会の理事を務め，2020年からは同学会の学術誌『日本臨床作業療法研究』の編集委員長を拝命しました．本誌は，研究や論文執筆の経験が少ない初学者の投稿も受け入れることを前提に創刊され，教育的かつ建設的なコメントをしていただく査読者のご協力もあり，年間20編前後の論文投稿を受け付けています．論文投稿の敷居は下げつつも，学術的に一定の質は保つことで，作業療法領域における研究の裾野を広げることに貢献できているのではないかと考えています．

なぜ現在のキャリアに至ったのか

1　養成校入学前

　両親と兄の4人家族で育った私は，幼い頃からわれながら「手のかからない子」だったと思います．建設業に従事している父親の国内外への長期的な単身赴任によって，専業主婦の母と兄の3人で過ごす時間が多く，家事を手伝いながら学校での出来事を話すなど，自然と母との距離が近くなっていました．また，兄が怒られる様子を間近で目にすることで，親に喜んでもらえる選択肢に鼻が利く**末っ子ならではの小器用さ**が磨かれていきました．

　家庭内で決して窮屈な思いをしていたわけではないですが，学校でも求められる枠のなかで**要領よく振る舞い，及第点を取り続けることで安心感を確保すること**に居心地のよさを感じていました．そのため，怒られることへの耐性がなく，時折些細な注意を受けるだけでも落ち込んでしまうこともありました．

　しかし一方で，**妥協は許さない負けず嫌いな一面**も持ち合わせていました．友人がいとも簡単にこなす逆上がりが自分にできないことが悔しくて，暮れなずむ公園で兄と一緒に練習を重ねたこと（図1）や，通っていたスイミングスクールのバタフライの進級試験に落ちたときには，悔しさのあまり休日に父を連れ出して市営プールで特訓をしてから再度試験に臨むこともありました．

　このような性格もあり，進学先を決める際には教師の推薦や自分が探した選択肢のなかから，手が届く確実性の高いことを重視した意思決定をしてきまし

た．いずれも決して妥協した選択肢ではありませんが，「身の丈に合っている」と言い聞かせることで確実性の低い受験戦争に挑まなかった自分を正当化しているようにも思っています．

安定志向が強かった学生生活では，春が来ることがとても苦手でした．新年度，新生活と何かと「新」という言葉が溢れ，満開の桜を見ると自分も変化や挑戦を迫られているような気がして，焦燥感で胸が苦しくなることもありました．しかし，**焦りながらも持ち前の負けず嫌いな性格が影響**して，置かれた場所のなかでは上を目指すべく部活や勉学に励んでいました．

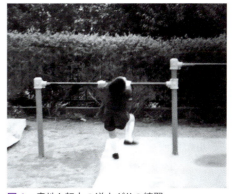

図1　意地と努力の逆上がりの練習

作業療法士を目指そうと思った原体験を思い返してみると，小学校の頃に特別支援学級の友人の発言や行動がからかわれていることに強い違和感を覚え，「何でもいいから役に立ちたい」と，グループ分けの際などに一緒に過ごすことを立候補していた経験のように思います．

からかわれていることに対して障害や特性によってうまく言い返すことができないでいる友人の様子に，幼いながらに世界の不条理を感じていました．フェアなことばかりではない世界のなかで，自分がかかわる範囲の誰かにだけでも役に立ちたいと思っていました．

しかし，「特性に依らずにみんなで一緒に楽しく過ごしたい」「何か役に立ちたい」と思いながら友人と一緒にいても，自分にできることは限られ，結局は教師に対応を任せていることに無力感を抱いていました．これらの体験もあって，医療福祉系の専門職として看護師を目指そうと思い，高校3年生まで進路選択用紙には看護学科を記載していました．

一方で，母親がパッチワークなどの手芸を趣味としており，幼い頃からカラフルな刺繍糸や布地が家に溢れていたこともあり，織物や布のデザインを行うテキスタイルデザイナーにもなりたいと考え，美術系の進路にも興味をもっていました．しかし，安定志向が強い私は，業務内容が想像しやすく「手に職を」という巷に溢れる進路選択の理由に吸い寄せられるように医療職である看護師を目指しました．

しかし，高校3年生の夏休みに看護学科のオープンキャンパスに行ったついでに立ち寄った作業療法学科のブースで，「ものづくりをとおして人々を健

康にする」というパンチラインが目に飛び込んできました．いまでこそものづくりだけが作業療法の中核ではないことを理解していますが，高校生の私の脳内には「ものづくりをとおして人の役に立てる」というなんともおあつらえ向きな方程式が完成し，作業療法学科の門戸を叩くこととなりました．

2　在学中

　私が入学した養成校は定員数が 20 名と少数であり，教員との距離感も非常に近いことが特徴でした．優しく穏やかな級友にも恵まれ，入学当初から何をするにもクラス 20 名で行動することが多く，月に一度は打ち上げと称してクラス全員で互いの労をねぎらいながら団結力に磨きをかけていました．誰に頼まれることもなく 4 年間をとおしてほぼすべての打ち上げを企画していましたが，自分自身が純粋に楽しんでいたことはもちろん，**友人が楽しみ，クラスの思い出が積み重なっていくことに価値を感じていたと思います**．

　学業面では，持ち前の小器用さを発揮して一定の成績を修めることができましたが，3 年次の評価実習にとても苦戦をしました．当時，疾患や評価に関する知識を頭では理解していたものの，「作業療法とは？」という問いに自分なりの解を持ち合わせていませんでした．そのため，初めての長期実習で右も左もわからない状態で，何から手を付ければよいのか糸口さえも見出せないまま時間だけが経過していきました．

　そんななかでも，担当させていただく事例のニーズを大切にしたいと考え，「麻痺した右手では将棋の駒が動かしにくい」「家で待たせている妻に申し訳ない」などの生の声を反映させてレポートを書き進めていました．しかし，指導者の添削でこれらの個人因子に相当する箇所は大幅に削られ，心身機能や身体構造の情報を中心とした病態の解釈についてのレポートに仕上がってしまいました．

　作業療法の道を選んだ原体験でもある「人の役に立ちたい」という思いが否定された感覚になったものの，実習を通過することを優先に指導者からのコメントに迎合し，主張を飲み込んでしまった自分の不甲斐なさに帰り道の自転車で涙したこともありました．ただ，どうしても納得することができなかったので，実習終了後には実習中に完成したレポートとは別に，自分なりに事例の希望や個人因子を織り交ぜた別のレポートを作成し，事情を説明して 2 種類のレポートを学校に提出しました．

　枠から大きくはみ出る勇気はなかったものの，及第点を取り続け，学業面だけで見れば集団の上位をキープしてきたプライドも構築されていたので，目上の立場の人間に対しても反骨精神をむき出しにする，われながら生意気な学生だったと思います．

信頼のおける級友とともに切磋琢磨し，先生方からの丁寧なご指導もあって卒業時には首席学生優秀賞を受賞しました（**図2**）．卒業式で親に晴れ姿を見せて感謝を伝えられたことに喜びは感じたものの，自分自身ではよい成績を修めることができたのも仲間の支えがあってこそであり，**自分の成果として大きな達成感は得られていなかったのが正直な思いです**．

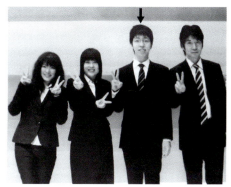

図2　恩師の指導を受けながら勉学に励んだ学生時代

むしろ，同じく卒業式で学外活動に精力的に取り組んだことを表彰された友人を見て，興味関心の解像度が高く，ひた向きに行動している姿がまぶしく見えていました．「ありたい作業療法士像」の輪郭が不明瞭なまま作業療法士としてのスタートラインに立ってしまったことに不安を拭いきれずにいました．

3　卒業〜現在

・臨床から大学院進学

家族の健康面や修学資金の返済義務免除条件などの都合もあり，県内の自宅から通勤できる急性期の総合病院に勤務することを選択しました．作業療法士が私を含めて3名のみで，新入職者が私1名だったため「最年少」というポジションを最大限に行使して，職種を問わずに先輩に質問をしながら研鑽をするようにしました．また，協会主催の研修会には極力参加するようにし，そのほかにもインターネットで目に留まった勉強会には手当たり次第に参加していました．

これらの研鑽の原動力となったのは，自分だけでは解決困難な多くの壁に衝突する臨床実践に少しでも活路を見出したいという気持ちでした．しかし，具体的なキャリアプランを描けていない当時の自分にとっては「勉強をしている」という事実に安心感をもちたかったように思います．そのため，身銭を切って勉強会に時間や労力を費やしていることに満足し，瞬間的な学びに止まっていたように思います．

卒業してから数か月が経過したある夜，職場からの帰り道に，突然大学時代の恩師から電話がかかってきました．「卒業生に大学を盛り上げてもらいたいという思いがあるので，卒業後も一緒に研究をしてみないか？」というお誘いでした．研究の具体的な取り組み方などはイメージできていませんでしたが，

お世話になった恩師からの思いもよらないお誘いに意気揚々と二つ返事で快諾し，すぐに学校を訪ねる日程のアポイントをとりました．

そこから，学部生の卒業研究でもテーマにしていた運動イメージに関する研究に取り組みました．恩師の支援を受けながら，学部生時代の卒業研究を日本作業療法学会に演題登録し，卒後2年目からは毎年学会発表をすることもできました．また，恩師の手厚い指導のもと卒業研究の英語論文投稿にも挑戦し，初めて掲載された主著の論文が英文雑誌となりました．

継続して研究活動に取り組んでいくなかで，将来に教育研究職に就くことも見据えて卒後3年目に大学院修士課程への進学を決意することとなりました．指導教員の進言もあり，大学院在籍中はフルタイムの勤務ではなく，週3〜4日の非常勤職員として勤務することとしました．非常勤勤務となったことで給与が下がりはしましたが，それまでの貯蓄もある程度あり，日々の生活には困らない程度の収入は確保することはできました．

修士課程では，上肢の日常使用を促進するためのアプリケーションツール（ADOC-H）の開発を研究テーマとしました．大学院生活では，指導教員がアルバイト雇用という形で，研究データ管理や研究関連の事務手続きなどの機会を与えてくださり，研究を企画，運用するうえで必要となる懸案事項について体験することができました．

・作業療法の核を求めて再び臨床現場に

大学院を修了する頃に，指導教員から教育研究職に就く道も進言されました．しかし，研究や研修会などで出会った全国の作業療法士は誰もが自身の追究する領域が明確になっているように見えたと同時に，自分の進みたい方向も曖昧で「作業療法の核」を真に理解していない思いが大きくなっていました．「作業療法の核」をわからないまま教育に携わることは不誠実になると考え，初めて指導教員の進言に反して全国でも有数の作業療法の専門性を重視した実践をしている回復期リハビリテーション病院に就職することとしました．

学会や研修会で出会った既知の友人や後輩も数名在籍しており，入職前から職場の雰囲気について情報を得ることはできましたが，「卒後6年目での中途入職」「大学院修了者」「あの指導教員の教え子」という名ばかりの肩書に期待値を高く設定されているのではないかと不安を抱えていたことを覚えています．

徐々に業務にも慣れ始めるとともに，チームリーダー，副主任と責任のある立場を任されるようにもなりました．なかでも，大学院で研究に触れていたという私自身の強みとして学会の抄録添削や発表資料の作成指導などを任される機会が多くありました．日々の実践はもちろんのこと，事例報告にまとめていく過程をとおしてクライエントの作業を最大限に尊重した作業療法に触れるこ

とができ，十分に会得したとは言えないにしても，作業療法の核に触れることができた気がします（図3）.

しかし，振り返るとこの時期は後輩の事例報告の指導に注力し，自分自身の研鑽やスキルの更新にコストを割く機会が減っていました．自分自身がまだまだ成長の途上段階であるにもかかわらず，後輩から指導を求められることに気をよくしていました．もちろん後輩指導から得られることはたくさんありますが，自分自身の挑戦や成長という観点からは停滞していた時期だったように思います．

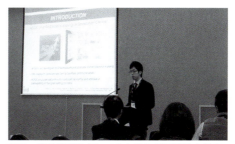

図3　臨床現場に戻ってから挑んだ国際学会発表

・教育研究職への転職

自分でも「いつか教育研究職の道へ」という思いはあったものの，踏ん切りがつかずに具体的な転職活動はしていない状況でした．大学院時代の指導教員と回復期リハビリテーション病棟での上席から，おふたりが在籍している養成校への就職をご提案いただきました．

病院勤務の3年間をとおして大学院を修了したときに抱えていた「自分は作業療法を知らない」という煩慮は薄れ，自分にも作業療法を教える資格があるのではないかと思えるようになりました．また，これまでのキャリアにおいて絶大な信頼を置く2人の恩師に道標を示していただいたことが嬉しく，挑戦しようと思うことができました．人生の転機となる決断において，不確定要素の強い冒険よりも安心感を求めたい私にとっては，恩師が2名も在籍するまたとない環境でもありました．

大学では，着任年度より年間3科目を担当することとなりました．私自身が学部生時代に作業療法の専門性を十分に理解できないまま臨床実習や卒業後の臨床実践で悩んでいた経験から，学生には教科書や論文の知見を伝えるだけでなく，作業療法の臨場感を直に体感してもらえることを心がけていました．なかでも学生からの評判がよかった講義として自負しているものとしては，「身体機能評価学演習」という科目で，各種評価の概要や採点方法について動画を作成し，スマートフォンでいつでも視聴できるように配信したことです．

動画編集の経験がほとんどなかったこともあり，毎週深夜まで動画作成を行う自転車操業の日々でしたが，「実習中に大野先生の動画を繰り返し見ました」「卒業してからもたまに大野先生の動画を見返します」などの声を聞くこともあり，臨床に即した活きた学びを提供できたのではないかと嬉しく感じました．

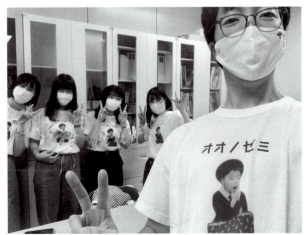

図4 ゼミ生が誕生日に作ってくれた記念Tシャツ

　本学では，卒業研究として学生1人ひとりがテーマを決めて研究を行います．基本的には私自身の研究テーマに派生した内容の研究を共同研究者として担当してもらうようにしています．実際に私が無事に博士課程を修めることができたのも学生たちの協力があってこそでした（図4）．
　また，卒業研究の多くは学術論文として投稿を行い，国内外の学術誌に掲載されています．作業療法関連の国際雑誌のなかでも権威のある American Journal of Occupational Therapy に掲載された研究も複数あり，掲載通知が届いた際には彼らとの努力の日々が実を結んだことに喜びもひとしおでした．

・学術大会の企画，運営

　驕りかもしれませんが，ここまでの私のキャリアを見て，着実に実績を積み重ねているように感じられる方もいるかもしれません．しかし，卒後にも研究活動を継続できたこと，教育研究職への転職など，訪れるキャリアの分岐点ではいずれも恩師からの金言を享受してきたという意識が強く，**「ただ運がいいだけ」「実力に不相応な実績」**という思いを拭うことができませんでした．
　新たな道を開拓し続ける恩師の姿を目の当たりにし，漠然と自分も「何者かになりたい」と思い続けてはいたものの，枠からはみ出て挑戦することができず，実は何も培っていないような不全感を抱くようになりました．しかし一方で，都度与えられた打席には立ち続け，その場で求められる及第点は出し続けるように自分なりに努力をしていた自負もあるので，極度に自己有能感が低いわけではありませんでした．また，時々に師事を仰いでいた恩師や周囲の環境には感謝の念しかなく，隷属しているといった負の感情を抱くことも一切ありませんでした．

このようなキャリアに関するくすぶりを感じ始めたきっかけの1つに，コロナ禍に伴って学びがオンライン化し，全国各地の研修会や学会の講演に講師として招聘していただく機会が増えたことがあります．人前で話すことで周囲からは「先生」と呼ばれる機会は増えましたが，自分が提供できることはお膳立てされた環境のなかで寄せ集めたものでしかなく，自分で自分を消費しているような感覚に陥りました．

　これまでよい成績を修めることや学術論文の執筆などでどんなに他者に認められたとしても，自分で自分を肯定することができなかった理由は**「ありたい自分」について長期的な視点で自分に向き合い，キャリアを自己決定してこなかったから**だと気づきました．

　そんな折に私のキャリアにとって重大な転機が訪れました．それは2024年3月に開催された日本臨床作業療法学会の第9回学術大会の大会長への立候補です．本学会の学術大会は年に一度の頻度で開催され，全国各地の同じ志をもつ作業療法士が一堂に会し，私も第1回大会より運営にかかわっていました．

　また，第8回までの学術大会は，大学院生時代の指導教員や臨床家時代の責任者など，尊敬する恩師が大会長を歴任しており，その後を継ぐことは逃げ出したくなるほどの重厚なプレッシャーでした．新型コロナウイルス感染症の流行の影響から，直近の第7回と第8回の学術大会はオンライン開催であり，本学会としては3年ぶりとなる対面開催となったことで，SNSのタイムラインに漂う参加者の期待値も高まり，さらに私の緊張感を増幅させました．

　大会運営のはじまりは暗中模索の状態ではありましたが，直接対面したことのない方も含めて30名を超える有志が運営メンバーとして立候補をしてくれました．また，各種プレ企画をとおして「自分も運営に参加したい」と，仲間が仲間を呼ぶ形で運営趣旨に賛同してくれたメンバーが協力してくれたことも，自分たちが目指すべき方向は間違いではなかったと実感させてくれました．本業の合間を縫って取り組む学術大会の運営でもあり，幾度となく挫けそうになることもありましたが，常に同じ未来を見て行動をともにしてくれる仲間の存在が私の心の支えでもありました．

　運営メンバーや関係者の皆さんのあたたかいご協力に加えて，参加者の熱意ある参加も受けてありがたいことに大きな盛り上がりとなり，本学会の演題登録数としては過去最多の115のエントリーがありました．そして，学会当日は469名の参加登録があり，うち105名は作業療法学生といずれも歴代最多の記録を残すことができました．もちろん数がすべてではありませんが，自己研鑽が待遇に直結せず是非が問われる療法士業界において，学びのボーダーを引き下げることができたことを大変光栄に感じています．

周囲からの進言を享受しながらキャリアを歩んできた私にとって，学術大会の運営はプロジェクトをゼロから構築する機会の連続でした．用意された打席に立つのではなく，仲間とともに自ら打席をつくり出し，付加価値を生み出していく作業をとおして得られた充実感や高揚感は，これまで「よくがんばっている」という正のフィードバックを受けても感じることができなかった内発的な動機づけの高ぶりを実感させてくれました．私にとって大切だったのは，**ただ「自分には能力がある」という自己有能感ではなく，「何者にも拘束されず自発的に行動している」という自己決定感だったこと**に気づいたのです．

今後の展望

　学術大会の運営をとおして構築された仲間との絆は，物理的な距離を軽々と飛び越えた確固たるものとなりました．学術大会を運営する際に常々意識していたように，学会当日の高揚感だけで終わることなく，同じ温度で切磋琢磨できる仲間とは，学術大会の枠を超えて，臨床実践や研究，教育など幅広い形で連携を深めていきたいと考えています．

　また，私自身がキャリアについて悩み，迷いながらも現状の打破に苦しんだため，自ら開拓し，挑戦し続ける姿勢を示すことで学生がキャリアプランを描くためのヒントを提供できればと考えています．誰かの進言を待つのではなく，仲間の助けも得ながら自分の人生の舵取りをしていきたいと思います．

読者へのメッセージ

　本項の執筆にあたり，キャリアの道程を振り返ったことで，**たとえどんな業績や経験を積み重ねたとしても，自己決定感をもって臨まない限り，主体的な充足感は得られないこと**に気づくことができました．

　学術大会の大会長という転機に恵まれるまでは，敷かれたレールに乗っているだけの自分に嫌気が差し，自分自身が自分を認められずにいました．しかし，仲間とともに試行錯誤を重ねながらも自らの手で舵取りをしていく経験をとおして，徐々に自分のこれまでの歩みも認められるようになりました．たとえ与えられた打席だったとしても，それは私のこれまでの努力や成果を周囲の方々が認めてくれ，私を信じてくれたからこそ託してくれたと思えるようになったのです．

　私が読者の皆さんに最も伝えたいことは，**自己決定感を強く意識することです**．読者のなかには，所属組織のなかで裁量権をもっておらず，上席の指示や

進言を受けてタスクに取り掛かる方も多いと思います．そのような際にも「指示を受けたから」というだけでなく，「自分が取り組む意味や目的」を意識して臨んでもらいたいです．

　自己決定の機会は大学院進学や組織の長への就任，新規事業の立ち上げなどの**特別な取り組みに限った話ではありません．日常の臨床実践でも，そのときに関心のある自己研鑽でも，どんな小さな一歩でも構いません**．長期的な到達目標である「ありたい自分」を具体的に思い描くことが難しかったとしても，自己決定を積み重ねていくことで自分の人生を自分でコントロールしている感覚が養えるのではないでしょうか．

🍃 大野先生のキャリアから読みとれること 🍃

　大野先生のキャリアストーリーからはその真摯で実直なお人柄とともに，恩師や環境に恵まれたがゆえのキャリアオーナーシップ（キャリア自律）を感じづらい環境にあったことが読みとれます．臨床，教育，研究時代などを経て，「学術大会の大会長」という大きな転機において仲間とともに「自己決定に基づいた経験」を積んだうえでキャズム（溝）を越えて自己理解がより深まっていることが素晴らしいと感じました．大野先生の経験から紡ぎ出された「自己決定がキャリアの充実感を加速させる」という力強いメッセージは多くの悩みを抱えている方々への金言となるはずです．

（元廣）

EPISODE 11
挑戦と継続で輝く
——作業療法士としての自己実現

大瀧 亮二
Otaki Ryoji

済生会山形済生病院リハビリテーション部/東北大学大学院医学系研究科

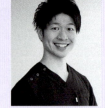

注目してほしい総論
THEME 1 (p.1), 5 (p.27)

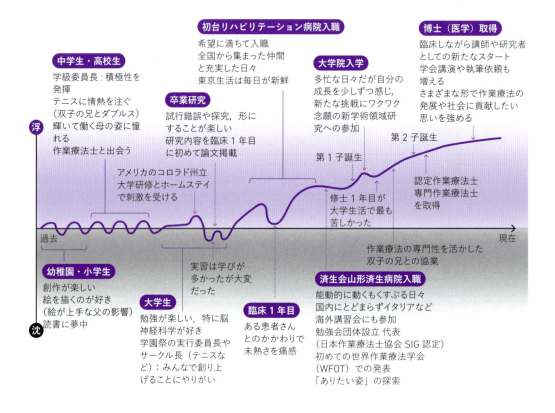

現在のキャリアでの活動

　私は現在，済生会山形済生病院で勤務しています．当院は，急性期から回復期，さらに外来・訪問などの生活期まで，一貫して同一施設でかかわることが

できる点で恵まれた環境です．私は，急性期チームに所属し，脳神経外科部門のリーダーおよびリハビリテーション部の主任を務めています．また，認定作業療法士，脳血管障害の専門作業療法士を取得しております．

一方で，深く研究ができるようになりたいという思いがあり，病院勤務をしながら，東北大学大学院に進学し，博士（医学）の学位を取得しました．現在も，東北大学で非常勤講師として教育にも携わりながら臨床研究を推進しています．特に，大学院生のときから参加していた「新学術領域研究」に注力しています．これは，さまざまな領域の専門家（たとえば脳科学・リハ医学・工学）が手を組み，新たな学問領域を創出し，社会問題を解決することを目指した大型プロジェクトで，私は「身体性システム」や「超適応」の班に加わっています．

臨床でも研究でも，脳卒中の患者さんを対象としたリハビリテーションの新たな戦略を構築したいというビジョンに向かっており，こうした経験や成果をもとに，論文や書籍の執筆，学会発表など，情報発信をさせていただく機会も増えています．私生活では，2児の父として育児にも奮闘しています．

なぜ現在のキャリアに至ったのか

1　養成校入学前

生い立ちと自己分析

私は生まれも育ちも山形県で，双子の弟として生まれました．遊びも勉強も，いつも2人で競争しながら**高め合うことが楽しい**と思っていました．非常に**負けず嫌い**で，兄に負けると悔しさのあまり，よく泣いていました．中学校では，2人で一緒にできるスポーツがしたいと思い，テニス部に入部しダブルスを組み，ライバルから信頼できるパートナーへと変わっていきました（図1）．幼少期から，**1人で何かを成し遂げるのではなく，ともに助け合い，協力して目標を達成することの大切さ**を学んでいたように思います．

私は**好奇心旺盛で，幼少期から絵本や図鑑が大好き**でした．小学生になると特に「世界の歴史」「偉人・発明家の伝記」といった内容にひかれ，目を輝かせて読んでいました．この頃から漠然と，**「この人たちのように夢中になれるものを見つけて，人の役に立つ生き方がしたい．**

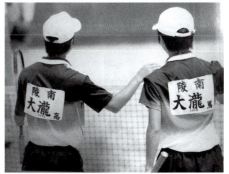

図1　双子の兄と組んだテニスのダブルス（中学，高校の6年間）

世の中に何かを残せる人になりたい」と思っていました．また，絵画が上手で
あった父の影響もあり，絵を描くことや工作も好きで，周囲をよく観察し，頭
のなかに浮かんだものを表現していました．

　振り返ってみると，この頃から，**自分の知らないことを知ること，ものごと
をよく観察して何かを見出すこと，形に残すことが好きだった**と感じます．こ
のような私の性格や価値観は，患者さんをよく観察してともに社会復帰を目指
すことや，自己研鑽・研究活動を続けることに結びついていると感じます．

笑顔で働く母への憧れと作業療法士との出会い

　私の母は，私が通っていた中学校のすぐ近くの病院で働いていました．ある
日，学校で育てた花を病院に届けて飾ってもらう行事があり，花を病院に持っ
て行くと，あるスタッフが私に「大瀧さんのお子さんですね．お母さんはいつ
も明るくて，私たちや患者さんを笑顔にしてくれるんですよ」と話してくれま
した．家では見ることのない母の職場での姿を知り，子ども心にも母を誇らし
く思いました．そんな母から，**人を笑顔にする喜びを学びました**．

　時が経ち，今度は職場体験で同じ病院に行きました．そのとき出迎えてくれ
たのは，母の魅力を教えてくださった方でした．実はこの方は作業療法士で，
まだ中学生だった私に，作業療法の魅力を一生懸命に伝えてくださいました．
私は「こんなにも仕事に誇りをもち，情熱をもって伝えることができる仕事は
素晴らしいに違いない」と感じました．そして，作業療法士になる方法を尋ね
たところ，先生は詳しく教えてくださり，「WFOT 認可校で学び，世界で活躍
できるように」とアドバイスしてくださいました．

　のちに知ることになったのですが，その先生は山形県作業療法士会の会長で
した．いまとなっては，その先生の情熱や知識の深さ，そして，アドバイスの
真意がよく理解できます．この経験から，**アドバイスを素直に実践することの
重要性**を感じ，現在も，**道を示してくれる人たちとの出会いやご縁を大事にし
ています**．

2　在学中

試験や実習対策で大切にしていた「脳科学」

　私が常に興味をもっていたのは「脳科学」です．脳科学者の研究成果は，い
まも私を強く惹きつけます．大学の試験や国家試験の際，「単なる詰め込み勉
強は効率的でない」と感じていたこともあり，脳の仕組みを理解し，「脳科学
の最新知見を活かした勉強方法がより効率的ではないか」と考えていました．
そのため，指定された教科書や国家試験対策の本を読む前に，脳科学に関する

書籍を先に読み漁っていました．

また，脳科学の学びから得た知見は，現在の父親としての子育てにも大いに役立っています．**仕事で学んだことが，自分や家族，お世話になった人々の役に立つことほど幸せなことはない**と心から感じています．今後も，自分にとって価値ある知識やスキルを，身近な人々や社会に還元していきたいと思います．

厳しくも達成感のあった卒業研究

卒業研究は，所属していた学部ではなく，縁があって山形大学医学部で医師の指導のもとで行いました．その先生は非常に厳しい方でしたが，研究の基礎から応用まで幅広く教えていただきました．また，卒業研究の発表前には，外部の研究会や学会で発表する経験もいただき，そこでは**医学だけでなく工学部の人たちから予想外の質問を受け，非常に驚いた**ことを覚えています．

いま思えば，学部生のときから厳しい研究指導を受けたこと，多職種の専門家とともに研究を進めたこと，医療関係者以外の人々とも対話の機会を得たことは，私にとって非常に貴重な経験となりました．

海外に目を向け視野を広げる

「就職したら海外にはなかなか行けないだろう」と考え，大学の研修プログラムを通じてアメリカのコロラド州立大学に行き，ホームステイも経験しました．また，長期休みを利用してイギリスやスペインなど積極的に海外へ足を延ばしました（図2）．

そういった行動は，田舎での生活のなかで，**自分の知らない世界を見てみたいという強い探究心**が原動力となっていたのだと思います．この経験が，就職後も海外に行く際の心理的な障壁を低くしてくれました．

進路選択

臨床実習全般は，担当させていただいた患者さんや出会った人々に恵まれ，充実した時間を過ごすことができました．

一方で，非常にもどかしさを感じた経験もありました．担当した患者さんの希望であった「自分で着替えをできるようになりたい」という目標に向かい，試行錯誤しながら練習

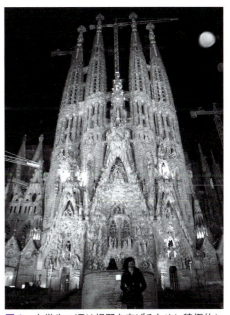

図2　大学生の頃は視野を広げるために積極的に海外を訪れた（スペイン　サグラダ・ファミリア前）

を重ね，ついに着替えができるようになりました．私は患者さんとともに大変喜びましたが，実際に病棟での様子を見に行くと，着替えは自分で行っていませんでした．動作は可能になったものの，ケアスタッフに着替えさせてもらっていたのです．

　これにはさまざまな要因が考えられましたが，私は「多職種の連携が重要だ」と考え，患者さんのできるようになった動作を病棟スタッフに一緒に確認していただきました．しかし，そのときにいただいた言葉は「病棟は忙しくてね，手伝ってあげたほうが早いんだよ．ごめんね」というものでした．私の至らない点も多々あったかと思いますが，患者さんの病棟生活を変えることができなかったことに非常にショックを受けました．病棟スタッフとの連携は個人だけの問題ではなく，病棟・病院における理念の共有やそれに基づく組織風土・体制の構築が重要なのだろうと痛感しました．

　このような経験から，患者中心のリハビリテーションをどうすれば実現できるのかについて深く考えるようになり，学生ながらに患者中心のリハビリテーションを最も実現しやすいと感じたのが，回復期リハビリテーション病棟での実習でした．

　そこで，「せっかくなら回復期リハビリテーションの専門病院に行きたい．どこに行けば成長できるのだろうか？」と考え，インターネットで検索を重ねた結果，東京の初台リハビリテーション病院にたどり着きました．ここでは，早番・遅番を含めた1日全体を通じて，リハビリテーションスタッフが患者さんの実際の生活に寄り添う体制が整えられており，患者さんの主体性や自己決定権を尊重する，真に「患者中心」のリハビリテーション・ケアを提供する病院だと感じました．

　私は，その「患者第一」の理念に魅了され，すぐに見学に行き，決意を固めて就職試験を受けました．県内に残らないことに対する後ろめたさのような気持ちもありましたが，それよりも，後悔のない人生を歩みたいという気持ちのほうが強かったです．「学んだことをいつか山形に還元できる」と信じて，生まれ育った地を飛び出しました．

3　回復期リハビリテーション病院勤務時代

　地方から都会へと場所を変え，回復期リハビリテーションの先駆けである初台リハビリテーション病院に入職しました．全国各地から集まった同僚たちと過ごした時間は濃厚でかけがえのないものであり，知識や技術を共有し，切磋琢磨しながら成長できました．東京での生活は，田舎出身の私にとって新鮮な体験の連続でした．ここで出会った患者さんから作業療法士として大切なこと学びましたので，次に述べていきます．

大事なことを教えてくれた患者さんとの出会い

　臨床1年目のとき，解剖学の書籍を執筆するほどの知識をもつ患者さんを担当しました．

　ある日，その患者さんから，「いま，どんな目的で，どんな根拠をもって，どの筋肉に触れて，どんな刺激を与えているのか説明してください．できなければ，私の自主練習を見ているだけでいい」という言葉をいただきました．

　そのときの私は知識も経験も十分ではないことから自信がもてず，彼の言葉は重くのしかかりました．上司に担当変更を提案され，**自分の未熟さと悔しさで涙が止まりませんでした**．「このまま自分が担当していたら，患者さんにとってよくない．他の療法士に担当をお願いしたほうがいいだろう」という申し訳ない気持ちがあった一方で，「本当にそれでいいのだろうか？」という諦めたくない気持ちとの葛藤がありました．そのような自問自答をしながら，徐々に患者さんに**しっかりと説明できるようになりたい**という思いが強くなりました．

　「悔しさや未熟さから生じる不甲斐ない気持ちは，行動することでしか変えることができない」と学生時代のスポーツや勉強の経験をとおして痛感していたこともあり，気持ちを切り替えることができました．そして，どうすればよいのかと考えた際に「うまく受け入れられている療法士を見学させていただくのが一番いいだろう」と考えました．そこで，担当の理学療法士とのやりとりを見学させてもらい，プログラムの目的や根拠を理路整然と説明している姿を見ながら，私自身も自然と頷きながら聞いており，「自分もこんなふうに明確に目標や根拠を説明できるようになりたい！」と感じ，改めて目標設定と根拠の大切さに気づいたのでした．

　それからは，毎日家に帰って，翌日の作業療法プログラムを計画し，根拠をしっかり説明できるように入念に準備しました．最終的に，その患者さんから厳しいながらも，彼の書籍や活動について教えてもらうことができ，心を開いてもらえたと感じました．彼からは，**目標の共有，根拠に基づくアプローチ，そしてしっかりとした説明の重要性**を学びました．

　もう1人，印象に残っている患者さんがいます．この方は脳卒中による重度の麻痺があり，ほとんど手足を動かすことができませんでした．当時，私は，患者さんの大切な作業の実現と日常生活動作の自立を重視していました．結果として，装具や福祉用具を使用して身辺動作の自立度は向上し，目標としていた「PCを使った仕事」や「Web会議への参加」を達成できました．

　そんなある日，それまで一度も動かなかった麻痺側の手指がわずかに動いた瞬間がありました．長い間練習を重ねても動かなかった指が動いたのです．その瞬間，患者さんの目から涙が流れ，「動いた……やっと自分の体だと感じられた」とおっしゃいました．それまでは笑顔で一緒にできたことを喜んでいた患者さんですが，そのときは動いた指をじっと見つめ，何度もゆっくりと動か

していました.

　リハビリテーションが「その人らしさの復権」を目指すならば，**患者さんが自分の体を自分のものと感じられることは，その人らしく生きるための重要な要素の1つではないか**と考えるようになりました．この時点では言語化できませんでしたが，「その人らしさ」を考えるとき，ICF（国際生活機能分類）で言及される機能・活動・参加・環境因子・個人因子のほかに，もう1つ**「大切な何か」**があるのではないかと感じるようになりました．

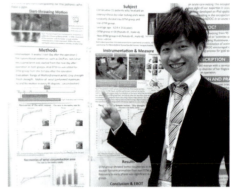

図3　初めての国際学会での研究発表（WFOT 2014）

　そのほかにも印象的な経験は数多くありますが，共通しているのは，それぞれの患者さんに真剣に向き合い，そこで得た学びは，あとに続く多くの患者さんとのかかわりにも役立つということです．つまり，**目の前の1人ひとりに全力で取り組むことが，最終的にはほかの多くの人のためにもなる**ということを実感しました．

　その後も初台リハビリテーション病院で働き続けたい気持ちを強くもっていたものの，さまざまな事情が重なり，悩みに悩んだ結果，地元に戻ることになりました．そして，私が東京から山形への転居を控えていたとき，担当していた博学な患者さんから励ましの言葉をいただきました．「私や同じ境遇にある人たちのために役立つ研究をぜひ行ってください．論文になったら必ず読みますよ．大瀧先生なら，目の前の患者さんだけでなく，多くの人々を幸せにできるはずです．ぜひ大学院に行って，海外での挑戦も考えてみてくださいね」．**この言葉はずっと私の心に残っています**．

　そして，私が初めて国際学会で発表し，国際誌に論文を掲載できた際，**「やっと患者さんとの約束を果たせた」**と感じました（図3）．この経験から，**「人が喜ぶこと」「誰かのために役立つこと」は，私にとって何よりも価値がある**ことだと実感し，**日本国内だけでなく，世界に通じる水準で**，多くの人に喜んでもらえるような研究を続けていきたいと思うきっかけになりました．

ないことを嘆くのではなく，自分たちで創り出そう

　悩みに悩んで決断した帰郷でしたが，「これでよかったのだろうか……」と思うこともありました．しかし，**「自分が選んだ道をこれでよかったと思えるように，行動するしかない」**と自分に言い聞かせていました．また，「患者さ

んのためにも，自分のためにも，知識・技術に自信をもてるようになりたい」という思いがありました．

　また，当時「学んだことをいつか山形に還元できる」と信じて上京したものの，山形に帰ってきたときの私はどうかと言えば，「何者でもない自分」がそこにいました．つまり，何かを伝え，変えられる，山形に貢献できるような存在にはほど遠い状態でした．そのような自分と**ありたい姿とのギャップに苦しみました**．

　この理想と現実を埋めるために，書店に足を運んでは大量の書籍を購入し，わからないことは論文を読み漁り，もがきながら１人で学会参加・発表などもしていました．藁にもすがる思いで勉強するものの，手応えがありませんでした．**１人でどんなにがんばっていても，自分がいまはどんな位置にいるのか，どこに向かっているのかわからなくなっていたのです**．そのときの私は１人で問題解決をしようとしていたのだと思います．

　そのような過程のなかで，断片的な知識をつけるよりも，ある程度体系的な知識や技術を学ぶために研修会へ参加するのがよいのではないかと考えました．しかし，東京から故郷の山形に戻ったとき，地方の勉強会の少なさに直面しました．当時はまだオンライン研修会が普及していなかったため，私は週末になると全国を飛び回り，さまざまな勉強会に参加し続けました．そのおかげで自分自身の知識・技術は向上していきましたが，一方で，**「自分だけが変わっても病院全体や地域が変わらなければ，患者さんにとって本当の意味で有益なことにならないのではないか？」**と考えるようになりました．初めは学んできた知識を共有する伝達講習を行っていましたが，それだけでは参加者が増えず，継続性に欠けることを痛感しました．

　徐々に「変化が必要だ．全国でお会いした先生にお願いして，山形に来ていただけないだろうか？」と考えるようになりました．ただ，著名な先生は大変お忙しいわけですから，会ったこともない人からの依頼は受け入れてもらえないだろうと考え，まずは自分自身の足で全国の著名な先生に会いに行き，研修会や学会でご挨拶してから相談させていただきました．そして，**想いに賛同してくださる先生が山形に来てくださるようになりました**．

　さらに私は，学んだことを形に残すため，自らが代表を務める団体を立ち上げ，2016 年に日本作業療法士協会の認定団体（SIG）として登録されました．

　この一連の経験から，**「ないならば，自分で動いて創る」**という教訓を得，**持続的な努力と信念により，協力者や支援者を見つけることができる**と学びました．このようなステップは，現在の他分野との共同研究や多施設共同研究に取り組む行動力の基礎になったと思います．当時の勉強会でともに活動した仲間たちも，さまざまな分野で活躍し，新たな道を切り拓いています．

4　大学院進学〜現在

新しい学術領域との衝撃的な出会い

　ここまでにも触れてきましたが，私は一貫して脳科学への関心をもち続け，また，多くの患者さんたちのために**もっと自分にできることはないか**と思い続けてきました.

　このような探求のなかで，2016 年に**「身体性システム（embodied-brain system）」という新学術領域研究に出会い，その内容に衝撃を受けました.** 整形疾患や脳卒中後の麻痺などのさまざまな疾患・障害に共通した問題として，脳内の身体表象や身体意識が関係するのではないかというものでした.

　この新しい学術領域との出会いは，これまでの**臨床経験で言語化できずにいた「大切な何か」にやっとたどり着いた感覚**がありました.「この分野を深く探究したい」と強く感じ，身体性システムのリハビリテーション医学班の班長を務めていた出江紳一教授（東北大学大学院）のもとで研究を進めることを決意し，**大学院への進学という新たな挑戦の道**を歩み始めました.

　このとき，私は結婚して第 1 子も生まれていました. そのため，家族に負担をかけてしまうことに対して申し訳ない気持ちもありました. しかし，妻は私が大学院に行くことをずっと応援してくれており，進学の相談をした際も，後悔しない選択をしたほうがよいと背中を押してくれました. だからこそ，**家族に感謝し，必ず現場に役立つ成果を出そう，家族のためにも在学期間を延長せずに規定の年限で終えようと，よりいっそう決意を強くしました.**

大学院入学後

　博士前期課程へ進学したのは 2017 年のことです. その 1 年後に，第 2 子が誕生しました. 家族との時間を大切にしつつ，日々の臨床業務，修士論文の執筆，論文発表会，そして博士課程進学に向けた試験勉強と，多忙をきわめました. 日中は臨床業務に従事し，夕方からは大学院の研究や家事に取り組みました. 家事では，皿洗い，風呂掃除，子どもとのお風呂，部屋掃除などを担当しました. 遅く帰宅した日でも，静かに皿洗いや部屋の片付けを行うことがありました. 時には，おもちゃを片付けながら力尽き，そのまま寝落ちすることもありました.

　もちろん論文執筆も困難をきわめました. 捻出できる時間は限られていたため，移動時間を利用して執筆を進める工夫をしました. たとえば，大学から駅まで，または自宅までの 30 分間の徒歩移動中も，アイデアが消えないようスマートフォンの音声入力機能を用いてメモをとり，電車での移動中や夜中にそれを文章にまとめました.

　これらの経験から，自分自身をどう管理し，限られた時間で最大限の成果を

出すかを学びました．**やる気に頼らず，感情に支配されることなく，行動し続ける方法を見つけることと，その習慣化の重要性**を実感しました．体力的に大変なこともありましたが，家族や職場など大切な人たちの応援に応えるためにも，なんとしても成し遂げようという強い思いがありました．そのため，最後まで諦めることなく走りきれたように思います．支えてくださったすべての方々には感謝してもしきれません．

大学院博士後期課程の修了と研究者・非常勤講師としてのスタート

　2023年に東北大学大学院の博士後期課程を修了し，博士（医学）の学位を取得することができました．病院に勤務しながら大学院に通った6年間は長いようであっという間でした．学位記授与式にて学位記を受け取り，これまでの大学院生活が一気に思い出され，目頭が熱くなりました（図4）．

　入学前は，「病院で働きながら県外の大学でやっていけるのか？」という不安もありました．それでも，**現場で働きながら臨床に活きる研究がしたいという気持ちが強く**，社会人大学院生として通わせていただきました．

　しかし，1人でできることは限られています．研究を通じて，人のあたたかさ，やさしさを深く実感する期間となりました．国際学会での研究発表，英語論文や書籍の執筆，医工連携や科研費の新学術プロジェクトの一員としての参加など，**たくさんの挑戦をさせていただき，それにより新しい景色が広がりました**．それらをとおして，国内外で活躍する優秀な研究者たちとの貴重な出会いもあり，大学院での経験や出会いは，私の人生の財産になりました．

　お世話になった教授からは，「論文を書くのはもちろん大事ですが，**それらの成果を社会実装することが何より大事**です」と教わってきました．臨床現場を変え，よりよい社会や世界の構築に貢献していこうと思いました．そして，「明るく豊かな未来をつくれるよう，動き続けたい」と決意しました．

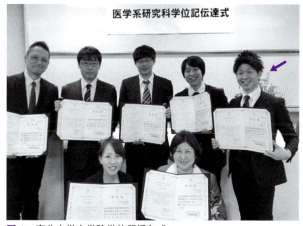

図4　東北大学大学院学位記授与式

今後の展望

　これまでの歩みを振り返り，自分の核となる価値観や心が満たされる瞬間を深く理解できました．また，尊敬する方々との出会いによって，私の理想とする「ありたい姿」がより鮮明になりました．それは，「国際的に活躍できる水準の知識・技術・思考力を備えた高度な専門性とともに豊かな人間性をもち，職種や領域を超えて必要とされる存在」です．
　そして，「臨床・研究・教育・開発など，多様な分野の相互作用を通じて新たな価値を創造し，それを社会に還元できる人物」でありたいと考えています．これからの道のりにはさまざまな困難もあると思いますが，**諦めずに挑戦を続け，自分だけでなく家族や周囲の人々とともに輝く人生を実現したい**と強く願っています．

　この自己実現への旅は，これからも続きます．目標に向かう一歩として，まずは「いまできること」を地道に行っていきます．具体的には，所属している東北大学の医学部だけでなく，工学部をはじめとする**他領域との領域横断的な共同研究**，さらに，**企業と協力した医療機器のプロジェクト**を推進していきたいと思います．
　また，ここまでに紹介しきれませんでしたが，双子の兄との協働にも取り組んでいます．「世界ゆるスポーツ協会」のゆるスポーツの開発です．紙幅の都合で詳細は割愛しますが，興味のある方はぜひ調べてみていただけると嬉しいです．
　こうした異分野との協働も私にとって重要です．作業療法の視点を活かし，社会への貢献を目指していきます．講演や書籍の執筆機会も増えており，このような活動をとおして作業療法の根幹にある「作業」の価値をより一層高め，作業療法の「未来」と「可能性」を社会に感じてもらえるように活動していきたいと考えています．これからも自分のありたい姿を目指して**「挑戦」**と**「継続」**を心がけ，前進していきます．

読者へのメッセージ

　日常の些細なことからでもよいので，ぜひ何かに挑戦していただけたらと思います．挑戦と言っても大げさなことではなく，1人ひとりの置かれた環境で小さな変化をつくることから始めてみてはいかがでしょうか．
　必ずしもすぐにうまくいくとは限りませんが，継続していれば，少しずつ自分のありたい姿に近づくことができると信じています．継続するためには，や

はり好きなこと，やりがいを感じること，自分にとって価値があることであれば，時に困難なことがあっても乗り越えられるのではないかと思います．

　私自身もそのような挑戦のなかで得られた経験，人との出会いによって成長できたと思っています．私の歩みは目新しいキャリアではないかもしれませんが，小さな挑戦を続けることで築ける未来もあると思います．私の経験が皆さんの新たな一歩を踏み出すきっかけになれば幸いです．

🌿 大瀧先生のキャリアから読みとれること 🌿

　誰も真似できないほどのパワーで次々と挑戦し，高みを目指して継続していく大瀧先生のキャリアの源泉がいままでかかわってきた「患者さんとの出会い」だったということが伝わってきます．「悔しさや未熟さから生じる不甲斐ない気持ちは，行動することでしか変えることができない」という彼の学生時代からの教訓もこれまでの歩みを後押ししてきたのでしょう．文中の「ないことを嘆くのではなく，自分たちで創り出そう」という力強いメッセージは現状に対してなんらかの「ゆらぎ」を感じている多くの方に届いてほしいものです．

（元廣）

EPISODE 12
"おもしろそう"に導かれるまま
経験からしか学べない不器用な自由人

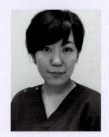

大松 聡子
Ohmatsu Satoko

前・国立障害者リハビリテーションセンター病院
リハビリテーション部再生医療リハビリテーション室

注目してほしい総論
THEME 4 (p.21), 6 (p.33)

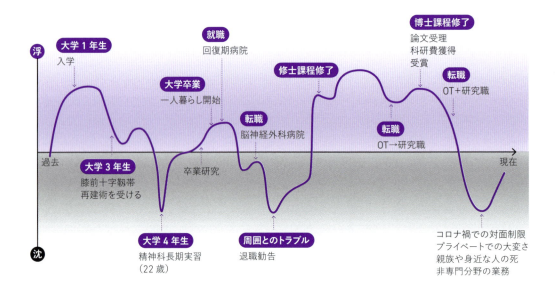

現在の仕事や活動

　私は執筆現在，脊髄損傷や脳卒中，神経変性疾患を対象としたリハビリテーションに従事しています．また，慢性期の再生医療治験にも携わっており，再

生治療後のリハビリテーションや経過を詳細に把握するための計測や解析，情報収集なども業務の一環です．

さらに高次脳機能障害，特に半側空間無視やしばしば合併する視野障害についての研究や，国内外の学術誌の査読対応なども業務の一環として行います．そのほかにも，依頼された講演や研修会講師，書籍の執筆，所属する学術団体での役割や研究協力，Web 記事の執筆などにも取り組んでいます．

 ## なぜ現在のキャリアに至ったのか

1　養成校に入学するまで

私は1人っ子で，ぼんやりとおとなしい子どもでした．幼稚園の頃，意地悪されていても気づかないほどポケーっとしていたようです（笑）．親からすると，唯一の子どもが心配で仕方なかったことでしょう．

公立小学校に行ってもいじめられると考えた親は，私を小学校から私立に通わせました．また，母親はとても教育熱心で，1人っ子だった私は，親の想いに応えるため，小学生にもかかわらず夜遅くまで塾や自宅で勉学に勤しみ，なんとか志望校に合格することができました．

そして，その小学生時代に，私の友人がいじめに遭いました．

あるとき，その友人から「私はいじめられているから，私とかかわっていると逆にあなたがターゲットにされてしまうかもしれない．私のことは気にしなくていいから自分の身を守ってね」というような内容のことを言われました．「いまは狭い世界で生きていかないとならないけど，これからどんどん世界は広がるから．だから私は大丈夫」とも．その友人の気丈な態度に私は強烈な興味を抱き，**外から見ているだけでは計り知れない人の心について考えさせられる**エピソードとして，いまでも鮮明に覚えています．

このエピソードと，教育熱心な両親の期待を受け，次第に精神科医に興味を抱くようになりました．

中学3年生までは比較的成績はよく，そのままいけば医学部も目指せる状態だったのですが（自分で言うな），とある理由で理学療法士にも興味を抱くようになりました．所属していたバレーボール部で前十字靱帯を損傷し，そのときに担当してくれた理学療法士がイケメンで格好よく，当時の私にはとても魅力的な仕事に思えたという，なんとも単純な理由です（笑）．

しかし，良好だった成績も，高校に入った頃からどんどん落ちていき，塾に通うようになりました．そこでアルバイトとして勤めていた広島大学の理学療

法学専攻の方に出会いました.

　中学時代に興味をもっていたことから，どんな勉強をするのか，どんな学生生活なのか，いろいろと聞くなかでどんどん憧れが強くなっていき，精神科医のことはすっかり忘れ，広島大学の理学療法学科を目指すことになりました．**明確な強い意志とはほど遠く，身近な人に流されやすかった**んだと振り返って考えると思います.

　そこからは志望校への合格に向けて，追い込みをかけ万全を期しました．ですが，センター試験（現在の共通試験）の点数が思うようにとれず，理学療法学専攻は論外，同じ保健学科の作業療法学専攻も難しいと学校の先生から厳しいお言葉をいただきました.

　そこで私は初めて作業療法の存在を知りました．調べてみると精神科にもかかわれることがわかり，理学療法から一気に関心が作業療法に向きました．2次試験に関してはわりと自信があったので，そのまま作業療法学専攻を受験し，結果として，なんとか合格することができました.

　学力の問題から，結果的に作業療法学専攻にギリギリで引っ掛かったという，なんとも情けない流れですが，小学校受験，大学受験と，ギリギリですが合格ラインに引っ掛かることができた経験を経て，「**気合いを入れてがんばればなんとかなる**」という感覚が自分のなかにできたように思います.

2　在学中に関する経験

　入学した当初は，受験が終わった喜びと解放感に満ちていました．キャンパスライフを全力で楽しむ気持ちで，勉学は二の次でした．部活や，サークル活動，アルバイトなど，やりたいことに全力で取り組みました（図1）.

　学内では，医学部だけでなく他学部の学生とかかわり，アルバイトでは，飲食や教育関係で**さまざまな業種の人とかかわることで，いろんな価値観に触れることができました**.

　また，私が在学していた頃には，新入生歓迎キャンプというものがありました．このイベントは，医学部（当時は医学科，薬学科，保健学科の看護・理学療法・作業療法）と歯学部が合同で行うもので，企画や立案，その準備は在校生による運営委員が行うこととなっており，私もその運営委員に立候補の形で参加しました（図2）.

　この経験は，学生の立場ではあるものの，同じ医療従事者と対等にお互いの意見を出し合う貴重な経験となりました．就職後に，**他職種とディスカッショ**

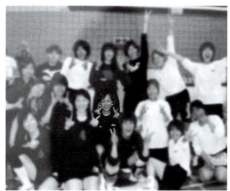

図1 バレー部時代の写真

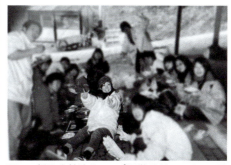

図2 新入生歓迎キャンプ運営委員メンバーで予行キャンプを行ったときの写真

ンすることにハードルを感じることなく，**専門職の立場で意見するコミュニケーションをとることができた素地**は，この経験によってつくられたのだと感じます．

また，この経験を通じて**リーダーシップに向いていないことも自覚**しました．周りには人を惹きつけて巻き込み，方向づけができるカリスマ的な存在の人たちがおり，「その人たちのようになりたい！」とがんばったこともありましたが，圧倒的に向いていませんでした．疲れるだけです．人には向き不向きがあるということを学び，**コツコツと無理なく続けられる「できること」に焦点を当てる**ように心掛けました．

さて，部活では膝の前十字靱帯損傷を繰り返していたため，靱帯再建術を受けることにしました．硬膜下麻酔で意識をなくした状態で手術を受け，下半身の感覚が戻る前に麻酔から目覚めました．自分の足が重たい肉の塊に感じ，麻酔が切れるたった数分間ではありましたが，とてつもない不安感に襲われたことを強烈に覚えています．

また，その後の車いす生活では，いわゆる危ない患者でしたが，いろいろ試し，「早く自由に動きたい」という思いをくみ取って，妥協点を探りながら対応してくださった病棟看護スタッフにはとても感謝しています（図3）．

自分自身が患者となった経験から，リスク管理が誰に対するものなのか，医療者側の安全性確保に偏っていないか，立ち返るようにしています．また，この経験がのちの修士課程の研究テーマである身体感覚と情動の変化に興味をもったきっかけにもなりました．

さて，このように勉学以外に勤しんでおり，成績は可もなく不可もなく，3年生で行った初めての実習では，指導者から「本当に真っ白（なんの知識もない）

で来たのね」と冗談半分に言われる始末でした．そして4年生の長期実習では，身体障害領域と精神科領域へ行きましたが，精神科の実習は本当に大変でした．

自分の想像力や思考の乏しさに直面し，挫折感を味わいました．何が正解かわからず，何を指標とすればよいのか，どうがんばればよいのか

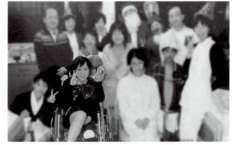

図3　靱帯再建術後に入院していたときの写真

がまったくわかりませんでした．また，一番驚いたのは，興味があるはずだった精神科領域に足を踏み入れたのにまったくワクワクしなかったことです．

一方，身体障害領域では，**正解に近いことや指標があり，これならがんばり方がわかると感じた**ため，ひとまず精神科は諦めて，人間的に成長したときに戻ってきたいと思えたら戻ろうと思い，進路は身体障害領域に決めました．

そうです，この頃は病院か施設で働く以外の選択肢は私のなかにまったくなく，どの領域で働くかという選択のみでした．事実，同級生はみんな臨床で働くこととなりました．**当然，キャリアについて考えるということもありませんでした**．

さて，臨床実習後は卒業研究に取り組みました．勉強はあまり得意ではありませんでしたが，卒業研究は，**自分で興味があることを調べ，データをとって検証するという一連の作業があり，楽しみながら取り組むことができました**．ですが，この段階ではあくまで卒業するための一工程としかとらえておらず，研究をもっとやりたいなんてことは微塵も考えませんでした．

3　卒業してから現在までの歩み

回復期病院での臨床

就職先については，おもしろかった授業を担当していた先生に紹介してもらったところを選びました．ひとまず親元を離れて自立して生活し，仕事と遊びに集中したいと思い，広島県から兵庫県へ移りました．

1年目には担当ケースに集中し，書籍や研修会で勉強しつつ，新人発表や全国学会の発表準備を行いました．いま考えると比較的熱心に取り組んでいたと思います．**当時は決してモチベーションが高いとか，がんばっているというつもりはなく，そうすることが普通だと思っていました**．それは，中高一貫の女子校の教育で，「何事にも全力で取り組むこと，そして自分たちで社会をよりよくすること」を叩きこまれていたからかもしれません．周囲からは少し（だ

いぶ？）浮いていたと思います．

そんななか，森岡周先生（畿央大学教授）の「リハビリテーションのための〜」シリーズにはまり，ますます勉強が楽しくなったこと，また2年目になり若手主催の勉強会を開催するようになり，一緒に学ぶ仲間ができたことで，より学ぶことが楽しいと思うようになりました．

一方で，勉強会のメンバーとそれ以外の同僚とのコミュニケーション不足から，勉強会メンバーが孤立していくことになってしまいました．当時は勉強することを抑圧されているように感じてしまい，早々に病院を辞めることにしました．

この決断は，次に何かやりたいことがあったわけではなく，環境に合わないという理由で選んだことなので，あまりよい辞め方ではありません．自分自身，逃げる癖はつけたくなかったので，「次に辞めるときは，やりたいことを見つけて辞めるんだ」と心に決めました．

脳神経外科病院（急性期-回復期-維持期）での臨床

大学教授との繋がりもあり，友人が働いていた大阪の脳神経外科病院へ転職することとなりました．ここでは，働きながら大学院に通っている人が何名かおり，学会発表をする人が半数以上と熱心なスタッフが多い職場でした．

大学院を修了した人や大学院に通っている人は，臨床での引き出しが多く，また，分析能力や仮説検証力などが高く，自分を成長させることに必死だった私にとって，それらは大学院に行く立派な動機となりました．

その頃の私は**臨床能力が高い人のことを格好いいと感じて**いました．活き活きしているように見えたからかもしれません．自分自身も**そんな格好いい存在になりたいという思い**が，臨床能力を高めたいというモチベーションになっていました．対象者のため，患者さんのためになりたいという気持ちはもちろんありましたが，**「他人のため」という想いは私のモチベーション，駆動力としては弱かったように思います**．このように臨床能力を高めたい一心で進学先に関してはおのずと働きながら通えるところとなり，熱中して読んだ本の著者，森岡先生のいる畿央大学大学院に通うことに決めました．

また，この職場は，「なぜそんな練習をしているのか」「なぜADLがまだ自立していないのか」などの質問が飛び交う環境で，「なぜ」に対する理由をひたすら言語化しながら，勉強して実践して，またそれを言語化することを繰り返していきました．私は同僚とディスカッションを繰り返し，どんどん尖っていきました．いま思うと，**一生懸命になりすぎてどんどん視野が狭くなっていった**のだと思います．

あるときは，先輩に相談し助言をもらっているにもかかわらず，「言われた

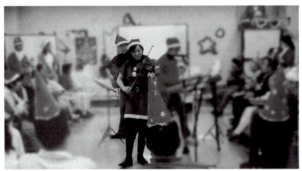

図4 院内クリスマス会で演奏したときの写真

とおりにやったのに，うまくいかなかった」と先輩に八つ当たりする始末．また，自分が思う方法を患者さんに押し付け，言い合いになることもありました．どう考えても完全に私が悪いのです．黒歴史と言っていいでしょう．

そうした行動を続けていると，ついには上司に愛想をつかされ，辞めさせられそうになりました．しかし，前の病院から転職する際に，ネガティブな辞め方はしないと心に決めていたことと，周囲の懐の深さに救われ，なんとか踏みとどまることができました．

なかなか病院でうまくいかないと感じたときに，大学院の存在は救いでした．1つの場所でうまくいかなくても，別の場所で励まし切磋琢磨し合えたからだと思います．大学院に通い始めてしばらくして，徐々に病院内でもうまくいくようになりました．

私が通っていた大学院は，専門性や研究テーマのバリエーションが多く，ディスカッションを通じて，1つの事象を多くの視点から見ることが当たり前の世界でした．その経験を通じて視点が広がったことで，同僚にも受け入れられるようになったのだと思います．仲がよいというより，互いに信頼し合える感覚になっていき，院内でも徐々に自分の居場所・役割ができていきました（図4）．

修士課程

私の修士の研究はテーマがコロコロ変わりました．入学時の研究計画書では脳卒中後の半側空間無視をテーマにしていましたが，当時はすぐに変更し，自分が患者になったときの経験をベースに，身体的な変化と情動的な変化が関連するのかということをテーマにしました．

テーマは決めたものの，大学院に通い始めて半年が経過しても具体的な研究計画が立てられず，自身の力量不足に強烈に直面することとなります．

教授に「このまま進んでいいのか……」などと甘えた相談をした結果，「自分の研究だから自分で責任もってやるならやれ，やる気がないならやめろ」と

怒られたことを,いまでも鮮明に覚えています.期限も限られており,やるしかないと決心しました.

しかし,思ったような結果が出ず,かなり焦りました.予想と反する結果が出ると,理由を探るため,いろんな文献を調べたり,計測状況に関する内容を再確認したりすることを繰り返しました.ようやく理由となる可能性が浮かび上がってきたときには,心底ホッとしました.

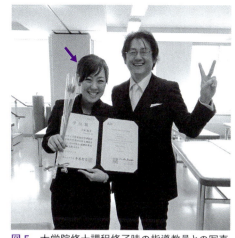

図5　大学院修士課程修了時の指導教員との写真

そして,いつしか,**自分が行っている研究に対して,思い入れや愛着,モチベーションがもてるようになり**,しっかりと結果を出すことに注力し,なんとか修士論文を完成することができました(図5).

修士課程は修士論文のみで修了できたのですが,大学院進学を心から応援してくれている祖母に自分の名前が国際誌に載ったところを見てもらいたいという思いと,**せっかくここまでしっかりとした結果が出たので**,世に出したいという思いがあり,卒業後に改めて国際誌に投稿し,受理されるところまで粘りました.**自分のキャリアアップのために論文を投稿したいとは1ミリも考えていませんでした**.

博士課程〜研究職への転職

その後,教授からの誘いもあり,翌年から博士課程に通うこととなりました.博士課程に進学しようと思ったのは,修士課程で臨床に近い研究がしたかったという思いがあったのに,実際は自分の能力が思った以上になく,**実現できなかったという後悔の念が残っていた**からです.

博士課程に進学後は,勤務していた病院と共同研究をしていた研究者の取り組みに興味をもち,仲間に入れてもらう形で,半側空間無視の研究がスタートしました.

そして,博士課程に進んだ3年後,共同研究者にお声がけいただき,2年半ほど関東での期限付き研究職として臨床から離れることになりました.新しい土地でのスタートだったこと,金銭面ではかなりマイナスだったことなど不安要素もありましたが,作業療法士として働かなくなることに対しての迷いはありませんでした.

いったん研究にしっかりと取り組むことで,**さらに自分の可能性が広がるのではないか,自分の成長が楽しみという思いのほうが強かった**です.

実際に，頭と手を動かしてひたすら研究に取り組む日々は，自分が成長しているという感覚が得られるため嫌いではありませんでした．じっくり取り組んだ成果発表でいくつかの賞を受賞することもでき，研究に対する自信に繋がりました．また，研究室内の研究にとどまらず，他部門との共同研究や，企業との商品開発を行うなど，充実した日々でした．

そんななか，自分が注力した論文が世に出ていきました．初めは受理されたことそのものが嬉しかったのですが（受理はいまでも嬉しい），論文が世に出ても世の中は変わらないという事実に直面しました．日本語でのプレスリリースをはじめ，さまざまなWebメディアにも掲載してもらいましたが，臨床現場にまったく浸透していかないのです．

いま考えれば当たり前なのですが，当時は論文になればみんな読んでくれると都合よく想像していたため，大いに落胆しました．多くの臨床家に知ってもらうにはどうすればよいのか考え，研究チームによる継続した学会発表や論文作成に加えて，学会でのディスカッションを通じた仲間づくりや，SNSやWeb媒体で自分たち研究グループの成果を少しでもわかりやすく発信していくことにしました．そうすると本当に少しずつですが，徐々に講演や執筆の機会，また自分たちとは違う研究グループからの引用が増えました．

研究のみの時間を過ごしていると，対外的な機会が多くなっていきましたが，私自身**そこに喜びやワクワクは感じませんでした**．それよりも，臨床しているときと比較してアイデアが枯渇している状況に危機感をもっていました．日々，**対象者・患者さんに接しているからこそ，疑問が次々に湧き立ち，研究したいというモチベーションやエネルギーが生まれる**のだと，改めて気がつきました．

そんな頃，上司から，正規の研究職員になるか，再生医療リハビリテーション室の作業療法士として臨床に戻るか問われました．当時は脊髄損傷者が対象でしたが，流れに乗ってくれば脳卒中の高次脳機能障害者に対する治験参画も予定しているとのことでした．**専門でやってきた高次脳機能障害者に対応もできる**ので，新たな治療の希望である再生医療にかかわってみたいと思い，同じ施設の臨床現場へ移ることを決めました．

病院臨床と研究兼任

コロナ禍に突入したタイミングで研究職から2年半ぶりの臨床復帰となりました．はじめは文化や組織風土が，それまでの人生と大きく異なっていたこと，中堅ポジションから圧倒的若手の立場（私より年上で経験年数15年以上のベテラン勢が7割）になったことで，大きく戸惑いました．

ですが，ここはせっかくの機会のため，「ベテランの豊富なノウハウと経験

知を共有してもらおう」「私の経験や知識をもとに意見交換させてもらおう」と，視点を切り替えました．そうすることで，丁寧できめ細やかな工夫をはじめ，大きな組織ならではのコミュニケーションのとり方など，これまでの私には不足していた経験をさせてもらうことができ，大変勉強になりました．**相手のことを少しずつ理解できてくると，自分も理解してもらえるというシンプルなことに，改めて気づかされました**．

そして臨床では，それまでに経験のない脊髄損傷者が対象となることが多く，担当患者さんの平均年齢も10〜40代と，多くが自分より年下か同年代となり，これまで以上に対象者のことが他人事ではなくなりました．

そのため，いまこの瞬間，健康で過ごせていることがとてつもなく幸せだということ，いつなんどき障害を負っても私らしく生きられるように，よりよい社会にしたいと，**自分事として心底思うようになりました**．また，プライベートでも身近な人の大病や不幸が重なり，人生をどんな最後にしたいか，どう生きたいか考えるようになりました．

試行錯誤しながらでも**興味があることにチャレンジし，自身が前に進んでいると思う，前に進んでいけそうと感じるときに私はワクワクを感じやすい**のだと思います．そして，それが自分も含め社会に役立つ，よりよい社会に繋がっていると思えるときに，自分が生きていると感じるのだと思います．

今後の展望

今後は未定です．本書が出版されている頃には方向性が定まってきているかもしれませんが，いったん海外に移住するつもりです．人生初の海外生活です．これまでの常識が通用しない世界がとても楽しみです．**肌に馴染まなかったら，それはそれ**．日本が好きなのだと改めて思えるようになるでしょう．

また，病院や訪問といった医療や保健福祉領域での臨床，あるいは教員やアカデミアで働く以外の選択肢はないと思い込んでいたひと昔前とは違い，いろんな働き方をされている方を多方面で見かけるようになりました．これまでの視点を大きく変えるためにも，働き方を大きく変えてみようかと思います．**これまでの経験にはまったく後悔がなく，むしろその経験によって視野が広がり大きく成長できたという思いがあるからこそ**，そう思えるのかもしれません．

いろんな初めての経験，不安なことはもちろんありますが，楽しみで仕方ありません．私の今後の人生，私自身が期待しています．

読者へのメッセージ

　「21人の作業療法士のなかになぜ私が選ばれたのか？」と言われると，働き方や選んできたキャリアがたまたま少数派だったからだと思います．ストーリーを読んでいただければ一目瞭然ですが，私自身はキャリアプランを明確に設定して突き進んできたような人間ではありません．

　私のキャリアにキラキラ感はもちろんありませんし，歴史や先人の知恵を踏まえて賢く生きられず，ひとまず経験してみないと学べない人ですが，自分の気持ちに正直に生きてきました．この泥臭い私のキャリアと言っていいのかわからない人生の物語の一部を読んでいただき，皆さんの将来を考える1つのエピソードになれると，とても嬉しく思います．

大松先生のキャリアから読みとれること

　「"おもしろそう"に導かれる〜」といったタイトルからも伝わってくるとおり，1つのキャリアの形に固執せず，「喜びやワクワク」といった感情に向き合って，さまざまな可能性に触れている大松先生の柔軟性や好奇心に強く惹きつけられるストーリーです．そして，現在ではそのさまざまな経験から意味を紡いだうえで新しく海外でのチャレンジに踏み出そうとされており，まさに現代に合った「越境キャリア」の体現者だと感じます．「あるべき姿」に過度に縛られず，自分の心が向くほう（ありたい姿）にキャリアを選択するその生き方は多くの人に勇気や希望を与えてくれるはずです．

（元廣）

注：2024年10月現在，畿央大学ニューロリハビリテーション研究センター，株式会社デジリハ研究部に籍を置きつつ，フランスにて神経科学センターに通いながら新たな研究の道を模索中．

EPISODE 13
回り道は無駄じゃない，偶然の幸運な出会いを信じて歩み続ける

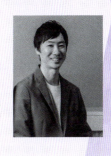

永島 匡
Nagashima Tasuku

株式会社ジョシュ

注目してほしい総論
THEME 2 (p.9), 5 (p.27), 7 (p.39)

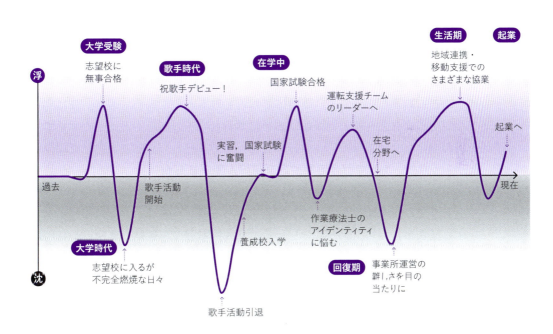

現在の仕事や活動

　私は医療介護業界の現場で働くすべての人が，ケアやセラピーに，より集中できる一助となりたい．さらに業務効率化による事業所運営の持続可能化に寄

与したい．そうした思いから「ケアをつなぐ，あなたのジョシュとして」というミッションを掲げ，2024年春に株式会社ジョシュを共同創業で設立いたしました（図1）．

事業としては「連携ジョシュ」という医療介護の情報連携システムサービスを主に，生成AIの活用や，業務プロセスをクラウド上に移行して運用していく，BPaaS（Business Process as a Service）領域などの拡張性をもって業界に貢献することを目指しながら，医療介護現場の課題感に寄り添える，人のあたたかみを感じることができるサービスづくりを行っていくベンチャー企業です．

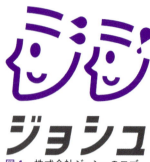

図1　株式会社ジョシュのロゴ

なぜ現在のキャリアに至ったのか

1　養成校入学前

幼少期〜学生時代

　私は神奈川県に生まれ，1人っ子として育ちました．幼稚園時代はいわゆる「落ち着かない子」だったと母親から聞いており，園から脱走して母親を困らせることもあったそうです．両親はどちらも教員として勤めており，家に帰っても自宅には夕方〜夜まで誰もいませんでした．そのため，とにかく本をずっと読んでいたり，プラモデルやレゴを黙々とつくったり，1人で遊びを開発したりするなど，**1人で行う活動や遊びを好んでいました**．

　小学校でも友人は多くはなかったですが，気の合う仲間とつるんでサイクリングで冒険をしたり，ゲームをしたりと少人数で遊び，運動や集団行動は苦手だったこともあり，みんなでやるサッカーやドッジボールのようなスポーツは避けて過ごしていました．

　勉強は苦手ではなかったのですが，**人前が苦手で赤面症，発表などで人前で話をしようとすると頭が真っ白になってしまい**，できるだけ周りに注目をされないように小学校生活を送っていたことを覚えています．そんななかでも小さい頃から好きだったのが，歌を歌うことでした．家族の前では赤面症は出ず，覚えたテレビやアニメの歌をよく歌って，褒めてもらうことがこの上なく嬉しかったのです．

　中学校や高校では，部活動やアルバイトで出会った友人や先輩との関係性を

とおして，人とかかわることの楽しさを少しずつ知っていきました．中学校ではバスケットボール部，高校ではハンドボール部と軽音学部に入部しました．人前が苦手だった自分が意を決してバンドをやろうと思ったのは，**自分が好きなことをとおして自分を変えてみたいという思いが強かったのかもしれません**．

　大学受験のシーズンが近づくと，人の心を知ることに興味があった自分は，心理学部を目指して予備校での勉強に明け暮れ，志望大学の心理学部に入ることができました．人の心に興味があったのは，当時，家族がメンタル面で不調をきたしており，「目の前にいる家族のことが理解できず苦しい．だから理解したい」というのがきっかけでした．
　大学ではアルバイトに明け暮れました．焼肉屋のホール係とキッチン係でしたが，徐々に責任感をもつことに憧れを抱いた自分は，店長代行という役割に任命され，さらに張り切ってのめり込んでいきました．さらに，テニスサークルの副代表として，組織の立ち上げと運営について実践をとおして学びました．
　こうして学業以外の活動に注力するにつれて，本業であった学業を後回しにしてしまい，大学の授業には徐々に足を運ばなくなっていきました．

歌手の道へ

　大学の授業にはなかなか行かず，サークル活動には積極的に参加するという，本末転倒な時間が過ぎていくなかで，いよいよ留年してしまうかもしれないという大きな問題が出てきました．しかし，楽観的だった自分は「どうせ留年してしまうなら，自分のやりたいことを思いきりやって留年しよう！」という謎の考えのもと，小さい頃からの夢だった歌手にチャレンジしようと一大決心するのです．

　そこからの行動は早く，大学時代のバンド仲間と2人組のアコースティックユニットを結成し，ライブ活動を始めました．当時はゆずやコブクロが大ヒットをしていて，路上ライブがブームの時代でした．はじめは自分からやろうと言ったくせに，いざ路上ライブの場の駅前に着くと，人通りの多さにすくみ上がってしまい，結局その日はギターケースも開けることなく逃げ帰る始末でしたが，**人前が苦手だったはずの自分がここから少しずつ変わり始めます**．

　人前で声を出すことの楽しさや，はじめは1人，2人だった路上ライブのお客さんが徐々に増えてきたときの嬉しさや達成感は自分で何かを成し遂げているという，それまでには体験できなかった刺激的な経験でした．
　また，自身でホームページを構築したり，CDを自主制作して販売したりと，20歳頃にそういったクリエイティブな作業にかかわれたのは，「とにかく何でもまずは自分でやってみる」という現在の考えに通じていると思います．キャ

パシティが150人ほどのライブハウスをお客さんでいっぱいにすることができたのはよい思い出です．

　好きなことだから続けられたというのはもちろんですが，**幼少期から孤独だったこともあり，「誰かに認められたい」という思いが根底にあったのかもしれません**．

　2年ほど音楽を続けるなかで，あるときインディーズ事務所の方から事務所に所属しないかとお誘いをいただきました．2人での嬉しさもありながら，ちょうどそのときに相方は就職活動に専念したいという話もあり，事務所にはソロで所属することとなりました（図2）．

　楽曲制作やトレーニング，地道なキャンペーンや営業活動に邁進する日々が続きましたが，少しずつ身体と心に余裕がなくなってくる自分がいました．自分の実力不足と求められる課題との狭間で，どうしたらよいかわからなくなっていったのです．夢だった歌手になることができたのに，心からその仕事を楽しめていない自分，期待に応えられない不甲斐なさに嫌気が差してしまい，自主開催のイベントを終えたあと，私の心と身体はついに動かなくなってしまいました．布団から起き上がることができなくなってしまったのです．

　それはいわゆるバーンアウト状態だったと思います．部屋を暗くして，カーテンを閉め切り，周囲からの連絡は一切遮断して，なんとかご飯は食べる．そんな状態が続くなかで，心配した元相方が，家の部屋の窓をこじ開けて入ってきてくれて，ようやくそこでスッと憑き物が落ちたようになり，起き上がることができるようになりました．杉戸君（ここであえて名前を出させてください）には，いまでも頭が上がりません．

　そこで音楽活動は引退することにしました．空っぽになった自分，これからどうしようかと考えているなかで，精神保健福祉士としても勤めていた母から「作業療法士」という資格があることを教えてもらいました．国家資格として医療機関などで働ける安定感もありながら，精神障害のリハビリテーションにもかかわることができる資格ということで，もう1つの夢であった「人の心にかかわる仕事」にチャレンジするため，養成校（専門学校）に入学しました．遠回りの人生が新たに動き出したのです．

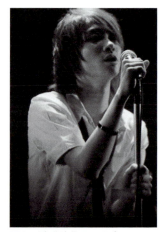

図2　歌手時代のライブにて

2　在学中

　何も成し遂げることができていない中途半端な自分がコンプレックスだった私は，養成校時代はそれを払拭するように勉学に明け暮れました．25歳で再び学生となった自分にとって，作業療法という新たな学問を1から学んでいく過程が，とても楽しかったのだと思います．そこで出会った現役の18〜40代以上の多様な幅広いメンバーで構成されていた作業療法学科の仲間たちは，家族のように苦楽をともにしたかけがえのない存在でした（図3）．

　作業療法を学んでいくなかで，医学モデル教育が主流の養成校だったこともあり，基礎医学の難しさや物量に圧倒されてしまい，当時は作業療法自体の楽しさには目を向けられていなかったように思います．ただ，そうしたなかでもある先生がよく語っていた「作業療法はArt & Scienceだ」という言葉に共感を覚え，人の心にかかわりたいという火は消さず，はじめは精神科での就職を希望していました．

　大きな学びとなったのは，実習で担当したクライエントとの出会いでした．1人の人ととことん向き合い，評価結果をレポートに落とし込む過程を夜中まで続け，またフィードバックをもらい修正する日々．睡眠時間はほとんどとれないときもあり，自分の頑固さから実習指導者に指摘を受けることもありました．

　作業療法の素晴らしさをより深く知ったのは，2期目の長期実習でお世話になった精神科病院のデイケアでした．担当のクライエントと音楽という作業で繋がることができ，他の利用者も交えて最終的には100人ほどの前で，コンサートを開催するという協業を行うことができました．そんなクライエントの行動変容に，作業のもつ力を目の当たりにしたのです．

　実習に臨むにあたり強みとなったのは「自分が遠回りの人生を送ってきたこと」「自身の身体や心の限界を超える経験をしていたこと」があると考えています．**遠回りをしたからこそ，自分の身体や心が動かなくなった経験があったからこそ，目の前のクライエントの障害や病気による苦しみや辛さを理解し受け入れること，また人の多様性を認めることに繋がったのだと思います**．

　これがいまでも自分の作業療法士としての基礎的な土台となっています．そして実習の大変さも「あのと

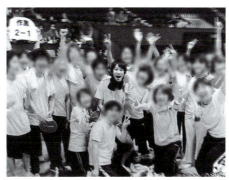

図3　養成校の仲間たちと

きと比べたら大したことない」と思え，なんとか乗り越えることができました．

そして無事に国家試験に合格し，念願の作業療法士の資格を得ることができました．まずはさまざまな疾患のリハビリテーションを経験して，作業療法士としての土台をつくっていきたいという思いから，養成校の先輩がいたこともあり，1期目の長期実習でお世話になった回復期リハビリテーション病院に就職することとなりました．

3　卒業〜現在

回復期リハビリテーション病院

初めて勤めた回復期の病院は，リハ職だけでも80名前後いるような大きな病院でした．同期も20名ほどおり，比較的近い年代のスタッフが多く，同期やチーム，病棟単位で和気あいあいと食事会をしたり，休みの日には遊びに行き懇親を深めていくような，アットホームな雰囲気の職場でした（図4）．

目標であった作業療法士になることができた私は，満を持して受けもった担当クライエントに向き合おうと日々奮闘します．しかし，知識も経験も未熟な私の技術ではうまくいかないことも多く，どうにか貢献できるようにと，はじめは徒手的な技術の研修会に多く参加していました．

そこでさらに新たな課題に直面します．日々クライエントとかかわるなかで「作業療法士の自分とは何者か」という悩みをもつようになりました．そのときはいわゆるアイデンティティ・クライシスに陥っていたのだと思います．作業療法士であるという自己の理想と現実が一致しないもどかしさ，そしてその理想の作業療法士像が何かもわからない虚しさから，どうしたらよいか悩むこともありました．

そんななかで，作業療法科の主任が定期的に開催していた「OT祭り」という院内勉強会の案内に目を惹かれました．勇気を出して参加してみると，そこでは自分の知らなかった，でも求めていた「作業療法とは」「作業に根ざした実践（OBP）とは」というテーマで，作業療法理論やOBPについて学ぶことができました．

そこから作業療法についてより楽しさを感じるようになった私は，院外でも技術の研修会に加えて，神奈

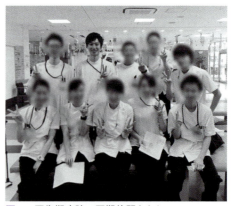

図4　回復期病院の同期仲間たちと

川県の SIG 団体である湘南 OT 交流会や，日本臨床作業療法学会をはじめとした，OBP や理論に関する研修会や学会に 1 年目から参加し，発表をするようになったのです．

この院内，院外での多くの学びや出会いをとおして**「食わず嫌いをせず，まずは何でも学んでみる」という考えが身につきました**．これは自分の作業療法士としての基礎力を固めるための，大切な時間だったと思います．

さらに，院内でのイベントで，セラピストの先輩・後輩とバンドを結成し，100 人ほどの入院患者さまの前でコンサートをする経験を定期的にいただきました．演奏を聴いた患者さまから「元気になった」「励みになった」という声を直接いただくなかで，**自身の経験が無駄ではなかったと，それまでにやってきたことが 1 本の線のように繋がっていくような感覚を得ることができました**．

そして，自身の 1 つの大きな転機になったのは，自動車の運転の再開に悩んでいた 1 人の担当クライエントとの出会いでした．当時の職場には，運転再開に関する支援のノウハウがまったくなかったため，運転支援を行っている近隣の病院や研修会に足繁く通い，お話を聞いたり，資料をいただいたりすることで，知識を得ていました．

その後ちょうど院内にドライビングシミュレーターが導入され，運転支援のチームを立ち上げるというタイミングで，ありがたいことに 3 年目でそのリーダーを任せていただけることになりました．ここで大きな役割をもらい，チーム運営やマニュアル作成，医師とのカンファレンス体制づくりなど，自身で 0 から 1 をつくる過程を経験できたことが大きな財産となりました．

在宅分野・生活期へ

病院での勤務にやりがいを感じる一方で，次第に，「退院後にクライエントがどのような生活を送っているか何もわかっていない」「本当に病院での支援が正しかったのかどうか自信がもてない」といった課題感をもつようになっていきました．

そのタイミングで，地域の訪問看護ステーションでリハビリテーション部門を立ち上げていた理学療法士の先輩にお声がけいただき，思い切って在宅領域，訪問でのリハビリテーションの分野に飛び込んでみることにしました．

訪問看護ステーションの勤務となってからは，教科書では学べない，クライエント 1 人ひとりの暮らしや文化，背景を目の当たりにすることができました．クライエントの実際の目標とする作業に向けて，直接的に支援することができる訪問での作業療法は，個別性が高く難しいながらも，とてもやりがいのあるものでした．

さらに，外部の事業所や医療機関と連携する機会が格段に増え，営業活動や

挨拶回りでうまくいかないことも多くありましたが，それが糧となり，地域の
ケアマネジャーや包括支援センターの職員，医療機関の医師，退院支援の看護
師，ソーシャルワーカーなど多職種との関係性を育んでいくことも，学ぶこと
ができました．

地域との連携

　在宅領域で働き出して2年が経つ頃には，新たな訪問看護ステーションの
立ち上げや運営，そして外部の事業所との渉外的な役割を担った実績を買って
いただき，自身の部署として地域連携室という部署を任されるようになりまし
た．

　業務としては，地域で実施する研修会や講演会，イベントの窓口や運営，自
治体と連携した総合事業（短期集中型通所型サービスC事業）の実施，地域の事業
所や認知症当事者とともに行う自治体施策である認知症関係の事業の委託運営
を行いました．そのほかにも，コンサルテーション事業，診療同行セラピスト
の役割，地域のFMラジオ番組「セラピストラジオ」のパーソナリティ，会社
の広報業務など多岐にわたりました．

　少しずつ事業所のスタッフの数も増え，事業所が成長していく姿を仲間と四
苦八苦しながらみられることも，かけがえのない経験でした．そして事業計画
や売り上げの管理，経営的な視点を磨くことができたことも自身の未来に繋が
る大きな学びだったと思います．

　そのなかでも自分にとって強く印象に残っているのは，担当だったクライエ
ントも含め，地域の医療介護従事者，自治体関係者，認知症当事者で結成した
バンド，その名も「Dバンド」の存在です．

　やはりここでも音楽という作業をとおして，さまざまな方々とコネクトする
こととなり，クリニックや地域のイベントで，現在でも定期的に演奏をさせて
いただいています．改めて自分は，**音楽をとおして人と繋がることが楽しいの
だと気づかせてもらえた**，意味のある大切な作業を感じる場所です（図5）．

移動・外出支援

　当時，特に注力していた活動に，在宅分野での「移動・外出支援」の取り組
みがありました．病院時代から取り組んでいた自動車運転支援の体制を，どう
にか在宅分野でも活かすことはできないかと，作業療法士の諸先輩方や弁護士
に相談をさせていただき，主治医や教習所，自動車補助装置会社と連携をしな
がら，実車評価が実施可能な自動車運転支援のサービスを構築することができ
ました（図6）．

　このサービスをとおして，都内近郊の医療機関を中心に連携の働きかけを
行っていき，徐々に入院中に完結できなかった運転可否の診断を，領域を超え

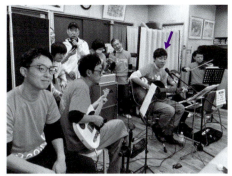
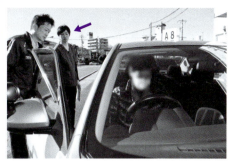

図5 Dバンドでのコンサートの様子　　図6 教習所での実車評価

て連携しながらフォローしていくという支援の輪が広がっていきました．

　そうやって運転支援の幅を広げていくなかでも，どうしても常に立ちはだかる壁がありました．それは，「運転ができなくなったら，その人たちはどうやって移動・外出するのか」という課題です．病院時代からずっと感じていた課題感であり，運転が「できる・できない」の2択をクライエントに突きつけてしまい，その後の選択肢を提示することができず，クライエントが住む地域の社会資源にどんなものがあるかさえもわかっていない**自分への無力感が強くありました**．

　そこで始めたのは，まずは地域の社会資源を知ることからでした．幸いにも私が勤めていた東京都町田市は，地域の医療介護事業所の横のネットワークが繋がっている背景があり，さらに町田市として地域特性による交通空白地域や，高齢化による外出難民の課題が顕在化していたため，自治体としても見識者を集めて「移動支援分会」という課題解決に向けた施策を検討している状況でした．

　そのような流れも相まって，近隣の包括支援センターの生活支援コーディネーターからお声掛けいただき，地域の自治会や社会福祉法人，市の交通課，社会福祉協議会などが連携して，高齢者の買い物や外出支援のためにデイサービスの送迎バスを利用し，無料運行する「くらちゃん号」という支え合い型交通と呼ばれる巡回バスの運営に，広報的な立場でかかわらせていただくことになりました．さらに，全国の移動支援に関する情報を集めようと，作業療法士3名で「移動支援ポータルサイト iconavi」というサイトを立ち上げ，地域の資源を調査・共有する活動を始めました．

　そのほかにも，地域のローカルな外出に紐づく情報資源を収集・公開していくための ICT ツール「まちモビ」構築や，ICT をとおした移動支援に繋がる MaaS（Mobility as a Service）事業への参画，バリアフリーマップアプリ「WheeLog!」を開発する WheeLog との車いす街歩きイベントをとおした事業など，他企業や団体との共創にもかかわることができました（図7）．

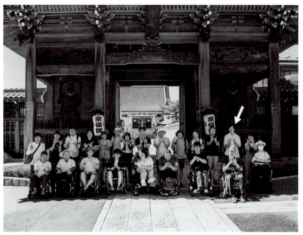

図7 車いす街歩きイベントの様子

「移動する」ということは，人と人，場所と場所を繋ぐ，生活に欠かせない重要な作業だと私は考えます．目の前の方や地域のニーズに合わせて，外出に困難さを抱えている方への取り組みが，徐々に多様な関係者との繋がりのなかで，対象が個人から地域単位へと広がりをみせました．「移動」はあくまで手段の1つであり，会いたい人に会うため，行きたいところへ行くことで，コミュニティが広がり，ひいてはまちづくりに繋がるということを，街のたくさんの方々から学ばせていただきました．

　ここまでの活動は，前例のないことが多かったため，社内外において活動開始の際に理解を得るところに壁が多く，そこを乗り越えられるときもあれば，乗り越えられなかったときもあり，落ち込んだこともありました．
　社内よりも，ほかの事業所や企業の方から「それやる必要があるの？」と言われたときのダメージはやはり大きかったです．でも，「これは必要なものだ」という自信があるものは諦めず，何度もチャレンジすることで壁を乗り越えてきました．そしてそれが自信になり，少しずつ活動に賛同してくれる方が周りに増えることが励みになりました．
　とにかく自分が何かを始めるきっかけは，**目の前のクライエントの困りごとで，その困りごとが解決できるなら「この活動は決して無駄じゃない」という思いで突き進む**ことが多かったです．

今後の展望

　他業界と協業した活動をとおして，医療介護業界に横たわる，情報の偏在化，情報連携の難しさが大きな課題であり，さまざまなサービスはあるものの，根

本的な解決案に至っていないことが浮き彫りになりました．それらの課題を，自分たちの力で解決する新たなサービスをつくっていきたいという思いが強く芽生えていきました．

そこで2024年春に「株式会社ジョシュ」という法人を立ち上げました．いままでにないサービスをとおして，社会課題を解決し，ICTの力を用いて，人のもつあたたかいケアの力を最大化していきたいと思います．

生半可な覚悟では到達できない目標であることは間違いありません．しかし，私という人間は，お金や物などの有形な資産よりも，**人との繋がりや出会い，それが引き起こす体験や経験という，無形の資産づくりによって形づくられていたのだ**と，本項を執筆しながら振り返り，改めて感じています．たくさんの出会いのなかで得てきた「人」という財産を活かして，この高い壁にチャレンジしてまいります．

 ## 読者へのメッセージ

皆さんは「セレンディピティ」という言葉をご存知でしょうか？「偶然の幸運な出会い」という意味で，私はこの言葉を知ったときに，まさに自分に当てはめたい言葉だと感じました．私のキャリアは紆余曲折がありながら，さまざまなターニングポイントで，「偶然の幸運な出会い」に導かれるように意思決定をしていることに気がついたからです．

キャリアを考えるときに，3歩目を踏み出すときの大きさが大切だと言われています．三角形を形成する際に，キャリアの1歩目と2歩目を結んだ線が底辺となり，そして3歩目を大きく踏み出すほど高さが高くなり，三角形の面積はより大きくなるというものです．私にとって1歩目のキャリアは「歌手」，そして，2歩目のキャリアは「作業療法士」でした．3歩目のキャリアは「起業家」として，いままでのキャリアを包含してジャンプした先に，どんな三角形がつくれるのでしょうか．

回り道をすることは決して無駄ではありません．皆さんも偶然の幸運な出会いを信じて歩み続けてみてはいかがでしょうか．

永島先生のキャリアから読みとれること

たとえ遠回りの道でも無駄なことはなく，すべていまのキャリアに繋がっていることを考えさせられる貴重なストーリーでした．幼い頃は人との共同作業が苦手だった永島先生が，「音楽」をきっかけに世界と繋がったこと，そこでの挫折にもいま振り返ってみると意味があり，作業療法士

の道に進む新たな転機や考え方の基盤となっていることがわかります．また いろいろなことに挑戦する（気になったことは行動に移してみる）ことによっ て，さらに新たなチャンスが舞い込んでくるという流れを丁寧に記載して いただいていることで，一歩踏み出すことに躊躇している人の背中を押す きっかけになるのではないかと感じています．

（爲國）

EPISODE 14
作業療法の価値を活かして「越境」する社会起業家

元廣 惇
Motohiro Atsushi

株式会社 Canvas/株式会社 Weave/
島根大学研究・学術情報本部地域包括ケア教育研究センター

THEME 1 (p.1)

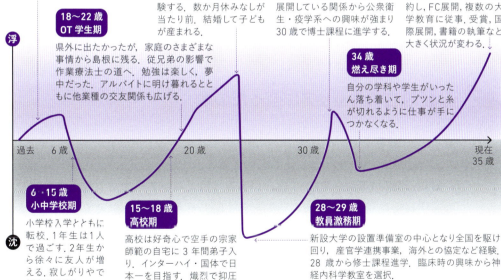

0～6歳 誕生～幼児期
2人兄弟の長男, 子どもの頃から好奇心旺盛で何でもやってみないと気が済まない性格だった.

6・15歳 小中学校期
小学校入学とともに転校. 1年生は1人で過ごす. 2年生から徐々に友人が増える. 寂しがりやで好奇心は強い.

15～18歳 高校期
高校は好奇心で空手の宗家師範の自宅に3年間弟子入り. インターハイ・国体で日本一を目指す. 熾烈で抑圧された環境で生活を送る.

18～22歳 OT学生期
県外に出たかったが, 家庭のさまざまな事情から島根に残る. 従兄弟の影響で作業療法士の道へ. 勉強は楽しく, 夢中だった. アルバイトに明け暮れるとともに他業種の交友関係も広げる.

23～28歳 臨床期
島根県で勉強会団体などを複数つくり, 全国を行脚して勉強を重ね人脈を増やす. 講師や学会も複数経験する. 数か月休みなしが当たり前. 結婚して子どもが産まれる.

28～29歳 教員激務期
新設大学の設置準備室の中心となり全国を駆け回り, 産官学連携事業, 海外との協定など経験. 28歳から修士課程進学. 臨床時の興味から神経内科学教室を選択.

30～33歳 学科長期
30歳で学科長に抜擢. 部下は当時40～60代. さまざまな困難を経て, 学校が軌道に乗る. 地域課題解決型授業を展開している関係から公衆衛生・疫学系への興味が強まり30歳で博士課程に進学する.

34歳 燃え尽き期
自分の学科や学生がいったん落ち着いて, プツンと糸が切れるように仕事が手につかなくなる.

35歳～ 起業・経営期
完全退職し, ヘルスケアベンチャーを創業. 極貧を経験する. 執筆時現在は70社以上の企業と契約し, FC展開, 複数の大学教育に従事. 受賞, 国際展開, 書籍の執筆など大きく状況が変わる.

現在の仕事や活動

私たちが2021年3月に島根県で創業したベンチャー企業「株式会社 Canvas」は産・官・学・金の各機関との「地域共創」による連携体制を構築し，作業療法の専門性を活かした「健康経営コンサルティング」を地域の中小企業から全国や世界にシェアをもつ大企業まで幅広く展開しています．

　これまでの社会的な評価として，全国法人会が主催する「健康経営大賞2022」で弊社の導入事例が47都道府県「最優秀賞」を受賞，また2年連続で「優秀賞」を受賞することができ，さらには，経済産業省中小企業庁「地域課題解決事業推進に向けた基本方針」にて弊社が「ローカル・ゼブラ企業」としてモデル掲載されるに至りました．また全国の法人に対してフランチャイズ展開（執筆現在約40都道府県を予定）が進み，大手IT企業とのシステム開発なども同時並行で進んでいます．

　また，研究者として国内外の研究者とともに産業衛生領域の共同研究に従事し，教育者としては国内外の複数大学の非常勤講師として授業を担当しています．コンサルタントとしては，全国の医療従事者のキャリア・教育・事業の支援を行う「株式会社Weave」の代表取締役を務めながら，県や市のキャリア関連の委託事業を幅広く請け負う「協同組合山陰キャリア開発」の理事を務めています．

　執筆現在は，こうした事業やキャリアに関する執筆や講演など複数の機会に恵まれており，国内外を切れ間なく移動しながら時間や場所に縛られることなく，社会や人とのかかわりのなかで生まれるさまざまな役割を楽しみながら日々を過ごしています．

なぜ現在のキャリアに至ったのか

生い立ち──「好奇心とタフさ」

　私は2人兄弟の長男として島根県で生まれ育ちました．幼少期からとにかく**好奇心旺盛で何でもやってみないと気が済まない性格**で，小学校低学年の頃から学級委員や生徒会などの活動を自主的に行う，計画を立ててクラスメイトと県外に旅行に出かけるなど，「とにかく見たものはすべてやる！」の精神で動き回っていました．その分，無茶をして周りの人に迷惑をかけることも多かったと思います．

　そうした性格から，中学校や高校ではさまざまな部活や環境に関心を抱きました．中学では卓球で全国一を目指すチームに入り全国大会に出場，高校では空手道で全国一を目指し，空手の流派宗家のご自宅に住み込みで3年間弟子入りをし，全国大会に出場を果たしました（図1）．

　ただ，私は何をやるにも**とにかく不器用で才能がなく**，勉強もスポーツも始めたときは最下位からのスタートになることがコンプレックスでした（実際，

空手は高校1年生のときの最初の大会で県内最下位の成績．そのため競技では正攻法で成績を出すのではなく，粘り強さやトリッキーな戦法，考え方の工夫などで全国大会のチケットを勝ち取っていたように思います．そうするしか私が成果を上げる手段はありませんでした．

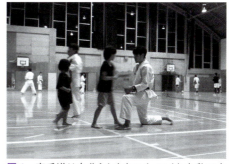

図1 空手道は自分らしさをつくってくれた私の大切な作業

若い頃は「何かの分野で一流になりたい」という欲求とは裏腹に，1つの分野をきわめ切ることができず，努力で超えられない壁で頭打ちになってしまう葛藤にいつも苦しんでいました．そうしたことからもある程度の成果を上げると長続きせず，すぐに別のものに手を出していました．いまから考えると競技や種目を変えるのは「**自分で自分を認めてあげられる何かを探していた**」のかもしれません．

ただ，そうしたアクションから得た副産物もありました．誰もが逃げ出すような過酷な環境でも，人生の可能性がひらかれる場所を選ぶことが多く，中学校，高校，それ以降でも非常に厳しい環境で精神と身体を磨きました．それが**今日まで続く私の一番の武器である精神的，身体的な「タフさ」に繋がった**のです．

作業療法との出会い

作業療法士を目指したのは，幼少期から障害児者の従兄弟（四肢麻痺）のリハビリテーション場面に長年付き合っていたことからでした．決して他職種批判ではないのですが，理学療法場面では固まった関節を伸ばし，言語聴覚療法の場面では嚥下や構音の練習をし，そのようなリハビリを従兄弟は「我慢する時間」ととらえていたように思います．

一方で，作業療法の場面ではフィンガーペインティングでリハ室に大きなカレンダーを毎月つくっており，「○○くん，今月も素敵だね」など訪れる人から声をかけてもらって，いい顔でコミュニケーションを楽しんでいる従兄弟の姿を見て，「**作業療法はその人に役割や立場を与える仕事なんだ**」と幼いながらに感じ，ずっと気になっていました．

そうして高校の進路選択の際に，担任の先生から作業療法学科に進学できる可能性（当時は医療系進学のハードルが高かった）があることを教えていただきました．当時は作業療法士が主人公のドラマが放送されていたことや時代背景も影響して，全国の作業療法学科は現在より軒並み高い倍率でした．

それまで部活動ばかりにかまけて，まともに勉強をしてこなかった私は，「作

業療法士になる」という新しい目標をきっかけに，必死に勉強して島根県内の養成校になんとか進学することができました．

学生時代──「対象者と向き合う土台をつくる」

私が作業療法教育を受けていたときは，「作業療法士たるもの臨床に従事し続けるもの」という価値観がまだまだ強い時代で，**卒業してからは臨床で成果を上げていくこと以外にキャリアの道はない**と思い込んでいました．

在学中は医療や作業療法の勉強に強い興味があって，授業後に先生によく質問をしに行っていました．決して勉強ができる学生ではありませんでしたが，周りの人たちと協力関係を築いてテストや実習をクリアしていきました．

また，医療系の同級生以外にも付き合いを広げたいという好奇心が強く，居酒屋でのアルバイトや実業団でのスポーツから繋がった**社会人（銀行員，バスの運転手など）や行政関係者と毎晩のように飲み会をしていました**．こうした経験は，現在の医療業界以外の産官学金の連携体制を構築するうえで活きた経験になっていると自覚しています．

長期実習1期目の重症心身障害児施設では，どうしても子どもや保護者の気持ちに寄り添い切ることができず，自分のあり方や作業療法士としての適性に悩み，ずいぶんと苦しんだ記憶があります．いま振り返って考えると，**対象者にきちんと向き合うことから逃げていた**のだと思います．その姿を指導者や職員の方々にも見抜かれて，よく叱責を受けていました．

そういった経験から，最後の長期実習のデイケアでは，それまでうまくいかなかった実習を取り戻そうと，指導者に「このデイケアに来る利用者さん全員の評価とアプローチを立案させてください！」と頭を下げてお願いをしました．思えばその判断は実習生である私のエゴだったのですが，指導者の先生のご厚意で認めていただき，とにかくかかわった利用者の皆さんに喜んでもらおうと一生懸命に取り組みました．

結果として，**実習の最後にかかわった複数の利用者さんと泣きながら抱き合ったり，たくさんの手紙をいただいたりしたこと**は，私が作業療法士として生きていくことを強く後押ししてくれた大切な思い出です．

卒業〜現在

臨床──「どこにでもいる作業療法士」

国家資格取得後は，ある家庭の事情で島根県に残らないといけないという制約のもと，地元の総合病院への就職を決めました．そのときは若かったこともあり，私自身が「どうありたいか」が明確でなく，就職先の決定が自らのキャ

リアの未来を大きく左右するものであるという自覚もありませんでした．

最初の配属は，同じ法人の同期入職の新卒十数名のなかで1人だけ神経難病や生活期を中心とするリハビリテーション病院になりました．ここで2年間，対象者の多くが神経難病という特殊な環境で仕事をしました（図2）．

職場自体が小規模で，周りに相談できる人がおらず，とにかく悩みもがいていました．若く，技術も知識もなく，同期もメンターも病院にいない私は必死に対象者やご家族の「声を聴く」ことしかできませんでした．

当時はかなり辛かったのですが，SNSなどで流れてくる，教育環境が整った病院の新人セラピストと比較して，明らかに大きく出遅れた感覚が常にありました．専門家としてのあるべき姿に達していない状況に「**自分はどこにでもいる作業療法士だ**」と強烈な孤独感，将来の自らの可能性への絶望感を抱えていました．

勉強をして，学会発表をしている格好いい他県の同年代を見ながら，自分と比較をして焦っていました．いま考えると**誰かがつくり出した「業界のあるべき姿」に感情を支配されていた**若手時代だったように思います．

そうして必死にもがいていると，徐々に私のなかで「対象者さんのためにセラピストはもっとできることがあるはず．島根にいるセラピストや対象者さんのために学ぶ場や文化をつくりたい．そして，自分と同じように学べる環境がなく苦しんでいる方々のためになりたい」といった「**セラピストとしてのありたい姿**」の輪郭が少しずつ顕在化してきました．

そして，数年模索したのちにそれまでのアクションで得てきた人脈や知見を活かして，15名ほどのメンバーとともに，島根県松江市の市民活動団体としての公認を得て，「勉強会団体」を立ち上げました．

そして，勉強会などの院外活動に積極的に従事していくなかで，3年目に異動した同一法人の急性期・回復期病院での立場やアクションも変化していきました．それまでと明らかに状況が変わり，先輩や同期，後輩に頼られることが増えました．もちろん，若くして生意気だとも思われていたでしょうが，「**誰かが必要としてくれていること**」を原動力に，無我夢中で「**自らのありたい姿**」を追い求めました．

「立場が人をつくる」という言葉がありますが，私の場合は**自らつくり出した病院内外の立場やチャレンジが臨床における責任感や覚悟を生**

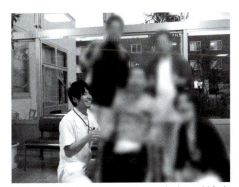

図2　初めてPT・OT・STチームで担当した対象者

EPISODE 14 作業療法の価値を活かして「越境」する社会起業家

み出す源泉となりました．そして，この臨床時代の7年間で，今日まで続く作業療法士としてのアイデンティティの基盤が構築されていきました．

教員——「未体験領域への越境」

　5年目頃だったと思いますが，病院内外での活動がたくさんの方々の耳に届いていたためか，他県での講師依頼など個人に対して徐々に声がかかるようになってきていました．

　そして，ある日突然，知り合いの教員から「元廣くん，教育に興味あったよね？　学校の先生をやってみない？」とお誘いをいただきました．もともと教員になることは20代の目標だったことから，ほぼ悩まず28歳で島根県内の伝統校の作業療法士養成課程の専任教員になることを決めました．

　当然ですが，教育は教育に特化した知識や技術が必要です．しかし，教員になってしばらくはそれが十分に養われてないなかで臨床家の価値観をそのまま学生に指導していました．そのため，それまでに培った臨床家の知識や技術を**「手放す（アンラーン）」**ことが私の教育者としての最初の重要課題でした．

　役割にも大きな変化がありました．学校の財政的な側面の結果を出すためのブランドコンセプト構築，ホームページ構築，販促資料作成，進路ガイダンス，高校訪問の仕組み策定，オープンキャンパス，入試項目，学内カリキュラム設計，卒業生支援，プレスリリースなどをする広報渉外プロジェクトの中核メンバーとして，入職後まもなく参画することになりました．

　大きな権限と責任を1年目から受け，さまざまな意味で通常考えられないような働き方をし，普通だったら逃げ出したくなる重圧と負荷がかかっていました．しかし，**好奇心旺盛な私は，過去に経験のない業務に携われることにワクワクしていたのです．**

　それまでの臨床での経験をすべてリセットして，ゼロから考え，広告・広報などの分野を学び直して，資源や予算がないなかで学科業務と並行して広報渉外のプレイングマネジャーとして考え得る策を打ち続けました．

　そのなかで導き出したCBR（community based rehabilitation）を基盤とした地域課題解決型教育の開発と推進，産官学金連携による地域産業再生プロジェクトなどのさまざまな仕事のマネジメント，学内のシステムの整備などを通じて，入学者数や学校の雰囲気，対外的な評価も劇的に変化していきました．

　そういった「目に見える結果」が学内での評価にも影響することになり，地域の最も歴史のある伝統校で**「就任2年，史上最年少30歳で作業療法学科長を拝命」**することになったのです．過去の学科長はすべて40代中盤〜60代だったので，まさに異例の人事だったと思います．

こうして名実ともに作業療法学科の再建を託される形になりましたが，そのタイミングから部下がすべて年上（40～60代で前役職者含む）になるという，タフなマネジメントの現場を経験することになります．年齢や立場が異なるなかで筆舌に尽くしがたい多くの苦しい経験を重ねました．

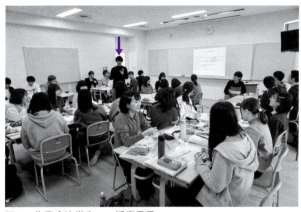

図3　作業療法学生への授業風景

精神的に不安定な時期も長く，「**なぜこんなに苦しい思いをしているんだ**」「**なんて自分は情けない人間なんだ**」と毎日自分を責め，世界に1人だけが隔絶されたような感覚で仕事をしていました．心身ともにギリギリの時期が続きましたが「**大切な学生によい学びの環境をなんとかつくりたい**」という一心で折れずにいることができたのだといまは振り返ります．

本項だけではとても表現できない多くの出来事がありましたが，私の元来のタフで好奇心旺盛な性格が功を奏して，専門職というよりは，ビジネスパーソン，マネジャー，教育者として，**一般の作業療法士ではまずありえない経験**を積むことができました．まさに教員時代は私のキャリアの大きな転機となった5年間でした（図3）．

研究──「自分の適性への気づき」

教員になった28歳のタイミングで私は臨床経験のみでは学生教育はできないと考え，また研究領域にも興味関心があったことから，社会人として大学院への入学を決意しました．

それまで臨床時代に島根県に研究指導ができる作業療法士がほぼいなかった（学位取得者も非常に少なかった）ことも影響して，ほとんど研究の世界を経験しないままに飛び込んだ医学研究の世界はまさに「**無謀**」の一言でした．

もともと在籍していた病院がまったく研究を行う環境でなかったことから，論文をレビューすることや統計解析などもままならない状態での入学だったのです．授業や解説書，セミナーなどで修士研究に耐え得る力を身につけようと必死でしたが，ハイレベルな数学をベースとした講座のレベルは高く，まったくといってもよいほど歯が立たなかったのを覚えています．

しかしながら，学校時代に鍛え上げた持ち前のタフさでなんとか実験データをとり，修士論文を書き上げて，発表するに至りました．当時はまだ若かっ

こともあり無茶ができた側面もありますが,「**自分の心の声に従って未体験の領域に飛び込んでみることやそこで逃げずに立ち向かうこと**」の重要性に改めて気がついたタイミングでもありました.

　修士課程を修了してから教員として地域での医療や教育に携わっていたところで,研究の関心領域が「個人の病態」から「地域,集団,環境」へと大きく変化していきました.

　そして,ご縁をいただき,島根大学大学院地域医療教育学講座で博士課程に進むことができました.研究は居住地特性の分析と検診データでの認知症の関係を縦断的に調査しようと考えました.その研究で本当に運がよかったのは,島根大学地域包括ケア教育研究センター(CoHRE)など,いまにも繋がるたくさんのご縁が結びつき,共同研究チームを構築することができたことです.

　そのことにより加速度的に研究が進んでいき,科研費を取得しながら,欧州公衆衛生学会(アイルランド)などでの研究発表や国際的な環境・公衆衛生の学術誌の掲載に至り,無事に4年間で博士課程を卒業し,博士(医学)の学位を取得することができました(図4).

　もちろん,研究は自力で進めていくことが重要なのですが,これらの出来事から私は「**必要なスキルをもった方々と協業することで1人では出せない成果が出るし,コミュニティを越境し,それらをマネジメントしていくことが自分の得意なスタイルである**」ことを学ぶことができました.これら修士課程や博士課程での自己の適性への気づきはそれからの人生において非常に役立つものでした.

起業——「本当の自分のありたい姿への気づき」

　教員として5年目に入ったなかでさまざまな出来事を重ねて,私の心身は疲弊していました.燃えつきたかのように仕事が手につかなくなってしまったのです.そんななか,また大きな転機が訪れることになります.ある西日本の国公立大学から「教員としてうちに来ませんか?」とお声がけをいただいたのです.

　教育・研究自体は好きだったので,その場でほぼ即決して返答をしました.ただ,それから何か心に引っかかるところがあり,モヤモヤした日々を送っていました.

　その2か月後,のちの共同創業者とたまたま会った際に大学に行こうとしていることを話したところ,「**大学教員になるのはいいけど,自分で新しく価値づくりをしてないのに学生に何を教えられるの?**」と言われたのです.

　この言葉に私はハッとしました.それと同時にモヤモヤの正体が「**自分自身が考える心からやりたいと思えるチャレンジをやり切っておらず,どこか諦めていた**」ことや「**キャリアの流れを環境や業界のあるべき姿に任せて,自分の**

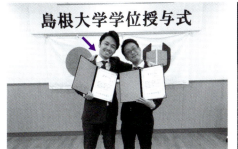

図4　教員の先輩と一緒に迎えた学位授与式

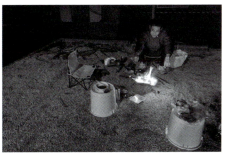

図5　35歳で収入を失い，オフィスの側で野菜を焼いて凌ぐ

ありたい姿に従って決断していない」ことにあると気がつきました．

　そして，「ほかに選択肢はない！」とすぐに大学教員就任をお断りし，島根県で共同創業者とあたためていたプロジェクトをベースにしたベンチャー創業を34歳で決意しました．ただこのとき，私の家庭には未就学児が3人いる状態でした．大きなリスクをともに背負ってくれた妻や家族には本当に頭が上がりません（冷静に思い返すとゾッとします）．

　起業を決意してからは本当に大変な日々でした．まったくといっていいほど起業に関する知識がない状態で，文字どおり手探り状態で必死に知識をアップデートしながら行動を続けました．そうした状況のなかで，1つだけ大切にしていたことがあります．それは「**既存の会社の形に私たち個人を当てはめることをせずに，私たちのありたい姿や特性に基づいた会社を，既成概念にとらわれずにゼロから創る**」ということでした．

　そのため，理念や方針がブレることは一切なく，会社や事業の形ができ上がっていきました．**それまでのさまざまな職業経験や人脈も活かしつつ，自分たちが得意で，かつ，やりたいことがそのまま仕事になっていく感覚**があったことを覚えています．

　そして，2021年3月に，一般企業の職業病を対象とする健康経営事業をベースとした「株式会社Canvas」を創業するに至りました．起業初期はまさに苦難のときでした．当初は資金もあまりなく，中山間地域の民家の2階（もともと倉庫として使っていた）をご厚意によりわずかな家賃で間借りさせていただき，そこをオフィスにして活動していました．

　事業所の看板も地域の方の手づくりで，何度も資金が底を尽きそうになりながら，裏山から薪を調達して，野菜やスーパーの値引き品を屋外で焼きながら食べて，何週間もオフィスに泊まり込みで夜を越していたのは，いまとなってはいい思い出です（図5）．

　ただ，なぜか不安や悲しみの感情は湧くことなく，真っ直ぐに事業の未来や顧客に目が向いていました．**周りのさまざまな言葉や目線が雑音にしか感じず，それまでの人生で最も充実している時期**でもありました．振り返って考え

ると，これまでの人生で**初めてありたい姿の実現に向けて歩んでいた**のかもしれません．

事業をスタートしてすぐに，顧客にかかわればかかわるほどにこの事業で収益を上げる難しさに直面しまし

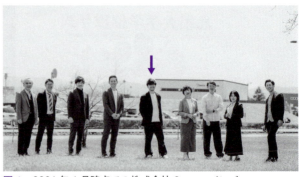

図6　2024年4月時点での株式会社Canvasメンバー

た．医療従事者がベースであるがゆえ，健康経営事業を構築して営業をかけても「自分たちに何ができるか」をベースに話を展開してしまい，顧客の真のニーズがつかめなかったのです．

とにかく顧客の感覚を理解する必要があると考えて，起業して1年間は特に経済団体の会合に頻繁に顔を出して，経営者や従業員の方々が何を考えて，どういうニーズがあるのか，どういったことにお金を払おうとするのかなどを毎晩のようにお酌しながらお話をして探っていきました．そのなかで徐々に地域でサービスが受け入れられ始め，拡大をしていくことになります．

紆余曲折を経て，現在では事業が大きく拡大し，全国からIターンで就職していただく会社になり，社会にとっての「会社の意味」が大きく変容しようとしています．執筆現在も毎日のように大きく状況が変わりつつあり，起業してから約3年半の間に驚くべきスピードで仕事が生まれています〔会社の現在は弊社ホームページをご覧ください〕(図6).

そうして，現在の働き方に行き着くのですが，私はこのキャリアに辿り着いた理由は「**自分たちのこれまでのキャリアの繋がりやありたい姿を深堀りして，それを心から信じて，恐れることなく前に進んだこと**」が強く影響したと確信しています．

若い頃のキャリアは「自らのありたい姿（主語：わたし）」に基づいたものだったのですが，多くの経験を経るなかで，いまでは「**多くの人の期待や未来を背負うもの（主語：わたしたち）**」へと意味が大きく変化しました．

きっと，これからも私の人生のなかで「ありたい姿」は変化していくことでしょう．それを味わいながらこれからも私らしく歩んでいきたいと思います．

今後のキャリアの展望

今後は経営する2つの会社（健康経営事業：株式会社Canvas, 教育・コンサルティ

ング事業：株式会社Weave）での事業展開や全国の皆さんとの繋がり，社会的な役割から生まれるインスピレーションを通じて，作業療法の価値を社会実装できる人と事業を多く育てていこうと考えています．

そのアクションが，より複雑化する社会に対してよい影響を与え，国内外での作業療法士の新たな役割や希望を見出すものとなることを夢見ています．

読者へのメッセージ

「キャリア」と聞くと格好いい，レベルが高いというようなことを想像される人も多いと思います．本項に書いたエピソードを読んでいただくとご理解いただけると思いますが，私は本書のほかの執筆者の皆さんと比較して，決してキャリアの環境に恵まれていたとは言えません．そして，その歩みは総じて「**ダメな自分の感情と向かい合ったこと**」から切り拓かれたものであるとも言えるでしょう．

読者のなかにも強い劣等感や焦りをもっている方がいらっしゃるかもしれません．ただ，その感情に真正面から向き合うと自分自身が「どうありたいか」といった姿が見えてくるものだと思います．

改めて，皆さんは「**これからの人生をどのように生きていきますか？**」私も皆さんと同じようにこの問いに向き合いながら日々を過ごしています．もし，「あなたらしい」キャリアを歩むために本項が少しでも助けになっているのであれば大変嬉しく思います．

元廣先生のキャリアから読みとれること

元廣先生の最大の強みは，「好奇心」に従って未知の領域でもリスクをとって果敢にチャレンジし，結果が出るまで諦めないタフさなのでしょう．ここでいう結果は，幼少期～若手療法士の時代は「自分1人が周囲に認められる成果」ととらえられますが，自身の特性も活かして多様な経験を経るなかで，次第に周囲の人々との協業や人の成長，社会の変化を導く意義にこそ成果を見出し始めている様子があります．

キャリアにおける自身の「ありたい姿」は自分にしかわかりません．この点を踏まえて元廣先生のキャリアの変化を読み解くと，「ありたい姿」とは何か，「あるべき姿」を「ありたい姿」と勘違いしているのではないかと深く考えさせられます．

(爲國)

EPISODE 15
同じ職場で長年働き続けながらも新しいを追求する臨床家

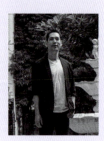

藤本 一博
Fujimoto Kazuhiro

湘南 OT 交流会

注目してほしい総論
THEME 5 (p.27)

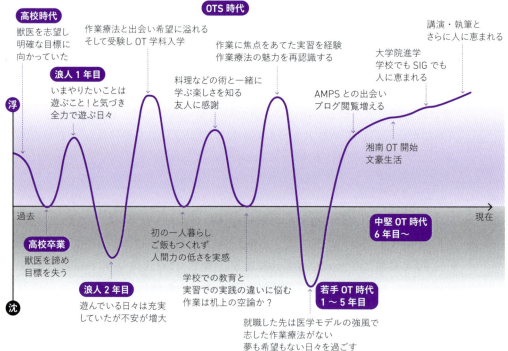

 現在の仕事や活動

　　現在の仕事は，病院での臨床業務と病院管理職としての管理運営，湘南 OT 交流会（以下，湘南 OT）などの SIG に関する企画運営と活動が主となります．

そのほかにも日本作業療法士協会の活動や県士会の仕事，書籍の執筆も少々させていただいています．

病院では回復期リハビリテーション病棟の専従として担当患者さんをもちながら，管理者としての管理業務，法人内のリハビリテーション部門の役員として企画運営に携わっています．

管理者でありながらも担当患者さんをもたせていただけるのは，臨床をするからこその気づきがあり，机上の空論ではなく，現場の視点で作業療法の世界を見るよい機会だととらえています．そして，担当患者さんをもたせていただいているからこそ，実習生とのかかわりも多くもつことができ，現代の学びの特性や，若者の思考に気づくことができる機会を得られています．

まずは，こうした病院での活動を土台として，そのほかのSIG活動，協会・県士会活動，執筆活動があり，日々交流してくださる皆さんに感謝をしながら過ごしています．それぞれの活動については，このあと各項目で詳しく触れていきたいと思います．

なぜ現在のキャリアに至ったのか

1 養成校入学前

私は神奈川県で2人兄妹の長男として生まれ，横浜市で育ちました．サッカーアニメの影響で，サッカークラブに所属し，日々オーバーヘッドキックやドライブシュートを習得するための研鑽を積んでいたように思います．友人と試行錯誤しながら行うのですが，**人からの忠告や教えは受け入れない性格**で，何でも自分で体験して，**失敗しながら自分で気づかないと習得できない**特性がありました．

この性格はまったく詰め込み教育が合わないため，成績はいつでも中の下でした．動物好きで，下校時に野良犬や野良猫を次々と連れて帰り怒られる日々でした．そのフラストレーションから，高校生では動物にかかわる仕事がしたいと考え，獣医を目指すことにしました．安易な気持ちで獣医を目指していましたが，受験前に獣医学部カリキュラムを調べ，その内容に驚愕した覚えがあります．

生死を扱う仕事であるため，死と向き合うことが必要ですが，その理解と覚悟がまったくなかったのです．予定どおりに獣医学部の受験はしたものの，実は答案用紙は白紙で出しました．浪人生活のスタートです．

18歳の自分に何がしたいかを問いました．答えは意外にも簡単に出ました．

「遊びたい」．ただそれだけでした．両親の手前，予備校には在籍しましたが，ほとんど出席せず，昼間は悪友と精一杯遊び，夜はアルバイトをしていました．そのような生活を続け，受験のシーズンが到来しましたが，進路は見えませんでした．またも白紙の答案用紙を出す選択となります．

　浪人2年目に突入です．アルバイト先から正社員にならないかと誘いを受けました．給与もよかったので，うなずきそうになりました．しかし，両親にも友人にもこの1年を過ごした結果として，この仕事を選んだと胸を張って報告ができないと直感的に感じたため，どうしてもうなずくことはできませんでした．

　そこで自分の道が見えた気がします．自分の進路は，**自分で探して自分で体験した結果で選び出す**こと．これがなければ誰にも顔向けできないと考え，自分の進路について真剣に考えました．

　医療にかかわるビジョンがあったため，看護師，臨床検査技師，救急救命士，臨床工学技士，理学療法士，作業療法士，言語聴覚士，視能訓練士といった仕事が知りたくなり，養成校や病院に突撃で電話をかけました．インターネットが普及していない時代ですので，ホームページもなく，電話帳で調べました．その結果，多くの学校，病院が無償で見学を引き受けてくれたため，医療系の方々のホスピタリティを感じ，「より医療に携わりたい」「このような方々と働きたい」と思いました．

　その見学の1つで作業療法に出会います．見学を受け入れてくださった病院は，県内屈指のリハビリテーション病院であり，ドライビングシミュレーター，モグラたたき，ゲーム機など，さまざまな作業を可能とする道具が一通り揃っていました．「私の遊び続けてきた1年は，この職業に出会うための研鑽だったのではないか」と変な運命を感じました．目標は作業療法士になることに定まりました．

　そこから受験勉強を始め，1回目の受験で合格することができました．専門学校でしたが，3年過程であったことから，4年過程に行くよりも1年早く社会人になることができる．これは浪人した時間を埋められるボーナスチャンスと考え，入学することにしました．

2　在学中

　入学先は愛知県の学校でした．初の一人暮らしです．ここでは生きる術と人に教わる大切さを得たと思います．食事なんて肉を焼けばおいしく食べられるという安易な考えでいましたが，焼いてみると硬くて味気なくて，まずい．ショックでした．基本の料理という本を買い，挑戦しましたがまずい．切り方，焼き方，タイミング，それらがわからない．

そこで，近所の同級生を毎日のように家に招き，料理を教えてもらうことで，少しずつ料理技術を得たと同時に，**人から教わる楽しさや有意義さを初めて実感した**気がします．初めて感じた心地よさでした．

この経験から，**養成校生活でも教わる，相談することを覚えました**．知らない用語，知らない知識，膨大な暗記，これらをいままでのように失敗しながら，自分のペースで行っていては間に合わない．同級生と協力しながら，お互いに相談しながらでないと難しいことに気づき，特に時間の大切さを痛感していた社会人学生と一致団結して，協力しながら勉学に取り組みました（**図1**）．

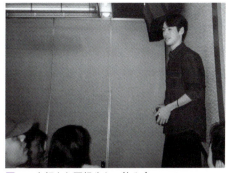

図1　大好きな同級生との飲み会での1コマ

この学校ではAMPSやパラダイムシフトの話など，最先端の話が授業では取り入れられていましたが，実習でその知識を活かせる場面が当時はありませんでした．作業的な話は机上の空論であり，医学的な検査測定が作業療法臨床で展開され，その手順を覚えることが実習のすべてでした．

しかし，ある病院に実習に行った際，機能ではなく活動に焦点を当てた実習を体験することができました．「家族に介助されるのは恥ずかしいから，1人でお風呂に入りたい」「家族のために料理をつくる役割を続けたい」と希望するクライエントです．実習指導者の先生と自由にさまざまな方法を検討し，そのクライエントだけの方法を見つけ出し，退院に導いたのです．

この体験から，作業療法はクリエイティブであり，そこへの挑戦は楽しさとやりがいがあると感じました．この体験から，広いリハ室を有し，ADL室や調理などの作業療法が提供できる環境の整った就職先を希望したところ，いまの職場に出会うことになりました．

3　卒業〜現在

新人

入職した当時は医学モデルの強風が吹いており，志した作業や活動はほとんどありませんでした．理学療法士からファシリテーションテクニックを習い，作業療法士は骨盤を見ろという指導がなされ，右も左もわからない日々でした．

そのなかで毎日，紙のカルテを書き，先輩に提出し指導を受けるのですが，毎日のように怒られ，ため息をもらっていたと思います．同期からは，まるで公開処刑のようだと言われていました．しかし，得ることも多く，特に，**医療**

人として得意・不得意は関係なく，明確なスキル基準があるとの視点を得た気がします．

この環境で続けられた要因は，**入学前に自分の道をしっかり考えて決めたからこそ，困難な状況を課題や挑戦ととらえられた**のだと思います．もし自分で決めていなければ，諦めていたかもしれません．

中堅

気がつけば5年目を迎え，後輩育成をする立場になっていました．この頃は作業療法にあまり魅力を感じられなくなっていたのですが，後輩には私が体験した公開処刑にならないように，やさしい対応を心がけようと，褒める技術を磨きました．

人は表面的なことを褒められても，あまり嬉しくない．しかし，本当に大事にしていること，本当に努力していることに関しては，その努力に気づくだけでも，大きく褒められたと実感します．人を褒めるには，**その人の奥深くまで入らないと難しいことを知り**ました．

医学モデルが中心の職場で，褒める技術に興味をもち，周囲とは違う考えで日々を送っていたので，楽しさはあまり感じられませんでした．そんなときに，勉強熱心な作業療法士の妻からAMPSの講習会に行こうと誘われました．全力で拒否したのですが，「新婚旅行に行ってないよね．新婚旅行代わりに講習会へ行こう」と，信じられないカードを切ってきました．

この講習会が私の作業療法観を大きく変えました．作業療法の手順，作業療法の視点，作業療法で利点を活かす方略など，**初めて「作業療法は素晴らしい，誇れる仕事だ」との気づきと感動を得られました**．そこからオンラインゲームを辞め，その時間を作業療法の追究に費やしました．単純に学びが楽しかったのです．

これらの学びは職場では最先端すぎて，誰にも相談に応じてもらえなかったため，外の世界で議論をしたり，深めたりする必要があると考え，事例報告を投稿したり，講習会を受講したり，学会で発表したりと，積極的に外に飛び出しました．

それまで蓄積していたフラストレーションがあったからこそ，「現状を変えたい！」という気持ちがあ

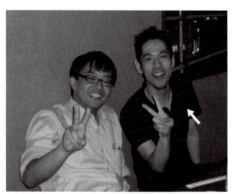

図2 私の作業療法観を全肯定してくれた友人の京極真さんとの出会いの1コマ

り，発表という背伸びをした世界に挑戦できたのだと思います．この選択は**職場での高い評価を生み出し，外の世界に優秀な友人をつくる大きなターニングポイントになった**と感じています．

その外の世界で最初に出会ったのが京極真さんです．同い年であることもあり，すぐに意気投合しました．一緒に作業療法の世界をもっと作業療法らしい世界にしていこうと，日々議論をしたり，勉強会を開催したり，さまざまな体験と知識をくださいました．いまの私があるのは京極さんとの日々のおかげであると思います（図2）．

管理者

気がつくと7年目に作業療法部門の管理者となっていました．当時は退職者が続き，多くの新人を採用するような環境だったので，本当に悩みました．

まず大事にしたのが勤怠管理です．スタッフにはそれぞれさまざまなライフステージがあり，さまざまなライフイベントがあります．そのときに，休みを取得しやすく，休むことに理解を得られる形が，よい職場を生み出すと考えました．

ここで重要視したのは平等の概念です．平等とは客観的に平等なのか，心理的に平等なのか，どちらを採用するのかで管理の方法やルールが異なります．均等に同じ数を付与し，同じように休める状況は，わかりやすく平等でした．しかし，幼児や乳児を抱える人は，それ以上に休む必要があり，逆に若者は必要以上に休みを要求していないため，均等にすることでルール化しやすいが，心理的な平等は得られていないことに気がついたのです．

そのため，勤務は必要人員以上の人員配置を行い，休みやすい環境をつくり，人数過多の日は，勉強会実施や各種書類の見直し，臨床の相談の時間を設けるなど，質を高める時間を設定しました．これらが認められるまで事務方に説明を行い，「1人何単位」といった管理の仕方から，部門の総売り上げで管理する形に至ったことが，成功の秘訣だったように思います．**明確なビジョンで説明し，確実な効果を出していくことの大変**さと，そのスキルを磨くことがこれからも求められます．

院外活動

①ブログ

話は少し戻って4年目の頃に，ブログというものが世に生まれました．当時は作業療法にやりがいを見出せておらず，たぶん愚痴みたいな日記になるだろうと想像し，「作業療法の愚痴」という名前で登録を行いました．

最初は愚痴から始まりましたが，自らで取り組んだ課題について，その悩みや，そこでの発見など実感を伴うものをブログに書き残すようになった頃，コメントがつき始めるようになりました．ただ単純に嬉しかったのを覚えていま

す．コメントをとおして相互交流ができ，**インターネットの世界で新しいを楽しめる交流が生まれた**のです．

このブログの効果は大きく，新しい交流，新しい人脈をつくり出すきっかけとなりました．まったく面識のない学校の先生，臨床家，さまざまな方から声をかけていただき，一緒に学ぶ機会を得られたことは，ブログを継続した最大の報酬です．**継続すること，発信することの大切さを学んだ**のがこのブログだったと思います．

②SIG

臨床経験5年目のときにAMPSと出会い，作業療法の奥深さと楽しさに気がつきました．そこからさまざまな研修会に参加をしたり，文献を読んでまとめるだけの時間をもったりしました．

そのなかで各種研修会の内容をシステム論ベースにまとめていくと，何が新しい知識で，どのような問題や限界が生じ，どのように次の知識が生まれたのかを時系列的にまとめることができました．すべての知識に対して，1つの明確な基準をもって判断できる材料となり，世に溢れる知識に対し，利点と限界を知ることができたのです．

この経験は学びとして最適と感じましたが，オンラインのない時代で，書籍もいまのように豊富でなかったため，現地で知識を得るというのが唯一の手段であり，旅費，宿泊費，研修参加費，滞在費などさまざまな出費があります．

その問題を解決する手段として地元に湘南OTを立ち上げました．湘南OTでは，さまざまな企画を月に1回程度の頻度で開催しました．作業の実践に役立つ講師を集め，地元で有益な知識を得られる場が完成していきましたが，持続的に協力できるOTは少なく，1人での管理運営が続きました．

この内容をブログにも書き綴っていると，県内だけでなく県外からも多くの参加者が集まるようになり，参加者と協力者が増えていきました．そこでは交流促進を目的に，学会発表チームをプロデュース，SIGコラボレーション企画なども実施しました．SIGをもつと，参加者と繋がりができるだけではなく，手の届かないと感じていた講師と繋がりができることも大きな利点だと感じます．

その後に育児などのライフステージや距離的な問題を解決する手段としてweb学会を立ち上げました．web学会は以前から参加してくれていたデジタル関係に強い作業療法士の協力を得て運営し，仲間を得ることの大きな効果を実感しました．

さらに，対面開催の講習会も全国に同時配信する試みを，離島で勤務する作業療法士に任せ，湘南OT-interactionがスタート，その後に湘南OTに10年

単位で参加してくれている2名を広報やinteractionに迎え，1人で実施していた湘南OTは4名の少数精鋭での運営に生まれ変わりました（図3）．

加えて，現在では，日本臨床作業療法学会という化け物のような皆さんのなかで，任せて，任せられて，相談し合える環境にも身を置かせて

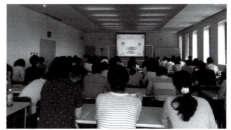

図3　仲間に支えられ参加者に支えられ開催している湘南OTの1コマ

いただいており，日々信じられない景色を見させていただいています．

③研究

5年目のときに人間作業モデルの事例検討会で初めての発表に挑んでみることにしました．無知の行動力はすごいもので，**怖い，不安という気持ちに，興味が勝ったのです**．

その発表をきっかけに，講師の先生から大学院に誘われました．大学院は何をするところなのか，研究とは何か，まったくわかりませんでしたが，本当に無知はすごい．誘われるままに受験し，7年目で大学院に通い始めました．

そこで非常に貴重な経験をしました．2年生になっても研究テーマが見出せずにいた頃，担当していたクライエントが「OTの事例研究」と題したレポートを退院時に渡してくれました．これは私と取り組んだ作業療法について検討されており，その考察には，「作業療法の導入時は作業療法士が主導なので効果がわかりづらいが，段々と任せられる作業が増えていき，作業療法の効果を後半はすごく感じるようになった」と書かれていました（図4）．

すぐにはその貴重さに気づきませんでした．しかし，同級生や先生方が，「なんて貴重なレポートなんだ！　その考察を仮説として研究したら，よい研究になるじゃないか」と私にアドバイスをくださり，なんとか研究が開始しました．

研究を開始して，その領域の文献を調べ始めると，見たことのない知識が現れます．作業療法の世界の深さに気づけたのは，研究のおかげです．しかし，その成果はブログや講演のように反響があるわけでもなく，何の役に立っているのかわからないと感じていました．

研究は奥深いものです．ちょっとかじっただけでは，多くの論文に埋もれ，効果は得られない世界だと痛感しました．中途半端では駄目だと気づき，研究か臨床かの選択を迫られ，そこで**臨床に向き合う気持ちを新たにした**次第です．

④執筆

最初の執筆は，8年目に取り組んだ「愚痴本」と名付けた自作の本でした（ブ

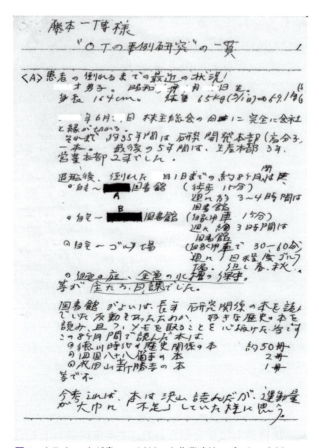

図4 クライアントが書いてくださった作業療法レポートの表紙

ログの名前からとりました).これを本と定義するのはためらわれますが,この本への反響をとおして,作業療法士が作業を使う必要性や効果を,多くの人が感じてくれているという実感を得ました.あとから聞いた話ですが,業界の一部で大きなブームとなり,機能訓練一辺倒の時代を変える1つの要因になったと言ってもらえることもありました.

　愚痴本を世に出し,講演の回数が増えてくると,出版社から執筆依頼をいただけるようになりました.執筆活動は非常に高い壁であり,**そのすべてが自分の能力を大きく超える依頼だと感じていましたが,自分を選んで依頼してくれたことへの感謝の気持ちが強く**,全力で取り組むことにしました.

　執筆は長く険しい作業ですが,書き終えたときの感情はいつも,安堵よりも喪失感なのが不思議です.「あ～この充実していた作業が終わってしまった」と感じます.私の拙い経験や知識でも,多くの人にその声を届けてくれる書籍は非常にありがたく,多くの感想を聞くことができるので,強く動機づけられて好きな作業なのだと思います.

　そして本を書き上げると,その内容の講演依頼が増えたり,学会発表支援の

依頼が増えたりしてきます．**講演，執筆，研究，発表は繋がっており，良い形で循環している**と感じます．この循環の要は，**いつも人との繋がりであり，何かを継続した成果**でもあるので，作業療法探究の姿勢を継続しつつ，人との繋がりを大切にしようと思います．

⑤家庭

私にも大きなライフステージがやってきます．それは育児です．娘が生まれ，娘を育てるという最高にクリエイティブな仕事を得たのです．

ちょうど大学院の卒業と同時に授かった子だったため，大学院に注いでいた情熱と時間をそのまま育児に移行できたことは，大きかったと思います．大学院は病院での臨床・管理業務を行いながら，夜間や休日の時間を利用し挑戦していた作業であり，無駄な時間を一切排除しない限り両立のできない大きな変化でした．

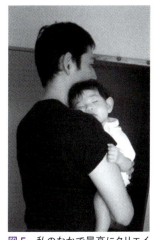

図5　私のなかで最高にクリエイティブな作業

なんとか2年の院生生活で効率的な時間の使い方を習得できていたと思いましたが，育児は自分のタイミングではなく，娘のタイミングで行われるため，職場と家を行き来するだけでも時間の足りない大変な日々でした．夜泣きがひどく，90分に1回は目を覚まして泣き出します．ミルクも素直に飲んでくれません．育児休暇中の妻は，「仕事があるから夜は任せて」と言ってくれますが，昼夜の育児での疲労が色濃くなっていました．このままでは育児が継続できないと思いました．

そこで妻とお互いを助け合う形を相談し，さまざまな試みを行った結果，平日は妻とお義母さんで育児を行い，夜は勤務を終えた私が育児を行う．夜泣きは90分ごとに交代で担うことで乗り切る．休日はみんなで一緒に過ごしながらも，お互いの自由時間を2時間程度確保する形でおさまりました．夜泣きが2年続いたため，この試みを2年続けたのですが，私たちは「育児は1人で行うことはできない」と決め，家族の一致団結と協力を得て乗り越えることができたと感じています．

このときに大事にしていたことは，全員が自分事として育児に参画すること，必ず息抜きの時間をつくること，そして**お互いに感謝の言葉を積極的に述べることです**．この試みは家族の絆を深めたと同時に，お互いへの尊敬の念が強まり，会話が愚痴や文句ではなく，褒め言葉が日常的に飛び交う家庭をつくり出す結果を生み出しました．おかげで娘はいつも笑っている子に育っています．

この育児での信頼と家庭の雰囲気が，外部活動を行う際の外出のしやすさを生み出しているような気もしますが，家族への感謝を忘れずに家庭と仕事と外部活動の3足の草鞋を継続したいと考えています（図5）.

今後のキャリアデザイン

　今後の展望や目標を聞かれることがよくあります．しかし，答えはいつも1つです．**「いま感じて，いま必要と思うものを考え，生み出し，提供していきたい」**．これだけです．目標を決めて行動をするというのが，私には合わないのです．

　目標は達成すべきビジョンが明確である前提で設定されるものと思いますが，私は半年後，1年後に何が必要で，何をすべきかが見えていないので，「いま」に全力で向き合い，「いま」を全力で考え，「いま」必要なこと行う．これをこれまでも，これからも未来が見えないからこそ，大切にしようと考えています．

　しかし今回，このように自分の過去を振り返る機会をいただき，「人の忠告を聞き入れない性格」「何でも1人でやってしまう傾向」から「多くの仲間に導かれる機会」を得て「協力してつくり上げる」という素晴らしさを再確認することができました．

　そして，その根底には「継続する」という強固な地盤が必要であり，その地盤があるからこそ，多くの出会いが生まれ，多くの皆さんと新しいものをつくり上げられたのだと思います．これからも地盤を固める自己研鑽を続け，これまで出会った皆さん，これから出会う皆さんと，新たな景色をつくり出したいと思います．

読者へのメッセージ

　私は養成校を卒業してから，継続的に同じ職場で勤務し，信頼できる仲間と院外活動を行っています．ここまでに示したように，そこに至るまでには挑戦をしては挫折をするという繰り返しのなかで，諦めずに解決策を模索し続けた踏ん張りがあり，仲間との出会いがあり，その結果がいまなのです．新しい体験やキャリアを求めて転職をすることも1つの選択だと思いますが，安易に転職せずに，できる努力と，能力の開発を行ってきてよかったと，過去を振り返り実感しております．

　同じ職場で働くことのメリットは大きく，経済的な安定，信頼の獲得，そし

てリソースの余裕が得られやすいことが挙げられます．同じ職場で働くことで，多くの昇給や退職金も得られます．そして長く勤めると多くのノウハウが蓄積され，欠かせない存在になり，信頼を得やすくもなります．多くのノウハウが蓄積されると職場での業務に余裕が生まれます．

　そして，その余裕が院外活動を行うだけの力を生み出すのです．「隣の芝生は青い」と言われますが，いまいる場所でできること，やるべきことを続けると，「ここの芝生も青い」と感じるかもしれません．長く勤めることは大変なことだと思いますが，長く勤めたからこそのメリットも多いことを，どうか頭の片隅に置いていただけたらと思います．

🍃 藤本先生のキャリアから読み取れること 🍃

　「いま感じて，いま必要と思うものを考え，生み出し，提供していきたい」というコメントにあるように，藤本先生のキャリアは「小さなアクション→人や事柄と出会う→自分が必要だと感じる価値観への気づき」を繰り返し，時代に合わせて進化していると言えます．単に職場での仕事だけではなくwebや講習会開催などの業界へのアクション，子育ての工夫など，時々によって柔軟に自身の役割やその比重を調整して人生に織り込むことでバランスをとってこられたことがうかがえます．求められる役割やアプローチが多様な現代ですが，そうしたキャリアのあり方を先取りしてこられたパイオニアの姿は多くの人の参考になることでしょう．

（元廣）

EPISODE 16
はみだし系作業療法士の消去法的「起業」
―― 王道ではいられない

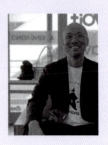

仲地 宗幸
Nakachi Muneyuki

合同会社キングコング

注目してほしい総論
THEME 3 (p.15), 7 (p.39), 8 (p.45)

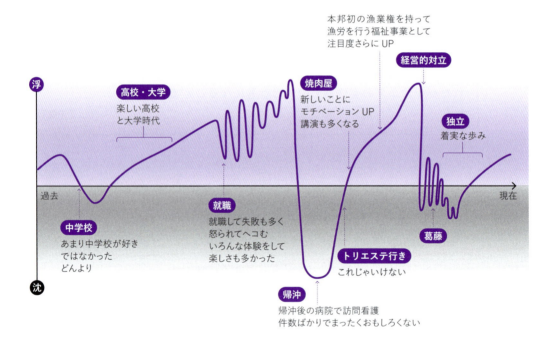

現在の仕事や活動

　私は現在，合同会社キングコングを経営しています．合同会社キングコングは現在，就労移行支援事業と就労継続支援B型事業という福祉2事業と，そ

のほかに沖縄県立芸術大学で学生相談の仕事を受託しています．生活のしづらさを抱えた方々が社会から分断されることなく社会統合されるには何が必要なのかと考えて事業をしています．就職者を出し企業のなかで障害者も一緒に働く環境をサポートすることや，学生相談という位置づけで発病前から丁寧にサポートして安心感を提供すること，早期受診に繋げセルフコントロールできることなどを目指しています．

今回の執筆依頼を引き受けたのには理由があります．「起業」に注目をいただくことが多いですが，「起業」は長いプロセスと，幅広い意味合いがある言葉です．起業自体は誰にでもできますが，その後自分が思ったような経営ではなくなり，廃業へと至る事業所も多いと聞きます．

セラピスト業界における起業は，何か夢のある，社会課題の解決を目指すキラキラ光る起業が多いように錯覚してしまいますが，実際は経営に苦しむケースも多くあります．ですので，私の経験を参考にしていただき，これから起業を選択肢に入れている方の反面教師になるストーリーもあるといいかなと思い，筆を執ることにしました．キングコング仲地の人生列車の旅を楽しみながら読んでいただけると幸いです．

なぜ現在のキャリアに至ったのか

1　私の背景

人生列車の始発駅は沖縄県那覇市首里です．昭和の子どもですので，いつも外で地域の子どもたちと野球をしたり塀を歩いたりして遊んでいました．小学校の通知表には毎回決まって離席と手いじりが多いことが書かれ，時に親も呼び出されていました．また漢字が本当に苦手で小学3年生からつまずきました．

中学校時代はお調子者だったので，時に先輩に目をつけられ呼び出されることもありました．学校はそんなに好きではありませんでしたが，スケートボードにハマりロックやヒップホップをガンガンに聴く日々でした．思春期真っただ中でいろんな葛藤を大音量の音楽で誤魔化していたのかもしれません．

高校はどうしても地元の伝統校である首里高校に行きたくて，中学3年生のときの模試は最終までC判定でしたが首里高校を志望しました．祖父の仏壇に手を合わせると，そのたびに入試の点数に3点上乗せされるという自作のジンクスをつくり，頻繁に祖母宅に通いました．その結果!?　見事志望校に合格することができました．

高校生活は部活が中心で，**生活のほとんどの時間とエネルギーを何かに費や**

すということは私の人生において初めてで貴重な経験になっています．また同級生と部活後に夜まで語り合ったりと絵に描いたような青春の日々でした．

2 リハ職を知る

進路に迷う高校生の夏休み，幼馴染のお父さんが理学療法士だったこともあり，**介護施設へのボランティアに誘われたのがすべてのきっかけになりました**．ボランティアとして編み物をしたり三線で民謡を弾いたりしている活動に一緒に入るように言われました．ひととおり楽しく過ごし，終了後にこれもリハビリであるとの説明を受けて，**「こんな楽しくできる仕事もあるんだ．これはいいかも」と思った**のが作業療法との出会いとなりました．

それから作業療法士を意識するようになり，ケーシーを着て「先生」と呼ばれることを妄想しながらモチベーションが高まっていきました．私は勉強嫌いであるにもかかわらず，なぜか大学院も行ける選択肢を重視し，大学に目標を絞っていくようになります．いや，いま原稿を書きながら思い返してみると，キャンパスライフへの憧れが強かったのかもしれません．

高校3年生の現役で受けた大学はすべて不合格でしたが，浪人生活の末，自己推薦で川崎医療福祉大学に合格しました．自己推薦とは，自分で自分を推薦するのですから，受かったあとはとても恥ずかしい気持ちになりました．入学後，面接を担当した教員からは「お前には騙された」と何度も言われました．

3 フラフラ養成校時代

こうして岡山県倉敷市にある川崎医療福祉大学に入学しました．思い描いていたようなキャンパスライフを謳歌し，全国から集まった仲間と密度の濃い時間を過ごしました．相変わらず勉強はできませんでしたが，先生たちと仲がよかったので何回も何回も追試をしてもらい，最終的には「もう夏休みにしたいからOKにします」と先生が根負けすることもありました．

そうこうしてどうにか4年生の実習まで，奇跡的にストレートで進級することができました．少しリスクが高い学生だった私は学校の近くですべての実習が組まれていました．

1期目の総合病院では，これぞリハビリテーションという身体リハビリテーションを経験し，「かっこいい，私もこんなところでバリバリやりたい」と思いましたが，課題が難しく苦労しました．

2期目の介護老人保健施設では，利用者さんに編み物を教えてもらい楽しく過ごし，食堂のおばちゃんになぜか気に入られ毎日お弁当をもらいました．勉

強に苦しんだ1期目と異なり，楽しい時間を過ごした2期目は思いもよらずよい点数でした．**この経験で行動強化された私は「OTってこれでいいんだ」と思うようになり少しずつ道を逸れていくことになります**．

　県内で過ごすはずの3期目．実習開始直前に担任の先生から呼び出され，「県外の精神科病院の実習枠が空いてしまったが仲地行くか？」と聞かれました．それまでは鎖で繋がれていたような実習だったので県外に行けることが嬉しく，そして，何より自分が「県外に行かせるに値する」学生と評価してくれたことに嬉しさを覚え，すぐに希望しました．

　しかし，そこは中国・四国地方でも厳しいことで有名な実習地でした．にもかかわらずあまり苦労はしなかったのです．長期入院をしている患者が多い病院でしたので，非日常性を大切にしたレクリエーション活動も多く，沖縄出身で三線を弾けることが重宝がられすべての病棟で演奏をし，最終的には院内コンサートもしました．

　また，ソフトボール大会が近かった時期でもあり，患者さんとともにグラウンドで汗を流し，その後は病棟で患者さんと一緒にシャワーを浴びていました．一番勉強しなかったのですが，最終的には3期で一番よい成績を修めて大学へ戻ってきました．**これが仕事になるんだったらこんないいことはないと思い**，精神科OTになろうと決めました．

4　初めての病院勤務と不適応

　精神科臨床によい思いをもつきっかけになった実習地に就職しました．もちろん私は実習のときのノリでいけると思っていて，患者さんとともに遊ぶことが仕事だと思っていました．まあ皆さんのご想像どおり，**この私の甘えた姿勢はすぐに痛い目に遭うことになります**．

　当時は非常に気の強い女性が作業療法課のトップ3に君臨しており，その勢いと，言葉を選ばない指導には入職してすぐに苦労しました．実習中には楽しく過ごせたその病院でも，就職すると「責任」という沖縄育ちの私には聞いたことのない恐ろしい言葉に付きまとわれ，たちまち不適応を起こします．

　500床近いベッド数がある病院で行われる作業療法は，大集団のレクリエーションが中心でした．しかも，祭りの出店で使用するような本格的なたこ焼き器を持ち込んで焼いて食べるとか，ジューサーを持って行ってフルーツをその場で絞って飲むとか，とにかく準備に労力を要すレクリエーションばかりでした．私は計画的に何かをすることが苦手で，準備や段取り，当日の運営がちゃんとできず，そのたびに容赦ない指導が繰り返されました．

　そうするうちに年度も変わり，後輩が入ってきました．私よりも段取りのよ

い後輩たちは上司からの評価も高く，**さまざまな感情が渦巻き「いい作業療法士って何だろう」という疑問が浮かぶようになりました**．

　ちょうどその頃，大型免許をもっていたこともあって，デイケアに異動の辞令が出ます．これも1つの転機でした．デイケアに初めて配属される作業療法士ということで，**私も何ができるかを一生懸命考えました**．そしてついに一度も自ら開いたことのなかった山根寛先生の教科書を開きました．

　いまでも鮮明に覚えているのですが，山根先生の教科書を開くと，苦痛でしかなかったいつもの作業療法プログラムの意味が，スラスラ入ってきました．そして，こうやって言葉にしたらいいんだとわかり始め，その言葉をそのままデイケアで他職種スタッフに語るようになりました．

　精神保健福祉士の上司も，作業療法士が来てくれてよかったと評価してくれ，社会人になって初めて評価された嬉しさ，そして居場所を得た安心感から，私はこのデイケアが好きになりました．ですが，本から学んだ知識やその言語を用いて話をするうちに，**現場での実践に偏りが出始めるようになります**．

　少しでも治療効果が示されている，いわゆるエビデンスレベルの高いことをするのが医療者として必要だと思うようになっており，いま思い返すと，患者さんを病気に当てはめ，症状や障害を見つけ，それを本で読んだとおりのプログラムに適応させる．そんなことをやっていたんだろうと思います．

　私のこの傾向はさらに強くなり，県内の精神科作業療法士の勉強会の代表を務めたりしながら，さらに多くの理論に惹かれていきました．作業療法課の上司からは毎年学会発表する私の演題を見て「あんたの発表はいつもナルシスティックで気持ち悪い」と言われていました．当時は，「何を言っているんだ，こうでなければ！」と鼻息荒く反発していましたが，いま読むととても恥ずかしくなってしまう内容で，上司の言うとおりでした．

　この時期に勉強する楽しさを知ったこと，そして作業療法士の仲間ができたことは私のOT人生において重要なものでした．また，ここでも毎週患者さんとともにお風呂に入る習慣は続いていました．これはまったく治療的な意識はなく，単に自分の家のガスが止められていたり節約からくるものでしたが，私のアイデンティティを形成する象徴的な習慣だったと思います．この頃から**「治療者–患者」の関係ではなくフラットな関係性でいたいというスタンスだったのだろうと思います**．

5　地元沖縄へ帰り，臨床の師ジョニーと出会う

　結婚を経て地元沖縄県那覇市に帰ってきました．昔から馴染みのあった地元の精神科病院で多職種アウトリーチチームを結成するという求人が出ており，

何も迷わずに就職しました．希望どおり精神科訪問看護の部署に配属されました．

しかし，そこで求められたのは件数（点数）でした．患者さんから生活での困りごとを聞いたときは，個別での支援をしたいと希望しましたが，叶わないことが多くありました．フラストレーションが募る日々に，誰彼かまわず不満をもらしていました．

そんな毎日を過ごしていましたが，**大きな出会いもありました．いまでも臨床の師と仰ぐ，当時その病院で副院長をされていた横田泉先生との出会いです**．横田先生のことを私はジョニーと呼んでおり，ここでもジョニーと書きます（孫が生まれたときに「おじいちゃん」と言われたくないという理由で，沖縄の有名な歌手ジョニー宜野湾から名前をとったようです）．

ジョニーからの個別作業療法のオーダーはいつも大変でした．治療を中断しいつも激しく怒っている方，自分の世界が強すぎて他者との接点をもつのが難しい方，激しい自傷を繰り返す方などへの訪問です．しかし，1人ひとりとのかかわりをジョニーと一緒に続けるなかで，**人と深くかかわることの大切さと，そのときに見える景色の素晴らしさを教えてもらい，臨床における「構え」を習得することができました**．

ジョニーから学んだことについてはここでは紙面が割けませんので，過去の執筆を参考にしてください．①カレーライスと分裂病（統合失調症のひろば 5,137-144，2015，日本評論社）②心耕す分裂病のチカラ（統合失調症のひろば 16,26-38，2020，日本評論社）③統合失調症のやわらかい回復 （精神看護 25-26,502-506，2022，88-91，190-193，298-301，2023，医学書院）

6　イタリア・トリエステ

2011年のある日，当時沖縄県精神保健福祉センターの所長であった仲本晴男先生から勤務先の病院に突然の電話がかかってきました．**「イタリアのトリエステに行こう」と強く誘われ，そこに何があるのかもわからないままに行くことになりました**．

大型の単科精神病院を全廃した地で，WHO が精神保健の桃源郷と呼んだ地ですが，それがどういう意味なのかまだわかっていませんでした．トリエステで影響を受けたのは大きく2点です．

1つは病的な状態にあっても本人なりの意味と目的がある行動を理解すること．行動制限や鎮静のための注射を40年したことがないと言う医者に私は質問をしました．「イタリアには暴れる人はいなのですか？」と．先生は「いますが，**その人が暴れるしかなかった状況をわかろうとする以外に仕事があるのですか？**」と聞き返してきました．病的な状態にあっても行動には本人なりの意味と目的がある，支援者はそれをまず理解するべきだと学びました．

EPISODE 16 はみだし系作業療法士の消去法的「起業」——王道ではいられない　233

2つ目は,「社会的共同組合」という企業体の存在です．福祉的雇用ではなく，競争原理にさらされる企業体で，従業員の3割を障害者などの「雇用につきにくい人」を雇用している組織です．ここで重要なのは，障害者だけを雇用するのではなく，雇用につきにくい人という括りになっていること，さまざまな立場の人がともに働くこと，助成金頼みではなくビジネスという手法でそれを成り立たせていることです．

　当時ストレスケア病棟の担当だった私は集団でも個別でも認知行動療法をベースとしたかかわりを多くもっていました．帰国後のある日，職場や家庭で精神的に追い詰められうつ病となった女性を前に「考え方の癖を見直して気分をコントロールする練習をしましょう」と言えなくなりました．
　環境的な要因でうつ病になって入院しているのに，治療という名のもとに患者さん本人だけに問題を還元していないだろうか．そういった疑問をもちました．変えるべきは環境ではないだろうか，もう少し寛容で包摂力のある地域づくりがしたいなと思うようになりました．

7　キングコング仲地誕生

　ちょうどその頃，同級生の家族が経営している飲食店が障害者雇用を始めようとしていて，よく相談を受けていました．客も従業員も大切にできる新しい飲食店をつくろうと作戦会議を重ねているうちに，私も一緒にプロジェクトを行うこととなり，病院を辞めて焼肉屋になります．その焼肉屋の名前が「キングコング」でした．私の名前や現在の法人名はここからきています（図1）．

　私は当初，障害者雇用を始めるにあたり就労継続支援A型事業（以下，A型）のサービス管理責任者として着任しました．地元でも有名な老舗焼肉屋の福祉事業への参入は，周りの福祉関係者から厳しい目で見られているのがわかりました．福祉業界は，新たに参入してきた営利法人に自分たちの領域を荒らされるのではないかと見えない敵に対して不安が大きかったのだと思います．そんな状況でしたので，情報収集も苦

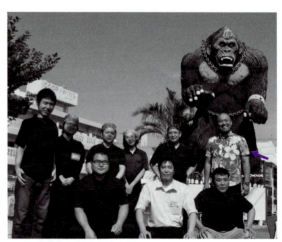

図1　焼肉キングコングのスタッフ

労しました．どんな書類を揃えればいいかなんて行政は教えてくれませんし，はっきりと書いてある資料もありません．OTなんていう職種はいませんし，頭を下げながら地域の事業所を回り，少しずつ教えてもらいました．

病院から地域に出れば出るほど必要なのは専門的な知識ではなく，まずは動くことです．電話をかける，会いに行く，紹介してもらう，のサイクルをこのときに私ができなければ，そのままこのプロジェクトは頓挫していたでしょう．

こうした活動の甲斐あって，少しずつA型の障害者スタッフが増え，経営もうまく回るようになりました．しかし，長続きはしません．焼肉屋の福祉事業はだんだんと収支のバランスを崩していきます．

A型事業所は，さまざまな助成金の対象になります．いつしかこの助成金収入を計算していくようになり，最終的には障害者スタッフが休まないように仕事を簡素化し，焼肉屋の顧客満足度が下がっていくことになりました．完全に本末転倒です．私がしたかったのはこんなことではないと，代表と連日話し合いました．話は平行線でしたが，そもそも福祉収入を見込んで始めた取り組みではなかった，と原点に立ち返り，A型の廃止を決めました．

そこからは私も経営に責任をもつために役員となり，覚悟をもって焼肉屋再建に力を入れました．A型で雇用していた障害者スタッフのうち，希望者は全員一般雇用とし，助成金も新しく申請することを止めました．スタッフ12人中9人を一般雇用の障害者スタッフとして，キングコングは第2ステージへと進みます．

8　日本の革新者!?　そして卒業

今度は，正真正銘ともに働く仲間になったわけなので，目線を揃えてともに客のほうを見るにはどうしたらいいか考えていきました．毎週2時間，スタッフ全員でさまざまな勉強会を行い，また経営戦略についても全員が理解できるように学び，そして経営の原理原則に沿ったプランを立てていきました．

このようなプロセスを経て障害の有無はほとんど関係なくなり，本来の目的であった相互理解が得られ始めました．また，焼肉収入も上昇しまさにV字回復することになります．これは本当にすごいことで，野村総合研究所未来創発センター内の2030年研究室が出した『日本の革新者たち』という書籍にも掲載されましたし，多くのメディアに取り上げられ，講演依頼も増えました．

また焼肉事業とは別で，漁船を購入し漁業にて就労継続支援B型事業も始めました．漁業権をもって漁労をする福祉事業はどこにもありませんでしたので，これも全国から見学者が集まりました．あまりに講演や取材依頼が多かったものですから少々天狗になっていました．そしてだんだんと代表との関係に

も歪みが出てきます.

それまでは私が飲食フィールドで貴重な経験をさせてもらっているという感じでしたが, この頃からは私がやってきたことに対して社会が応えてくれている, もっと私の望む展開をしたいと思うようになっていました. 次第にビジョンがすれ違うようになり, 最終的には代表から「そんなにやりたいことがあるんだったら自分でやればいいじゃないですか」と言われ, 私も「そりゃそうだな」と素直に思いました. 人の資本で自分のやりたいことだけをやるわけにはいかないですよね.

9 シン・キングコング

ということで, 独立を決めましたが, 何をどうやってするかを決めるのに時間がかかりました. いや, 覚悟をもつまでに時間がかかったという表現のほうが正しいかもしれません. 最終的に1人になってもやり切るんだという覚悟が必要です. そのことは実感していたので, 1から私の思いを言語化して共通理解を築いていくプロセスを踏める新しいメンバーを探そうとしました. とはいえ, 福祉部門の支援者たちに伝えないわけにもいきません. 個別に話していくと, 誘ってはいないのに最終的に全員私と一緒に新しい事業を立ち上げたいと希望してくれました. 断るわけにもいかずそのメンバーで立ち上げたのが合同会社キングコングで, 2020年のことでした.

いまでは一緒に働いてくれるスタッフに感謝し, どう人件費を上げるかを考えることができるようになりました. みんなが私をよりよい経営者として成長させてくれています. **私にいろんな能力があって1人でできてしまっていたら, もっとスタッフと関係が悪化したと思いますが, 幸い私はあまり能力がないので皆さんにお願いし, やってくれたことに素直に感謝し, もっと還元したいという思いをもてています. 能力のない人が起業するのもそういう意味でいいかもしれません.**

これまでの経過を振り返ってみると, **病院に居づらくなり, 株式会社で役員を続けられなくなり, もう私が自分でやるしかないという状況からの起業だったことが理解いただけたと思います**. タイトルの消去法とはそういう意味で付けました.

起業したあとも業務上のミスで損失を出してしまうなど, もし私が代表ではなく従業員だったらクビになっていたなーと思う場面が何回もありました. 自分の身を守るためにも法人代表になるしかなかったかもしれません(笑). 本項を読んでくれている人は起業に関心のある方が多いかと思いますので, 最後に私の教訓を書いておきます. 似たような人には参考になると思います.

列車の行き先

　ポッポー！　さてキングコング仲地の人生列車いかがでしたでしょうか？　貨物列車なのに各駅停車のような意味のわからない旅を続けています．あと2,3駅先までは決まっていますが，その先はまだ決まっていません．今後出会う人やコミュニティの影響を受けながら気ままに走り続けると思います．大切なのは，安全であること，そして走り続けることだと思います．これからも私はどこかの駅で皆さんと出会い，そして見送り見送られることを続けていきます．それではまた次の駅に向けて出発の時間です．ご乗車ありがとうございました，出発進行!!

 ## 読者へのメッセージ──私の起業論

独立志向が強い人へ

　私は以前から独立志向が強く，若い頃は「影響力のある人になりたい」とか「いい生活をしたい」と思っていました．いま考えると，こんな浅はかな思考のまま独立していたら私もスタッフもボロボロになっていたと思います．私の場合には営利法人の役員に就いて，ある程度経営層の役割を経験できたことがよかったです．一気に何かを成し遂げようとせずに，でも諦めず，その中間ぐらいを体験できるポジションを探してみてください．そのあとにタイミングが来ます．

　私の独立のタイミングは2つ，「覚悟」と「感謝」です．前者は自分1人になってもやり切るぞと思えたとき．そして後者は周りに感謝できるようになったとき．それはつまり自分の力を客観的に見ることができるようになったときです．自分に足りないものが何なのかを理解し，感謝しながら人にお願いできることが重要だと思います．

手放す勇気

　何か1つの選択肢に固執しているときは視野狭窄に陥っていると思って注意が必要です．私の場合の注意信号は，「いいこと思いついた」と「これしかない」という心のつぶやきです．このワードが出てきたら一度立ち止まって他者に話をして別の視点から見てもらったり，同じ業界ではない人に説明してその必要性が伝わるかの反応を見たりします．一度手放してみることを意図的にやったりもします．

　人材に関しても，固執せずにいられたらむしろもっとよい人との巡り合わせがあるときもあります．視野を広げ多様な選択肢をもつためには，「手放す」

という術を習得するのも，時に必要かもしれません．

「一緒に経営」は本当に難しい

　私は幼馴染とともに会社を経営しました．「相手をよく知っている」と，「お互いのやりたいことをよく知っている」は別です．目的や経営的価値観をすり合わせておかないと歪みが生じます．その歪みは利益をどうするかという具体的な形で顕在化しますし，イーブンな立場で複数人で経営するのは本当に難しいことです．目的を確認し，役割や報酬についてもしっかり話しておくことが重要です．

語る組と叶える組

　桜林直子さんの『世界は夢組と叶え組でできている』（ダイヤモンド社，2020 年）という本を読みました．文字どおり，夢を思い描いて語る人とそれを聞いて手を動かして叶える人がいて，そのどちらもが揃わなければ夢は実現しないのだと．本当にそうだと思います．

　「私は仲地さんほどやりたいことが思い浮かびません」と若い作業療法士に悲しそうに言われたときもこの話をしました．「私は夢を語る夢組なのですが，その夢は私だけでは叶えることができないんです．あなたも，自分で叶えたい夢がなければ，『この人の夢を叶えたい』と思える人を見つけたらいい．いまはいなくても，いつか出会うよ」と．**社会課題を解決するぞと言える人だけに価値があるわけではありません．それぞれがしっくりくる場所があると思うので，社会的な価値観は少し置いて周りを見てください．**

> ### 🌿 仲地先生のキャリアから読みとれること 🌿
>
> 　仲地先生のキャリアストーリー（人生列車）はまさに「学びの宝庫」だと感じます．多くの苦労とそれを乗り越えてこられた経験によって「働く意味」が，精神科勤務から現在の経営までで「個人的な動機から社会的な使命」へと大きく変化してきていることも印象的です．この仲地先生の考え方や感情の変遷はきっと読者の皆さんの「働く意味」にも大きな示唆を与えてくれることでしょう．特に最後の「私の起業論」は，将来起業を考えておられる方，またそうでない方も含めて皆さんに目を通しておいてほしい名文です．
>
> （元廣）

EPISODE 17
作業療法の曖昧さに向き合い続ける大学教員

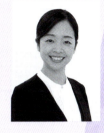

髙橋 香代子
Takahashi Kayoko

北里大学医療衛生学部リハビリテーション学科作業療法学専攻

注目してほしい総論
THEME 1 (p.1), 3 (p.15)

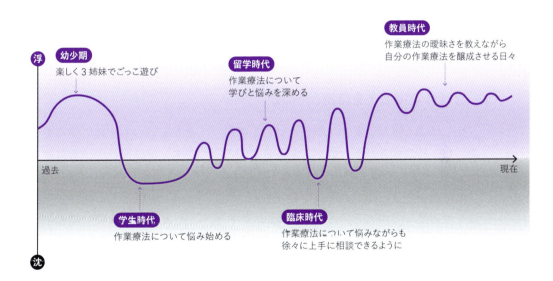

現在の仕事や活動

　現在私は大学教員として，作業療法士を目指す学生の教育に従事しています．科目は「作業療法概論」と「発達障害作業療法学・実習」などを担当して

いますが，特に力を入れているのが「作業療法概論」で，作業療法とは何か，作業とは何か，作業療法士はどのような仕事をするのか，について学生とともに学んでいます．

私の講義の特徴は「作業療法の曖昧さを共体験する」です．たとえば，作業療法概論の講義では，症例をとおして実際に作業療法のアセスメントからプランニングまでをグループワークで一緒に考えます．症例も年齢も疾患も多様にしながら繰り返すことで，作業療法はクライエント1人ひとりに合わせた対応が必要であり，画一的な答えがないことに学生は気づいていきます．その「作業療法の曖昧さ」はとても難しく悩ましいことではありますが，同時に作業療法の独自性やおもしろさであり，作業療法士としての「やりがい」にも繋がると私は考えています．

けれども，偉そうに作業療法を教えている私自身も，今もなおこの「作業療法の曖昧さ」に悩んでいる張本人なのです．「作業療法はよくわからない．でも，よくわからないから作業療法はおもしろいのかもしれない」といまは感じられていますが，いつもそう思えていたわけではありません．

ここでは，私がいかに「作業療法の曖昧さ」に気づき，悩み，連れ添ってきたのか，その過程をご紹介したいと思います．

 ## なぜ現在のキャリアに至ったのか

1　なぜ作業療法士を目指したのか

私には姉と妹がいます．年が近いこともあり，昔からいつも一緒に遊んでいました．特に好きだったのが，お医者さんごっこです．姉は憧れの「看護師さん」，末っ子の妹は主役の「お医者さん」，そして私は「患者さん」．なぜかいつも患者役だったのですが，役を演じるうえで「患者さんはどんな気持ちで医療を受けているのだろうか？」「病気に対する不安や焦りをどう乗り越えていくのだろうか？」と考えるようになりました．

ごっこ遊びを通じて，**「患者さんの視点で医療を見たい」「患者さんの気持ちを代弁したい」**という気持ちが育まれていったように思います．

高校生の頃は「患者さんの気持ちを理解したい」「患者さんの心の支えになりたい」という思いから統合失調症や解離性同一性障害の方の手記を読むようになり，心理学に興味をもつようになりました．

ですが，いよいよ臨床心理士を目指して受験勉強を始めてみると，文系科目に苦手意識があり，進路先としては厳しいことがわかりました．そこで，理系の職種でも心のケアに携われる言語聴覚士か作業療法士になりたいと考えるよ

うになりました.

そして,北里大学のオープンキャンパスで作業療法の模擬講義を受け,片手で調理をする方法などを学び,その仕事のクリエイティブさに感激し,帰りのバスのなかでは「絶対に作業療法士になりたい！」と心に決めたのでした.

ちなみに現在,姉は看護師,妹は医師の道を進んでいます.ごっこ遊びなどの幼い頃の遊びも,自分の興味関心に気づくきっかけになり,自分らしいキャリアを形づくっているのかもしれない,と不思議な繋がりを感じています.

2　作業療法士になるまで

大学で作業療法を学び始めてからは,毎日が楽しいことの連続でした.日本の作業療法の礎を造られた鈴木明子先生の「OT can do!」「make impossible possible」という言葉や,淺井憲義先生の「作業療法は愛とロマン」という言葉に,作業療法の無限の可能性を感じ,ワクワクしたのを覚えています.

作業療法士による介入によって,クライエントが笑顔になり,生きる力を取り戻していく姿に,深い感銘を受けました.また,さまざまな医学知識・技術を身につけるたびに,「これで私も誰かの役に立てるのかもしれない！」「早く臨床実習でクライエントに出会いたい！」と毎日が希望に満ちていました.

しかし,いざ臨床実習にいくと原因不明の体調不良で休みがちになってしまう自分がいました.貧血や腹痛,喘息など,なぜか体が言うことをきかず,実習に取り組めないことで不安だけが募っていきました.

実習指導の先生や大学の先生も,心配してどうしたのかと聞いてくださいましたが,「私のいまの漠然とした悩みにはきっと答えがないので,相手を困らせてしまうだけではないか」と相談できない自分がいました.

この頃の私の悩みは「作業療法の正解が見えない」ことでした.作業療法にはクライエントの人生を左右する力があるという憧れがあったがゆえに,**それだけの責任を背負うためには自分が最善の"正しい"作業療法をしなければならない,と気負ってしまっていた**のです.

けれども,どうするのが正しいのか,という答えは明確に示されておらず,これをしておけば大丈夫,ということもないため,試行錯誤する勇気のなかった私は前に進めずにいたのだと思います.

「はたして"正しい"作業療法はどのようになされるのだろうか？」.そこには何か法則やロジックがあるはずで,勉強を重ねていくことで,作業療法に正解を導き出すヒントが見つけられるのではないか,と考えていた私は,大学院への進学を考え始めました.

そして卒業研究では,心理学の教員のもと,作業中の脳波（Fmθ波）の変化

について研究しました．**人の心理状態が可視化できることに深い感銘を受け，これならば作業療法の曖昧さを解明できるのではないか，と研究に対する興味が高まっていきました**．

同級生のなかで進学するのは私のみだったので，周りとは異なる進路を選んだわけですが，臨床はいつでも出られるけれど，「この先生との研究は今しかできない」と不思議とそこに悩みはありませんでした．

3　大学院での研究活動

大学院では，作業療法のメカニズムを理解するために，さまざまな作業療法理論に没頭する日々を送りました．作業とは何か，作業療法士は何を目指しているのか，学びを深めていくなかで，私の悩みはますます複雑になっていきました．

修士課程の研究では，心理学の先生のご指導のもと，私が信じていた作業療法の効果（心理変化）は数値化しにくいことに着目し，生理学的指標（唾液内IgA）を用いて心の変化をとらえる研究をしていました．

特に，作業に目的があるのか否かで，作業遂行中の精神状態が異なるかどうかを検証していたのですが，ここでも**「目的」は人によって異なるため，全員にとって目的があると思える作業をどう選択するか悩むことになりました**．

また，リハビリテーションセンターや保健所の難病事業（パーキンソン病の患者会）などで非常勤として臨床に出る機会もいただいたのですが，ここでも**教科書的にはよいとされることが，目の前にいるクライエントには当てはまらない，という現状に何度も悩まされました**．

そんなときに励まし支えてくださったのは，作業療法士の先生方やクライエントの方々でした．私なりに真剣に取り組み，向き合おうとしていることを評価していただき，作業療法士の姿勢として大切なことを多く学ぶことができました．

しかし同時に，クライエントに最善の作業療法を提供したいのに，何をどう選べばよいのかわからず，試行錯誤にクライエントを巻き込んでいる自分は，臨床は向いていないのではないかと落ち込むこともありました．

この頃は，科学的根拠に基づいた作業療法（evidence-based occupational therapy：EBOT）が注目され始めた頃で，何が「最善の作業療法」なのかを根拠に基づいて主張できることに，私は大いに魅了されました．

自信をもって「これが正解だ」と言えるようになるのではないかと，EBOTの論文を読み漁る日々が続きました．そのときに米国の作業療法の雑誌でEBOTの連載を書かれていたのが，米国ボストン大学のLinda Tickle-Degnen

先生でした.「この先生は私のほしい答えをもっているのかもしれない」と私は期待し，早速 Linda 先生に会いに行くことにしました.

Linda 先生にお会いした第一印象は，優しいけれど芯の強そうな先生というものでした．Linda 先生は社会心理学を専門とされており，作業療法の心理的効果のメカニズムや，その研究法についてたくさんの助言をいただくことができました.

また，ちょうどパーキンソン病に対する患者教育プログラムの研究が大きな研究費を獲得したとのことで，パーキンソン病の患者会に携わっていた私に研究助手としてプロジェクトに参画しないかというお声掛けをいただきました．「自分の拙い経験でも Linda 先生の研究に貢献できるのかもしれない」「先生が私の思いに共感してくださった」という感激がモチベーションとなり，私は「留学するなら今しかない」と単身渡米することを決心しました.

当時は国内に作業療法の博士課程はなかったため，進学するならば海外へ留学するしかないと考えてはいたものの，費用面や語学力から断念しようと思っていたところでした．しかし，助手としての給与の支給と学費免除という条件をいただき，費用的な問題はクリアできました．となると，語学力や大学院への出願試験がハードルとして高くなりましたが，自分の努力でどうにかなる問題だと考えて受験勉強にも没頭しました．修士課程での研究や論文執筆と臨床業務と受験勉強の掛け持ちは大変でしたが，留学を決意してから約半年後には出願し，無事に合格することができました.

この頃は，**早く Linda 先生のもとで作業療法を学びたいという思いだけが，自分のモチベーション**だったと思います.

4 米国での留学経験

大学院に入学して初めての講義は「Philosophy of Science（科学哲学）」でした．科学哲学では，科学的根拠は世の中の真実を示すのではなく，私たちは科学というもののもつ限界を自覚しなければならないということを学びました.

特に統計学の背景となる哲学について学べたことで，統計はあくまでも確率を示していることや，平均値から外れたデータ（outlier）こそ重要視すべきで，データ 1 つひとつに対する責任と敬意をもたなければならないと気づくことができました.（図 1）

また，作業療法理論の講義では，理論の提唱者の生い立ちや臨床経験を踏まえて，臨床的思考過程や視点としての理論の成り立ちについて学びました．「理論は答えである」と思っていた私には衝撃的でしたが，実際に理論をつくってきた先生方から講義を聞くことで，「先生たちも作業療法に悩んでいたのだ」「自分の思考過程を整理するために理論としてまとめたのだ」ということをよ

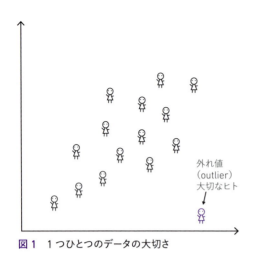

図1　1つひとつのデータの大切さ　　図2　EBOTに必要な要素

うやく理解することができました．

　私が最も学びたかったEBOTの講義では，EBOTの大切な要素は「科学的根拠（best scientific evidence）」と「経験・技術（clinical experience）」と「患者の価値観（patient values）」であることを学びました（図2）．
　私はそれまで科学的根拠こそが答えになると思っていたのですが，最善の作業療法を提供するためには，まずクライエントの価値観を重視することが必要不可欠なのです．そして，**クライエントの価値観に一定の法則を見つけようとするのではなく，価値観が多様であることを前提として，その価値観を聞き取る力こそがEBOTの実践には重要である**ことがわかりました．
　これはいま思えば当たり前のことなのですが，当時の私にとっては「やはり1つの正しい答えなんてないんだ」と絶望的にも思えてしまいました．
　このEBOTの講義は助手として教える側の役割も担っていたのですが，正解のないEBOTを教えることに私は抵抗を覚えていました．私のように迷う学生が出てしまうのではないか，作業療法の曖昧さは彼らを混乱させるのではないか，と．
　しかし，学生はまったく臆することなく「こんなのどうだろう？」「あんなのもアリだよね！」と，それはもう多様なOTプログラムを列挙していくのです．そして，学生人数分のアイデアが出尽くしたところで，教員はどれが正解かを決めようとすることもなく，それぞれのアイデアがどのように有効かという臨床的思考過程を解説していくのです．
　「正解かどうか」ではなく，「どう正解となり得るのか」に着目した教育に私は救われた気がしました．

　研究としては，患者教育プログラムをとおしてパーキンソン病患者の自己効

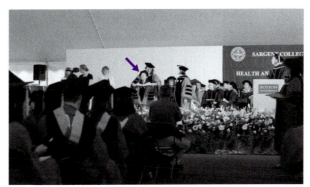

図3　大学院学位記授与式

力感が向上することに着目し，どのようにパーキンソン病患者が感情やモチベーションを言語・非言語的に表出しているのかについて，研究をしていました．

研究をとおしてわかったことは，100％の真実を証明することはできないけれど，何が真実であるのかに真摯に向き合い続け，研究を続けていくことが重要であるということでした．「あなたの研究は大河の一滴かもしれないが，その一滴がないと大河にはならない」という学位審査時の審査員からの言葉は，いまでも私の研究に向き合う信条となっています．

留学して得られたことはたくさんありますが，一番よかったと思うことは，Linda先生という生涯の師（mentor）や，さまざまな専門性をもつ仲間と出会えたことです．

Linda先生の社会心理学の研究室には，作業療法士だけでなく心理学者の院生やポスドクもいたため，さまざまな視点から学びを深めることができました．また，リハビリテーション科学の学科にはPTやOTだけでなく，カウンセラーやエンジニアなど，さまざまな職種が集まっていました．

授業後に大学近くのパブで遅くまで研究やキャリアについて語り合った時間はかけがえのないもので，世界各国で働いている彼らは，いまもいざとなったときに頼りになる私の宝といえます（図3）．

5　帰国してから

無事に博士号を取得し帰国した私は，学んだことを臨床に還元しなければならないという責務を感じていました．というのも，研究は臨床に還元するために実施するもので，それを臨床において体現するのが専門職としての役目である，と留学時代に叩き込まれていたからです．であれば，「それまで研究してきた神経難病のクライエントに，患者教育を中心とした心理社会的なかかわりをしたい」と，私は不安に震えながらもいよいよ病院への就職を決意しました．

けれども，実際にはやはり正解がないことに難しさを感じる日々でした．特に難病の診断を受けたばかりのクライエントは，戸惑っている方，怒っている方，何も考えられない方，さまざまな心理状態の方々がいらっしゃるので，どうかかわるべきかはその時々で異なり，自分の言動に常に気を配りながら作業療法士としてできることを模索していました．

また，看取りにおいては自分のかかわりを後悔することが特に多く，もっといい方法があったのではないか，と取り返しがつかない状況において悩むことも多くありました．

しかし，以前であればモヤモヤと悩んで謎の体調不良をきたすことが多かったのですが，不思議とこの頃は体調を崩すこともなく働き続けることができていました．その理由は，同僚に恵まれたことだと思います．

一度看取りが辛くてリハ室で泣いてしまったことがあったのですが，その姿を同僚にみられてしまい，私はどうにか誤魔化そうとしたのですが，その同僚は「わかるよ」と受け止めてくれました．

そのときに，自分が悩んでいることを聞いてもらえると，心の重りが軽くなることがわかりました．**解決策がない相談は相手が困ってしまうから相談できないと思っていましたが，困ったときに言語化して人に伝えることで悩みが小さくなることがあるのです**．ずいぶんと時間がかかりましたが，この頃になってようやく私も上手に悩んで相談できるようになってきたように思います．

6　大学教員として

病院で働き始めて4年が過ぎた頃に，母校の恩師から大学教員として働かないかというお誘いをいただきました．留学時代も助手として学生教育に携わっていたので，教育の大切さや働きがいについても理解はしていましたが，臨床がようやく楽しくなってきた時期でしたので，とても悩みました．

けれども，自分が受けてきた教育を繋いでいきたいという想いと，お世話になった学校に恩返しがしたい，という想いから，大学教員に転向することを決意しました．

教員として作業療法を伝えることは，私自身の悩みとも向き合い続けることになりましたが，いまは先述したように作業療法の曖昧さを楽しめるような講義に日々取り組んでいます．

クライエントと買い物をしたり調理をしたりと，さまざまな楽しい試行錯誤の仕掛けを考えるのが，私のやりがいのようにも感じています．これからも学生とともに，たくさんのクライエントの人生に触れながら，作業療法の多様性に楽しみやおもしろみを共体験していきたいと考えています．

今後の展望

　今もなお，毎日の小さな出来事や出会いを通じて，自分自身の進む方向が少しずつ導かれていることは感じます．最近は日本作業療法士協会の役員としての仕事もさせていただいています．「すべての作業療法士が安心して働き続けられるように」自分にできる仕事は何でもやってみようと思っています．

　臨床領域も，終末期の看取りから，家族支援（家族関係）に興味をもち，いまは小児領域で子どもと親のエンパワメントに着目した臨床・研究を実施しています．「すべての子どもが愛され自分らしく育まれていけるように」自分が学んできたことや研究してきたことを還元していきたいと意気込んでいます．

　作業療法は曖昧なもの．そして，だからこそおもしろくて，無限の可能性を秘めているもの．これからも私なりの作業療法を探求し続けていきたいと思います．

読者へのメッセージ

　自分のキャリアについて書き起こしながら，私は常に悩んでいたのだと改めて気づかされました．教員として作業療法を教えているいまも，作業療法とは何なのか悩んでいます．けれども，この悩むというプロセスこそが，自分の作業療法士人生を醸成しているのかもしれない，とも思います．

　そして，作業療法士としてのキャリアを積み重ねるなかで，私も上手に悩めるようになってきたとも感じています．何に悩んでいるのか，自分の思考過程を振り返り，時に人に伝えることで考えが整理され，人は健全に悩めるのではないかと思います．**大切なのは言語化すること，人に伝えること．上手に悩むことができれば，それは自分の成長の糧になると思います**．

　なので，もし皆さんが「作業療法とは何か」と悩むことがあっても，それは変なことではありません．ぜひ上手に悩み，作業療法について考え続けていただければと思います．そして，ふと振り返ってみたときに，皆さん1人ひとりの自分らしい作業療法がすくすくと育まれてきていることを誇りに思っていただければ幸いです．

高橋先生のキャリアから読みとれること

　高橋先生の作業療法の出会いからいままでが経験とともに示されている濃密なキャリアストーリーに感銘を受けました．きっと，作業療法士であれば誰でも研究者であり教育者でもある高橋先生の紡ぐ1つひとつの言葉に「仕事の意味」について深く考えさせられるのではないでしょうか．「作業療法は曖昧なもの，そして，だからこそおもしろくて無限の可能性を秘めているもの」という言葉には，きっと多くの作業療法士が私たちの仕事に誇りを感じ勇気づけられることでしょう．

（元廣）

EPISODE 18
うまくいかない生き方から就労支援という活きる場所をみつけて

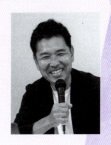

金川 善衛
Kanagawa Zene
NPO法人日本学び協会ワンモア

注目してほしい総論
THEME 3 (p.15), 4 (p.21), 5 (p.27)

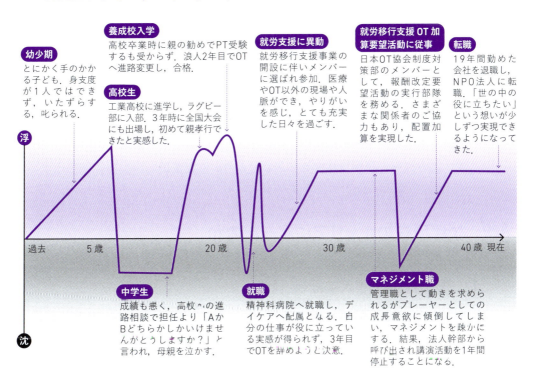

現在の仕事や活動

　私は，これまで就労移行支援事業の現場で，15年ほど支援者（プレイヤー）として取り組んできました．おおまかには，働くことに困難を抱えている病気

や障害のある方に対し,「相談→職業訓練→就職活動→就職後支援」という流れで,本人の特性に合わせた職業訓練から,就職後のサポートまで,300社以上の職場を訪問し,数百名以上の支援に携わってきました.

現在は,就労移行支援事業所を展開するNPO法人で,支援を実践する人材育成や組織構築,障害者雇用を検討する企業の支援,就労支援機関のアドバイザーや研修講師など多岐にわたり活躍の機会をいただいております.周囲からいただける期待のお声と自分の**世の中の役に立ちたいという気持ち**のままに思う存分走らせてもらっています.

私はキャリアや成長など偉そうに語れる身分とは思っておらず,常にどうするべきか悩んでいるような人間です.「将来自分はこうなりたい」「社会を変えたい」といった強い志はなく,「10年後どうなりたい」みたいな先のビジョンも見えていません.

それがないことに悩んだり,劣等感を感じていたりした時期もありましたが,脳の特性的に将来を創造することが難しい人もいますし(私がそうです),大きな志を抱けない人もいるだろうと思います.**無理して背伸びをすることはなく,そのような志やビジョンが見えたときにそれをもって判断していけばいい**と思っています.

そんな私がキャリアを構築するうえで大事にしてきたのは,①人に相談すること,②想いを言語化して人に伝えること,③最後は想いを大事にして,自分で決めること.このぐらいです.ちなみに,私は文章を書くことが大の苦手です.読みづらいかもしれませんがお付き合いください.

なぜ現在のキャリアに至ったのか

1 誕生から養成校入学まで

幼少期から高校卒業——自信のなさのもととなる体験

私は,静岡県で生まれ,20歳まで過ごしました.仕事熱心で寡黙な父と,元気で教育熱心な母,スポーツ万能な姉との4人家族でした.私自身は俗にいう多動児で,落ち着きなくクラス中を動き回り,幼稚園でも小学校でも先生に迷惑をかけ母親は謝ってばかりだったそうです.何をやっても怒られるばかり,勉強をやらせようとしてもできない.ずっとサッカーをやっていましたが,真面目に練習もせず万年補欠でした.

そんな私に,母は地元でも有名な塾や家庭教師などさまざまな環境を与えてくれましたが,私はことごとくやる気を出さず,成果は残りませんでした.そして,高校受験となったときに,当時の担任から「AかBどちらかの高校し

か行けません」と地元で底辺校と言われる2つしか行けないと言われ，懇談で親が泣き崩れたのをいまでも覚えています．

　社会的に道義を外すようなことはやっていませんが，何をやってもうまくいかないので，**自信なんてものはもてず，私の自己肯定感の低さ**はこの頃から育まれていきました．

　高校では，肥満児ですがそれなりに走れてスポーツ好きということもあって，ラグビー部に入部しました．いざ始めてみると，超を10個ぐらいつけたいほどの運動量を要する練習と厳しい上下関係など，想像を絶する世界が待っていました（1年で10人以上の同級生が辞めていきました）．

　そのなかで私は，同級生で誰も成し得なかったことを達成します．一度も練習や試合を休まずに3年間やり続けたことです．本当に辛く楽しくはなかったですが，辞めようと思ったことは一度もありませんでした．小中学校のサッカーも一度も休んだことがなかったので，この頃から**私の強みである「やり切る」ことが習慣づいていた**のかもしれません．

　また，3年生では，高校ラグビーの最高峰である全国高校ラグビー大会県予選を勝ち抜き全国大会に出場します．テレビや新聞にとり上げられることも増えて，親戚や周囲に自分の話をしている両親を見てとても嬉しくなりました．叔父から「金川の誇りだ」と言われたことも，まったく人様に自慢できるようなことがなかった息子が少しだけ親孝行できた初めての出来事だったかもしれません．

作業療法士を目指したきっかけ

　高校卒業後は，介護系の仕事をしていた母の勧めで理学療法士養成校を受験します．ただ，当時の養成校は勉強が苦手な私が簡単に受かるような学校ではなく，いくつか受験しましたがすべて不合格になり，浪人が決まりました．

　浪人2年目に入るにあたり，少し倍率が低いという理由でターゲットを作業療法士養成校に切り替えました．ただ，その時点では作業療法士の仕事は知らなかったため，自分で近所の病院にアポイントをとり，見学をさせてもらいました．作業療法士の方に仕事の説明などお話を聞かせてもらい，何か楽しそうだったことを覚えています．そして，その受験に必要な教科を重点的に勉強し，その結果，志望校に合格しました．

2　養成校での経験と進路選択

　大阪にある3年制の養成校に入学し，晴れて学生生活がスタートし，初めての都会暮らしに期待に胸を膨らませていました．しかし，またここでも勉強でつまずきます．

初めての期末テストで赤点を多くとってしまい，あと1教科落とすと留年という崖っぷちの状態になってしまいました．結局，追試で事なきを得たのですが，後から友人に聞くと「（解剖学の勉強で）心臓の絵を書くことだけをずっとやっていたから，絶対落ちると思っていた．ほかにも勉強することあるやろ」と言われました．どうやら，私はちゃんと勉強をやってこなかったので勉強のやり方がわからず，**一度失敗することでやり方を学習して乗り越える**というパターンだったんだと思います．

　2年生の冬に初めての長期実習に臨みます．慢性期の山奥にある病院で後縦靱帯骨化症で臥床傾向の強い高齢の方を担当しました．その方と話をするなかで，パソコンを打てるようになりたいというニーズがあったため，OT室で車いす座位にてパソコンを打てる環境設定を行い，手紙を書いたり文章を打ったり一緒に取り組ませてもらいました．

　起きている時間が日に日に増え，表情もとても明るくなり，一緒にワイワイ言いながら作業をしたのを覚えています．お別れの際には，ご本人やご家族の方から感謝の言葉をいただき，**自分が誰かの役に立ったという初めての感覚**を得ました．

　そして，3年生最後の長期実習は，これまた山奥の精神科病院でした．そこでは，幻聴や妄想症状が固定化した長期入院の患者さんと短期入院の患者さんのお二方を担当しました．

　前者は，幻聴との会話も交えながら3人で会話をしているかのような時間を過ごし，2人でカイワレ大根を育てるという現実体験を共有するというプログラムを考え，一緒に成長を楽しみながら，最後は枯らしてしまうという切ない経験もしました．後者は就労希望のある方だったので，面談を中心にどんな仕事に就きたいかなどそれに向けた取り組みを行っていました．

　まったく違ったアプローチをしたお二方でしたが，共通して言っていただいたことは**「金川さんでよかった」という言葉**でした．

　この2つの実習の前までは，小児領域に関心があり精神科OTにはまったく興味がなく，むしろ，目に見えてわからない抽象的な世界観に嫌悪感すらありました．ですが，**自分という存在そのものが人の役に立ち，元気になる対象者の姿を見れることや感謝の言葉を言ってもらえるという経験**に魅力を感じて精神科で就職することに決めました．

　どちらの実習でも，不器用な私の個性を理解し，リスクを鑑みながら過度な指導はせず思うようにやらせてくださった，指導者の先生には感謝しかありません．

　就職活動では，医療法人清風会茨木病院という大阪府北部の茨木市にある精神科単科病院を受けることにしました．決め手は，当時バイブルのように読み

込んでいた教科書の著者である山根寛先生がスーパーバイザーとしてかかわっておられたことです.

3 就職から現在

精神科病院へ就職——OTを辞めることを決意する

　デイケアセンター配属として,私のOTキャリアはスタートしました.スポーツ大好き爽やか青年として楽しいOT人生の始まりとワクワクしていましたが,実際は,言われたことができずに先輩に怒られる,園芸プログラムでは,カレーの材料を育てカレーを食べようという企画を考えるも,野菜をすべて枯らし,結局スーパーで材料を買って食べる,言われたことに納得できず上司や先輩と口論になるなど,行動力だけでは何をやっても上手くいかず,仕事が楽しくなくなっていました.

　また,当時のデイケアセンターは日常生活の維持を目的とする方が多く,私には成果が見えづらく自分が誰かの役に立っているという感覚がもてず,何のためにこの仕事をやっているのか,自分がやっていることの何が作業療法なのか答えを見出すことができませんでした.

　いま振り返ると,**初めて「物事を途中で辞める」ということを考えた**と思います.この頃,実習生から,「就活は一般企業でします」というような話を聞くようになり,必ずしも作業療法士であり続ける必要はないんだという価値観を自分が抱くようになっており,作業療法士を辞めるということを考えるようになりました.「目の前の嫌なこの状況から去りたい」「OT以外の世界に行けば,新たな世界観が広がっているんだ」と隣の芝生は青く見える感覚になっていました.

　ミスも多く自身の存在価値もわからないなか,周囲の目を気にするようになり,自信をなくしていたときに活を入れてくださったのが,山根寛先生でした.茨木病院では山根先生のスーパービジョンを月1回受けていたのですが,私が発表した事例を先生から「全国学会で発表しなさい」と言われ,「学会発表なんてしたことがないのに,いきなり全国!?」という戸惑いもありましたが,先生の助言もあり口述発表を無事に終えることができました.

　ずっと自信のない私でしたが,先生から「金川はそのままでいい」と,私の特徴を理解し,ずっと褒めてくださっていたことがとても印象に残っています.当時は,精神科OTとして人の役に立てている自信がもてずに悶々としていました.そんなときに言われた「そのままでいい」という言葉は,**「お前の良さは変えるな」**という先生からのメッセージだと理解し,**「このままでいいんだ」**ととても心が楽になりました.

就労支援に移ったあとも「金川は就労支援に行って本当によかったな．就労支援はこれから大事だぞ」と激励の言葉を頂戴し，山根先生には，私の大事な時期を支えていただきました．

就労移行支援事業の開設── 0 から物事を創り出す楽しさ

この頃，法人内で就労移行支援事業所開設プロジェクトが立ち上がることになり，開設メンバーとして，のちの私の上司であり恩人にあたる事業責任者から指名を受けました．これが，私の今後の人生を捧げることになる就労支援との出会いです．

しかしこの当時は，福祉制度が大きく変わるタイミングであり，障害者自立支援法（現：障害者総合支援法）が始まって間もない頃で，就労移行支援事業を先んじてやっている事業者などなく，周囲に教えてくれる人はまったくいませんでした．

ひとまず，近隣にある会社にアポイントをとって訪問し，実習のお願いをしたり，内職作業をとってきたりと「とりあえずやってみよう」という行動力で前進していました．現在のように障害者求人が豊富にある時代でもなく，加えて精神障害者雇用は世間的な認知も低かったため，「障害者雇用をしてもいい，または，したい」という会社を探すために必死に職場開拓をしました．

ただ，多くはよい反応ではなく「社内でメンタルで休んでいる人がいるのに，何で雇わなくちゃいけないんだ」「本人が電話もしてこられないのに，仕事ができるわけないでしょ」と理解が進んでいないなかで，厳しい言葉も多くいただきました．

そうしたなかで最初に私が担当した方の就労が決まった喜びはいまでも忘れません．就労先の企業も初めての精神障害者雇用ということで，精神障害そのものや対象者を理解してもらうべく一生懸命に説明を続けました．

「金川さんのおかげです．ありがとうございます」とご本人とご家族に言われたときに，自分の存在意義を感じられ，とても充実した気持ちになりました．**自分の存在意義がわからずに辞めたいと思っていた私が，自分の仕事に魅力を感じた瞬間**でもありました．

大変な思いもしましたが，新しい業界に足を踏み入れ，人と繋がりをつくる機会が多くあり，私はそのようなときに自分の想いを伝えることよりも，相手の想いを聞くこと，学びたいという気持ちを示すことを徹底していました．**もともと自信がなく自分の考えをもちにくいことから人に合わせることが得意だった**ため，そのスタンスが自分にとっても楽でした．この経験から，人との繋がりをつくる私のスタンスは確立されていたのだと思います．当時は新しい出会いにワクワクし，仕事が楽しくて仕方ないといった心境でした．

あまり意識はしていませんでしたが，就労支援に従事してからの私は，OTである自分を忘れていて，就労支援者として結果を出していくことに集中していました．転職という道でしかOTと離れることを考えられていませんでしたが，このような形でOTと距離を置くことができたことで，結果的にOTの存在意義を感じることに繋がるとても重要な時間でありました．

障害福祉サービス要望活動——自分の目標を実現する

また，私は，就労支援の実践に加えて，日本作業療法士協会の制度対策部障害者支援班で委員を務めさせていただいており，そのなかで，就労支援を担当するチームに所属していました（ここで，本書執筆者の1人である盟友，キングコングの仲地さんと出会います）（図1）．

就労支援のやり方には「①アセスメント→②目標設定→③訓練→④就職活動支援→⑤現場支援→⑥アフターフォロー」というプロセスがあり，他職種の支援者が①②③の過程を習得する難しさを感じている一方で，私自身はそんなに苦労した感覚をもちませんでした．

他職種が困難と感じたことがそんなに苦ではなかった．なぜかと考えたときに，私のなかで「これって，作業療法士の養成教育を受けてきたからではないか」という気づきが生まれ，「作業療法士のなかには自分より優秀な方は山ほどいる．その人たちが就労支援業界に来たら業界の発展に貢献できるのではないか」という想いが出てきました．

そこで，仲地さんとも相談をして，福祉専門職員配置等加算にリハビリテーション職を含めることを，OT協会から厚生労働省へ要望することを班会議のなかで提案しました．無事に提案が通り，私自身のパイプを活かして厚生労働省の担当者へ直接要望を伝える機会を得ました．

しかし，そこからの道のりは長く，担当者への説明はもちろん，福祉事業者の理解を得るのも容易ではありませんでした．「なぜPTではなく，OTなのか」「OTを雇用する意義はどこにあるのか」「そもそもOTって何なのか？」と質問を多く受けました．ここで下手な説明をしたら目標実現に向けて支障をきたすというプレッシャーのなかで，「OTとは何か」「就労支援になぜOTが必要か」という問いにひたすら向き合いました．

そして，晴れて平成31年度の報酬改定で，就労移行支援事業の福祉専門職員配置等加算に作業療法士を加えることが決定しまし

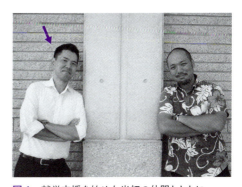

図1　就労支援を始めた当初の仲間とともに

た．その後は無事に就労支援に参入する OT が増加し，令和 3 年度改定では，就労継続支援事業にも OT が加わることになりました．

　ここで学んだことは「OT 以外の世界では OT を押し出しすぎると煙たがられる」ということです．「作業療法士という名前を売りたいのではなく，この業界をよくしたい．そこに，OT の強みで貢献したい」，あくまで「強み」であることが大事だということ．**人や団体を巻き込むためには，相手の立場に立つことが重要だ**と学びました．

マネジメント職として──失敗から現実に向き合う

　管理職見習いとしての役職をいただいていましたが，支援や講師など外部活動に精を出し，事業所内のマネジメントを疎かにしていました．そしてあるとき，法人幹部から呼び出され，講演活動を 1 年間停止することになりました．いろいろと思うところもありましたが，マネジメント業を見て見ぬふりをしていた自分の責任であり，激しく落ち込みました．

　充実していた講演業を 1 年間停止するということは自分自身の需要がなくなる恐怖感もありました．ここで退職することも考えましたが，**「失敗して去るってかっこ悪いな」と思い，やり切って考えよう**という気持ちになりました．

　そうして改めてマネジメント職に取り組み始めますが，やはり何をすればいいかわからなかったので，1 on 1 をひたすらやって，スタッフが働きやすい環境をつくろうということだけを考えました．いま思えば，ちゃんと勉強すればよかったと思いますが，やはりプレイヤーでいたいという想いが強く，マネジメント職に就く覚悟がなかったんだと思います．

再びプレイヤーとして──転職に至る

　その後ビジネススクール（MBA）にも通うなど，就労支援の幅を広げていきました．そうしたなかで，就労支援事業に「就職後支援専門部門」を新設する話が持ち上がり，私に白羽の矢が立ちました．転職や起業を考えていたタイミングでもあったので悩みましたが，「事業を軌道に乗せることと現場支援に注力したいので，マネジメントはできません」とプレイヤーとして働くことを条件に，引き受けることにしました．

　久しぶりに現場に出られる喜びに満ち溢れていました．病気や障害のある方が働いている職場に出向き，ご本人と企業の間に立って，双方の通訳としてさまざまな問題を解決する．そのような実践を重ねる日々を過ごしていきました．

　新規事業が軌道に乗り始めて，私のなかで「この場所でやるべきことはやり切ったのではないか」という想いをもつようになり，キャリアカウンセリングを受けることにしました．

256　　各論

その過程で，**私自身の大切な想いとして「社会の役に立ちたい」という想いがあること**に気づき，自分の経験値を社会に役立てられるポジションを模索することにしました．

ここから転職活動をスタートさせ，幸いにも複数社と面接の機会をいただきました．自分の経験を求めてくださる方がいることに嬉しさと驚きがありましたが，先方の求めている役割と自分の求めている役割が違う気はしていました．

そのなかで，以前より外部理事を務めていたNPO法人日本学び協会ワンモアの芳賀代表にもたびたび相談をさせていただいていました．あるとき，スタッフや会社の状況などの話を聞いて，**「自分のやりたいことは，ある程度自由度のある立場であり，自分のことを理解してもらえている人の近くでないと難しいかもしれない」**と考え，自分のやりたいことの想いを伝えました．「ウチでやってみて通用しなければ他でもできるわけがない．やってみたら」と返答をいただき，現在の職場に入ることになりました．19年勤めた医療法人を退職し，従業員30人のNPO法人での新たなスタートです．

これまでを振り返って

3年目に作業療法士を辞めようと思ってから，同じ職場で19年も続けることができたのは，就労支援に出会えたことと，さまざまなことにチャレンジさせてくれる職場や上司の理解があったからだと思います．

退職の相談をしても「どのような選択が私の良いキャリアになるのか」と一緒に考えてくださり，必要な機会を提供してくださったり，動きを認めてくれたりと1つの職場のなかでさまざまなチャレンジをさせてもらえました．このおかげで19年も続けることができたのだと思います．

職場を変えながらさまざまな機会を経験していく方も多いと思いますが，1つの職場でもできたというのが私のタイプです．精神的に本当に辛いときには会社を変える（転職）ということも必要だと思いますし，私も就労支援への異動がなかったら精神的に耐えることができずに転職していたと思います．**大事なことは，自分がやりたいこととそれを実現できる場所を探すこと**です．

今後の展望

私の現在の役割は多岐にわたります．まずは，経営管理，組織の仕組みづくり，人材育成など組織運営全般を担う仕事．ワンモアは設立9期目のまだまだ若い会社であり，会社規模も緩やかに拡大していくため，組織構築をしていかなくてはいけません．また，専門職のみで構成されており（作業療法士も16

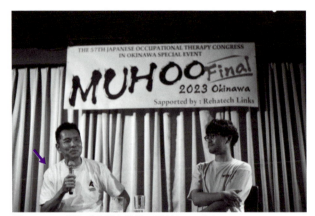

図2　OTに限らず多様な業界に貢献していきたい

人在籍），就労支援に興味関心のある専門職が希望をもって仕事ができる環境を構築していくことが使命です．

　そのほかには，就労支援事業所や雇用企業などこの業界にかかわる資源をサポートする事業や講演などを通じて業界全体の人材育成に貢献していきます．そして，同じような想いをもった方々と一緒に手を組んで問題解決をするワクワクするようなことをやっていきたいです．これらの取り組みなどを通じて，「病気や障害にかかわらず，多様な働く困難さを抱える人や職場の困難さを解消するために環境構築をしたい」という想いをもっています．これらを実現するためには，まだまだ実力が足りません．成長欲をもって取り組んでいきます（図2）．

読者へのメッセージ

　何をやってもうまくいかない人生から，人や社会に求められる生き方へ．養成校に入る頃の自分からは想像もできないような現在を迎えています．何か特別なことをしたわけでもないですし，決して優秀な人間だと思っていません．ただ，人との繋がりを大切にして，その人たちの役に立ちたいという想いで必死に取り組む．これだけを繰り返してきただけです．こんな生き方がだれかのお役に立てたら嬉しいです．

🌱 金川先生のキャリアから読みとれること 🌿

　金川先生のキャリアからは一貫して「人に対する真摯な想い」を強く感じます．自己の適性を見つめてプレイヤーとして対象者に向き合う姿が現在に至るまでの根幹にあることが読み解けます．さらにはキャリアカウンセリングを経て「人や社会の役に立ちたい」というありたい姿に出会えたことから，もともとの対象者への強い想いを現場，組織づくり，人材育成など幅広い役割のなかで昇華されている姿や考えの変遷には，現在臨床で活躍されている方々の将来のキャリアデザインにおいて大きなヒントが示されているでしょう．

（元廣）

EPISODE 19
学校作業療法からまちの作業療法へ

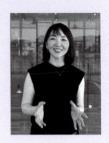

仲間 知穂
Nakama Chiho

こどもセンターゆいまわる

🔍 注目してほしい総論
THEME 3 (p.15), **5** (p.27), **8** (p.45)

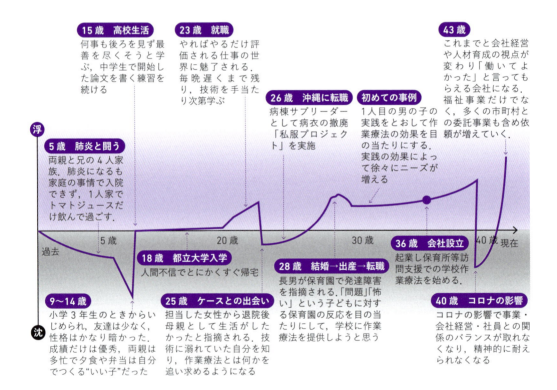

 ## 現在の仕事や活躍

　　　私は，沖縄県で，子どもの生活の実現に向けて学校訪問や療育を行う事業所「こどもセンターゆいまわる（以下，ゆいまわる）」を立ち上げました．ゆいまわ

るは保育所等訪問支援事業（福祉サービス）と自治体の委託事業としての学校訪問（学校作業療法）を行っています．その他にも，子どもの成長をサポートする未就学児の療育（児童発達支援事業）や地域で安心して子育てがスタートできるための親子通園事業とペアレントプログラムを行っています．

学校作業療法の世界に飛び込んだのは，わが子の学校への不適応がきっかけでした．そこから学校の文化や実情を調べ，日本の教育にあった学校作業療法の構築を行ってきました．

作業療法は，その人やその人を支える人々のやりたいことの実現（作業遂行の拡大）を目的としています．それはまさに「希望」で，子育てや教育を考え，叶えていくことなのです．日本の現在の教育現場には大変必要な技術です．

「先生が自信をもって元気に教育ができれば，障害の有無にかかわらずすべての子どもたちは元気に育つ」

私の学校作業療法の出発点であり，目指したいゴールの形でもある平良瑞枝先生（前・嘉芸小学校校長）の言葉は，何をするときにも私の羅針盤となっています．

なぜ現在のキャリアに至ったのか

1 養成校入学前

私は東京都国分寺市で育ちました．小さい頃の私は**とにかく頑固で，自分が考えたこと以外の意見を受け付けず**，小学校から高校まで人付き合いがうまくできず，家の手伝いと勉強だけをするような子どもでした．小学3年生の頃になると友達がほとんどいなくなってしまい，学校に行くことが苦痛でたまらなかったことを覚えています．

一方で，学芸会の演劇では主役を務め，部活ではキャプテンをやるなど，形だけは目立とうとしていました．そんな自分の行動を考えると，「**いまある生活に何か形のあることを残したい**」という思いの強さは昔からあったのだと思います．

母親が理学療法士，父親が自営業の家庭で，朝早くから夜9時頃までほとんど家に親がいませんでした．真っ暗な家に帰って，電子レンジで夕飯を温めて食べ，勉強することが日常でした．小学4年生頃になると，朝食も夕食も自分でつくり始めていたため，家事だけはできるようになり，中学校では兄の分の弁当もつくっていました．私自身は苦しくてつまらない毎日でしたが，家

事を手伝い成績優秀という側からみたら,「いい子ども」だったと思います.

　子どもの頃,バブル崩壊の影響を受け,会社の経営に毎日苦しむ父親の様子を見ていました.社長と社員の関係の難しさや,解雇することの苦しさも目の当たりにしました.**私は「絶対に社長にはならない」と心に決めた**ことも覚えています.

　ちなみに,勉強に逃げる生活でいいこともありました.中学生になると私は文章を書く練習に時間を注ぐようになり,朝日新聞の「天声人語」を切り抜き,その内容について短い論文を書く練習を毎日やっていました.2年間続けた練習は,現在の文章を書く力に繋がっていると思います.希望した大学に進学できたことも,勉強していてよかった点でもあります.

　このように,高校生までの私は,卑屈で根暗,他者とのかかわりが乏しく,自分に自信がない人でした.

2　養成校時代

　私は東京都立保健科学大学の1期生として平成10年に入学しました.

　作業療法士を選択した理由は,母親の理学療法の職場の影響と,母親から「これからは作業療法士の時代だ」と強く言われたことにあります.小さい頃から母親の職場である老人ホームに家の鍵を取りに行く機会が多く,年配の方々とお話ししたり,母親の理学療法士としての姿を目の当たりにしてきました.手に職のある母親の姿は,高校まで自分に自信をもてずにいた私にはすごく魅力的でもありました.

　在学中,北海道や福岡県,長崎県などさまざまな地域から来ていた当時の同級生たちは,価値観も文化もまるで違い,そのことは衝撃的でした.しかし自分に自信がなかった私は,同級生との交流を極力避け,ただ勉強をするためだけに学校に行き,それ以外のことはまったくしない4年間でした.

　授業もただひたすらに受かればそれでよいと,効率だけを優先させていたため,作業療法の仕事に魅力を感じる瞬間もなく,4年生になると国家試験に受かることだけを第一優先で勉強ばかりしていました.そんな学生生活でしたので,実習でもただ受かることしか目標がなく,本当に扱いにくい学生だったと思います.

　当時,実習生としての私の視点からは,作業療法士は理学療法士のアシスタント的な立ち位置に思え,活き活きと仕事をしている作業療法士が少ないように感じていました.実習中に「なんで作業療法を選んだの?」と指導者から質問されることさえありました.いま思うと,学生時代に作業療法の仕事の内容

に魅力を感じる機会は残念ながらなかったと思います.

一方で，大学には作業療法という文化を築き上げてこられたキャリアが魅力的な先生方が多く，そこに尊敬し，また，何もないところから事を起こすことに興味を感じていました.

3 東京での回復期の時代

当時私は，実家にあった英語で書かれたボバースの著作を魅力的に感じており，「治療をしたい！」という思いから回復期病棟に勤めることにしました. ここから大きく作業療法人生に影響を受ける出来事が始まったと思います.

まず，作業療法士も理学療法士も関係なく先輩が厳しかったのです.「患者さんを自分の妻や親だと思うほど愛せ！」と，気持ちも行動も手を抜かないよう徹底的に指導を受けました. そのため，仕事中はずっと緊張している状態で，昼休みにそっとプラットホームで寝ていたら，「新人は休み時間に休むな！」と注意を受けました. 私は自分で言うのもなんですが，真面目だったので，その言葉どおり休み時間も，就業時間後も一生懸命勉強するようになりました.

いまの時代であればパワーハラスメントに当たるかもしれませんが，あの時代に生まれて本当によかったと思っています. はじめは「えええ！」とびっくりしたものの，知識や技術がみるみる上がっていき，自分が理解してかかわれる分野が増え，3年目には「私が治してみせる」と本気で思うほど自信をもって作業療法を行っていました.

もちろんいまはそのときの自信が専門職の自己満足だとわかっていますが，それぐらいエネルギーを傾けられていたのです. **人付き合いの苦手さは残っていましたが，「作業療法の技術を磨く」という同じ目標をもった同僚には，それだけで仲間意識がもてていました.** そういう意味でも心地よかったのだと思います.

そんな3年目のある日，私の価値観を大きく変える対象者を担当します. 重度の左片麻痺の年配の女性で，左半側空間無視と注意障害が強く，プッシャー症候群もあり，ちょっとでも目を離すと転倒してしまう状況でした. 私は担当の理学療法士と一緒に，「徹底的に治療しよう！」と燃えていました.

通常のリハビリテーションの時間に加え，病棟とご本人の理解を得て，夕食前後にも治療時間を設けました. 筋緊張を整え，理学療法士が足底から骨盤にかけてコントロールしながら，そのうえで私が胸郭のコントロールを行い，さらに中枢と末梢の動きをつなぐプログラムを毎日行っていました. 徹底的に徒手的な治療でした.

しかしながら，退院が近づいた6か月後になっても，座位で右上肢の運動

をすることが精一杯で，立位を伴う運動はもちろん，車いす駆動でさえ介助が必要なレベルでした．そのため，家屋改修を行い，その状況でも生活ができることだけを目的に環境を整えて退院となりました．

退院後，その方が外来で再度病院にいらっしゃったとき，私と担当の理学療法士に会いにきてくれました．すると，そこで，私たちが家屋改修で設置した手すりのほとんどが使われず，タオル掛けになっていることを告げられました．また，家のなかを片手片足のほふく前進で進み，夕食はヘルパーに体を支えてもらいながらつくっていると話してくださいました．

「どうしてそのような体の使い方をするんですか？」と半分残念な思いも含んだ私たちの問いに，その方は笑顔で話してくれました．

「だって私は中学生と高校生の子どもたちのお母さんだから．私からお母さんをとらないで」

この一言に，私は号泣してしまいました．この日から徒手的な治療を改め，高次脳機能障害を徹底して学び直したり，ハンドセラピィの勉強会に参加したりと，「作業療法とは何か」をとにかく考えるようになりました．

自分で考えて行動することに強いエネルギーを感じたことは，人生で初めてだったと思います．そのエネルギーは作業療法士としてのありようだけでなく，決められたレールの上の人生だけを歩んできた自分自身にも問いをもつようになりました．「こうしなければならない」から「どうしたいのか」が私の行動目的になり，やりたいことは何でもやってみたくなりました．
同時にいまの状況を変えたいと思い，当時1番できるわけがないとあきらめていた大好きな沖縄への移住を決めました．

4　沖縄への移住

職場を沖縄県の病院に移し，さらに具体的に作業療法を考え実行するようになりました．
はじめの頃は，年配の方の方言を聞きとれず，何をおっしゃりたいのかがわからずとにかく困り，私は三線を始めました．沖縄の人はみんなできるものだと勘違いしていたこともあり，患者さんと一緒に弾こうと思ったからです．

ある日，寝たきりのおばあちゃんが，私の三線の音に合わせて手だけで踊ってくれたのです．看護師さんが「あー，これはカチャーシーって言うんだよ」とその手の動きだけで，みんながその踊りの意味を知っていたことに驚きまし

た．その他にも，いつもは無口な患者さんが，私の三線を貸してと手招きするので，お貸ししたところ，「作田節」という古典の三線音楽を弾いてくれました．「この方はね，三線の先生なんだよ」と嬉しそうに付き添いのご家族が話し，その音色にたくさんの患者さんが手を叩きました．

　私には三線をとおしたその人々の姿が，「その人らしい」と感じました．**音色ひとつで一瞬にして，「患者」から「その人」に戻った瞬間を目の当たりにしたのです．「これなんだ！」と鳥肌が立つ思いでした**．

　そこで，どうしたらこのような姿を，病院のなかの「日常」にできるのかを考え，「私服プロジェクト」を考えました．私服になれば，みんな自分らしくいられるのではないかと思ったからです．このプロジェクトは長続きしませんでしたが，ロビーに出てくる方が増え，テレビよりも横の人との会話が増え，病棟全体の雰囲気も変わりました．

　あの光景は，その人らしさは絶対につくれるという確信をもたせてくれました．自分がしてきた徒手的な治療よりもずっと大切なことがここにあると強く感じ，その人らしさを作業療法の目的の中心に置くようになりました．

5　学校作業療法の出会いと構築

　結婚し，子育てのことも考え回復期の病院をやめ，作業療法士の専門学校の教員を7年行いました．この時期の子育ての経験がいまの学校作業療法のきっかけになっています．

　息子が1歳の頃，私は保育園に呼ばれました．息子が集団の生活のなかでチアノーゼが出るほど大泣きしてしまう問題について話したいとのことでした．「保育園は集団の場であり個別対応が難しい」「保育園は大変なんだ」と，保育園側の主張が続き，最終的には「お母さんは問題の重大性をわかっていない」「怖くて預かれない」「専門的な検査を受けてほしい」ということを告げられました．

　当時，作業科学のことを勉強し始めていた私の頭には，その言葉への怒りがある一方，先生も子どもも作業を自由に選択できない生活であることを目の当たりにし，**作業療法士としてどうにかすべきだという使命感も強かった**ことを覚えています．

　いてもたってもいられず，まずは我が子が通う学校だけでも何とかしようと決めました．本当は先に保育園を変えたかったのですが，保育士さんから受け取った言葉への心の傷がかなり強く，さらにその先の小学校にしました．翌週には地域の小学校の校長先生のもとに直談判に向かっていました．いま考えると，アポイントもなしに校長先生に会いに行くなんて失礼な行為だと思います

EPISODE 19

が，当時は**やらない理由が見当たらず，取り組んでいたと思います**．

　突撃訪問した平良瑞枝先生（前・嘉芸小学校校長）との出会いは，私の運命を大きく変えました．私の熱量と同じぐらい，平良先生の教育者としての熱量も高かったのです．私は，常に持ち歩いていた COPM（カナダ作業遂行測定）の遂行度や満足度のカードを並べながら，校長先生の作業（教育）を学ぶことから始めました．そのときにはじめて，先生たちの作業（教育）の実現が，子どもたちの健康に重要であることを理解しました．

　平良先生の理解のもと，嘉芸小学校と嘉芸幼稚園で学校作業療法のボランティアを始めることとなりました．しかし，当時は学校に専門家が介入することが一般的ではなかったため，使ってみたいと手を上げてくれる先生がおらず，何か月もただ職員室でじっと待つ日々が続きました．

　そんなある日，嘉芸幼稚園から相談したいと，1 人の男の子を紹介されました．そのときは本当に嬉しくて平良先生と手を叩いて喜びましたが，実際大変なのはそこからでした．

　発達障害の作業療法の経験がない私にとって，この男の子の作業療法は地図なしで，できることはすべてやってみるしかありませんでした．担任の先生にCOPM を実施し，目標を設定し，その目標の実現に向け，まずはひたすら作業遂行分析を行いました．

　1 回の観察評価とその後の分析で，6〜8 時間かかり，それを毎週行いました．徐々にこの男の子の作業遂行上の特徴がわかり始め，注目すべき問題点と生活に大きな影響を与えていないものとを理解することができ，先生の届けたい教育であった「グループとして掃除に参加する」という作業の実現に向けたデザインを，みんなで実現できるほどの情報を提供することができました．

　そして，この男の子はグループの一員として参加できただけでなく，さらに遊びや支度，当番活動などあらゆる生活場面で変化を見せてくれました．このことは，回復期で働いていた私にとって衝撃的な出来事でした．病院のなかでは，クライエントの変化を，能力でしか感じとることができませんでしたが，実際に生活ベースで変わっていき，さらに変化し続けた姿は見たことがなかったからです．

　幼稚園での活動とこの男の子との実績は，学校作業療法の効果を先生たちに知ってもらう助けにもなり，ボランティアで担当させていただくケースは日に日に増えていきました．自分の週休と有休での対応では間に合わず，勤務先にお願いして週休を増やしてもらい，その休みの多くをボランティアの時間としました．2 人目，3 人目の育休中は息子の首がすわった時期から抱っこして学校訪問を行っていました（図 1）．育休中は心おきなく学校作業療法に費やす

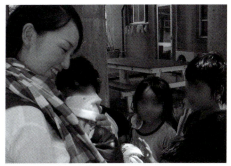

図1　育休中の学校訪問

ことができたので充実していました．

　当時の私は**ボランティアをしているという感覚よりも，この経験が作業療法の技術を理解し高めるために，どの研修会や研究会に参加するよりも価値があると感じており**，他の人にはできない経験をさせていただいているという感覚でした．

　件数が増え，相談内容もどんどん難しくなっていきました．1つ理解が進めば，さらに1つ難しい相談内容になる毎日で，知識や技術がいくら増えてもゴールにたどり着くことはないと感じるようになりました．
　やがて，価値のある経験をさせてもらえているという興奮よりも，対応できなかったらどうしようという不安が勝ち始め，徐々に「明日限界を超えたらやめればいい」という感覚で，とにかく日々を乗り越えることだけで必死になっていきました．いつやめてもおかしくなかった時期に，さまざまな保護者や先生，校長先生や行政から反響の声が届くようになりました．

　ある保護者が地域新聞の記者だったことがあり，その関係で地元紙にこの活動が載りました．写真と文字で自分の活動を改めて見させていただき，もうすでに「ボランティア」として小さな活動ではなくなっていることに気づきました．たくさんの人に応援され，学校作業療法を届けた人の反響が日々届き，その噂から別の保護者も使いたいというニーズに変わっていく．こうした毎日に，「これは1つの形にしないとならないのだ」と強い思いに変わりました．
　回復期の病院での経験しかない私が，こうして学校現場で時間をかけてでもなんとか形にできたのは，病院時代に，厳しいと思いつつも，先輩のアドバイスをそのまま信じて学んだ知識と技術の量が支えになったと思います．
　脊髄損傷のクライエントへのかかわりや，自動車運転に必要な高次脳機能を学んだ知識は，子どもたちの学校生活を見るうえで大変役立ちました．人は子どもであれ，大人であれ，環境のなかで自分の機能を活用し，物事を遂行している事実は変わりません．**その分野で深く学んでおけば，別の分野でもしっかりとその知識や技術は活用できることを実感しました**（図2）．

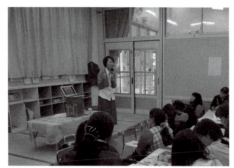

図2　保育園での研修

6　起業

　ボランティアの時間がどんどん増えていき，本職の教員の仕事に差し支えるほどになっていきました．本当は学校作業療法を勤務先の事業にしていきたい思いもありましたが，その理解は届かず，結果的に教員をやめることとなりました．

　当初は，作業療法士のアルバイトをしながら，学校作業療法のボランティアを続けていこうと思っていました．しかし，私が教員をやめることが行政の繋がりのある方々にも伝わり，当時の福祉事業の圏域アドバイザーだった方から，保育所等訪問支援事業の事業所を立ち上げることをご提案いただきました．幼い頃の経験から，起業は私にとって最も選択したくない働き方であったため，すぐにその方向で進むことはできませんでしたが，あることがきっかけで決断することができました．

　その頃，県内の高校への巡回相談事業のプロポーザルがありました．当時，私はそのプロポーザルに個人として参加しました．もちろん私以外の参加者はみんな法人でした．プロポーザルのあと，当時の県の教育委員会の方からアドバイスをいただく機会がありました．

　「あなたの技術はとても魅力的なものだった．法人であれば今回の事業も委託することができるが，個人でしかもボランティアの場合，どの活動も足跡として残すことができない．その技術をより多くの子どもたちに届けるためには，あなたが法人として，その技術にしっかりと対価を払ってもらう形で続けなさい」

　このアドバイスが，不安だった私の背中を押してくれることとなり，保育所等訪問支援事業を活用した学校作業療法の事業所「こども相談支援センターゆいまわる」を立ち上げることとなりました．

　それでも起業はやはり怖かったので，事務も何もかも自分1人でやる小さな会社としてスタートしました．2016年当時は，保育所等訪問支援事業はま

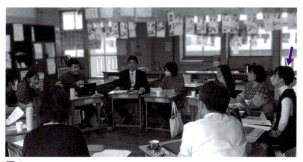

図3

だできたばかりで，行政もサービス利用計画をつくる相談支援員も知らないほど知名度の低い福祉サービスでした．そのため，保育所等訪問支援事業をつけてもらうことはなかなか簡単なことではありませんでしたが，「学校作業療法」についてはボランティア時代の繋がりもあり，すぐに広まっていきました．

ボランティアで出会った担任の先生方が，教育委員会にいらしたり，圏域の教育事務所で研修会のとりまとめをしていたりと，**いろいろな縁がまるで準備していたかのように繋がり合い**，ゆいまわるとしての学校訪問は，勉強会で広がり，スクールソーシャルワーカーの連絡協議会で紹介され，わずか半年後の2016年6月には自分1人の収入には困らない程度になっていました．会社としてやっていく見通しをもつこともでき，雇用を広げ，2年後には6名のメンバーで展開していけるほどになりました．

起業までの道のりは，その前のボランティアを自分ができる100％で向き合ってきた実績が，技術と繋がりになり，安定した土台になって順調に進んでいったと思います．もちろん当初からこの未来を想定していたわけではありませんが，**いま自分ができることに100％の力を注ぐことが，自分の未来に何らかの形で繋がるということを，経験から実感しています**．

7　学校作業療法をまちの作業療法へ

2020年8月に南風原町（はえばる）で，福祉型児童発達支援センターとして「こどもセンターゆいまわる」を開設しました．従業員は10名以上になり，家族型経営から組織としての経営に変わりました．

子育てや教育にかかわる作業療法は発展していき，センターとして，地域のニーズも受け入れる機会もあり，定期的に保育園，幼稚園，小中学校を巡回する，まちの作業療法士としての「まちOT」事業が始まりました（**図3**）．子どもの発達障害に対し，不安から子育てが始まらないための「親子通園（ゆうなえん）」と，届けたい教育で子育てを考えるための「ペアレントプログラム」も始まりました．

私たちゆいまわるは，どの事業をスタートするときにも，事業の形を事前につくるのではなく，市町村が実際に困っていることや問題に感じていることの先にある，真のニーズをしっかりとヒアリングし，その真のニーズの実現に向けて事業の形をつくっていくスタイルをとっています．

　また，まちのニーズの実現には，既存の事業や，地域に実際にある（いる）資源を活用しながら，さらに願うまちのあり方に向けて，何がどのようにできることが大切なのかを検討したうえで，それが果たせる形として事業をつくっていきます．**この物事の進め方は，まさに作業療法と同じです．いわばまちに作業療法をしているのです．**

　いま，こうして地域のニーズを形にしていける視点や，技術をもてるのは，その地域や文化，目前にあるシステムや人の存在に興味をもって知ろうとする姿勢が強いからだと思います．もともと発達分野について初心者だった私は，自分ができることはわずかであると認識していたため，教育についても保育についても初心者であるというスタンスで取り組むことができました．

　そのため，自分の主張よりも，相手の思いや技術に純粋に興味関心をもつことができましたし，そこを活かすことをベースとした取り組みが重要だと思ってきました．もともと発達分野に詳しかったら，私は自分の技術を主張してしまったかもしれません．そして，いま振り返ると，私のスタンスはまさに作業療法士らしいスタンスだと思います．

今後のキャリアの展望

　上述したように，人の生活（地域）には作業療法が必要です．しかし，地域に届けられる作業療法はまだ未熟だと感じます．病院で働いていたので感じますが，病院のシステムや診療報酬に合う形で作業療法は発展しすぎたと思います．地域に必要なことは，作業療法の技術ではなく，まさに作業療法そのものを地域に届けることだと思っています．

　私の起業の目的は，地域で働く作業療法士を増やすことでした．今後は各地域のニーズに応えられる作業療法士の育成ができるシステムをつくりたいと思っています．そのために各地域の拠点をつくりたいと思っており，2024年5月には兵庫県に拠点を設けました．もちろんゆいまわるの技術だけが正解ではありません．それでも，届けたい教育に焦点を当てるゆいまわるの技術を求める方が，その地域で学びながら活躍できる拠点をつくっていこうと思っています．

読者へのメッセージ

　大学卒業までの私の生活からわかるように，正直誰よりも何かが秀でていたわけではなく，むしろ何事にも消極的な性格でした．だからこそいまでも本当に，「自分なんかができたのだから誰でも何でもできる」と思っています．
　ただ，私のアイデンティティは，**やりたいことについてはやらない理由を考えないこと**かと思います．それが多くの経験と繋がりをつくってこれたことは事実です．そして，さまざまな経験が，クライエントの生活が医療の視点だけでは変えられないことへの気づきとなり，息子の経験から学校に飛び出す原動力になったと思います．

　その分野や，目の前に提示された物事に妥協なく学ぼうと思う姿勢も，その後の人生の知識や技術の貯金になると感じます．そのうえで，いま自分ができることを100％することが，実際にその後の未来への繋がりとなります．それでもなお，自分の主張よりも，出会った人や地域や文化に純粋に興味関心をもてることが，発展し続けることに重要だと感じます．
　おそらく初めからこうなれると思って動いている人は少ないのではないかと思います．**大きなことを成し遂げる人も，変革を起こす人も，すべては目の前の日常に答えはあるのだと思います**．

> ### 🍃 仲間先生のキャリアから読みとれること 🍃
> 　圧倒的な行動力で多くの経験と繋がりをつくってきた仲間先生やクライエントの言葉，お子さまのエピソードなど「目の前の人が生み出した転機」を真摯にとらえ，未開拓，未経験の現場に飛び込んでいく「覚悟」には美しさすら覚えます．「どう考えたらよいか，何をしたらいいか」と日々キャリアにモヤモヤと悩んでいるときには「大きなことを成し遂げる人も，変革を起こす人も，すべては目の前の日常に答えはあるのだと思います」という仲間先生の言葉を思い出してほしいと思います．
>
> 　　　　　　　　　　　　　　　　　　　　　　　　　　　　　　　（元廣）

EPISODE 20
作業の力と暗黙知の言語化に魅せられた大学教員

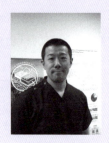

齋藤 佑樹
Saito Yuki

仙台青葉学院大学リハビリテーション学部作業療法学専攻

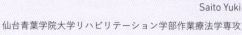

注目してほしい総論
THEME 2（p.9），6（p.33），7（p.39）

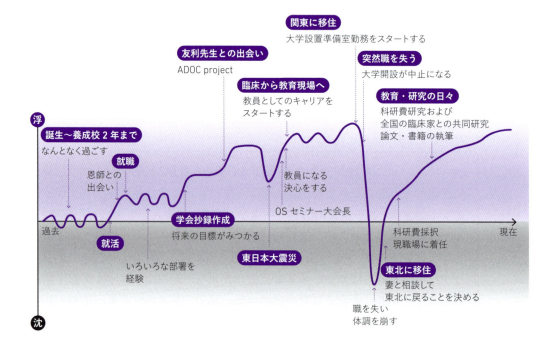

現在の仕事や活動

　私は現在，宮城県仙台市で大学教員として働いています．学生は「作業療法」をよくわからないまま養成校に入学してきます．作業療法の中心概念である作

業や，作業のもつ力について理解することは，対象者を見る多角的視点を得るとともに，作業療法士としての職業アイデンティティの構築にも繋がりますので，作業療法概論など，初年次教育に特に力を入れています．

　研究については，現在メインで行っているのは訪問リハビリテーション（以下，訪問リハ）領域の研究です．平成 27 年度「高齢者の地域におけるリハビリテーションの新たな在り方検討会」の報告書によると，訪問リハの対象者のニーズは機能面から社会面まで多様であるにもかかわらず，提供されるサービスは機能訓練に偏り，画一的で，終了もなくただ漫然と行われている実態が指摘されています．

　このような現状を打開する一助となるように，訪問リハにおいて，対象者の活動・参加の向上を支援している作業療法士の目標設定プロセスや臨床判断を明らかにし，それを多くの OT が再現可能にする取り組みを行っています．

　そのほかにも，作業選択意思決定支援ソフト（ADOC）や臨床実習，回復期の目標設定，リフレクション，発達障害領域の作業に焦点を当てた目標設定，重度心身障害児を子にもつ親に関する研究などを全国の臨床家と一緒に行っています．

　教育・研究以外の活動としては，司法領域（刑務所）のアドバイザーや，青海社の MOOK『臨床作業療法 NOVA』の編集顧問，株式会社エシカル郡山の学術顧問，講演や執筆をしながら日々を過ごしています．

なぜ現在のキャリアに至ったのか

1　誕生から養成校入学まで

好奇心のままに生きていた幼少期

　1977 年，男 2 人兄弟の長男として産まれました．父は小学校の教師をしており，母は自宅でピアノやエレクトーンの教室を開いていました．父の仕事の関係で引っ越しをすることが多く（高校卒業までに 9 回引っ越しをしました），神奈川県横浜市から，マタギが狩猟で仕留めた熊の肉をお裾分けしてくれるような山奥まで，いろいろな環境での生活を経験しました．

　小学校時代は，親から勉強しろとほとんど言われなかったことをいいことに，本当に全然勉強せず，クラスメイトを笑わせることは得意な典型的な「体育と図工だけが 5」の子どもでした．両親は勉強しろとは言いませんでしたが芸術が大好きで，美術館や博物館，クラシックのコンサートなどによく連れて行ってくれました．

　「鳥は朝何時に起きるのだろう？」疑問をもったらすぐに百科事典で調べ，それでも腑に落ちないと，庭に餌付けをして，深夜からカメラを構えて観察を

する……**勉強は大嫌いだけど自分が興味をもったものにはとことん夢中になる……そんな好奇心の強い子どもでした**.

「作業療法」との出会い

　高校時代も相変わらず勉強はほとんどせず，毎日学校が終わると友人の家でギターを弾いたり，3 on 3（バスケットボール）をしたりと遊んでばかりの生活を続けていました.

　将来自分が何をしたいのかわからずになんとなく日々を過ごしていたある日，友人の兄（同じ高校の1つ先輩）が理学療法士を目指し専門学校を受験することを知りました．初めて聞く理学療法士という言葉に興味をもった私は，高校の図書館で職業関連の書籍を手に取り，理学療法士について調べてみました（当時インターネットはまだ一般には普及していませんでした）.

　一通りの説明を読み，理学療法士について書かれたページを1枚めくると，次のページには「作業療法士」という言葉がありました．そこには「作業活動を用いて患者の治療をする」「身体・精神に障害を呈する者が対象」などの説明と一緒に，日本には作業療法士の数が圧倒的に不足しており，将来有望な「金の卵」であることが記されていました.

　医療系の職業であり，社会の役に立つことができるということ，幼い頃から工作が大好きで得意だったこと……など，複数のピースが揃い，「作業療法士になろう」という気持ちが芽生えました.

　現在大学の教員をしている私は，入試の面接試験でたくさんの高校生と話をします．みな福祉の心をもち，立派な動機をもって受験に臨んでくれるわけですが，少なくとも私は，受験生たちのような立派な動機はもち合わせていませんでした.

　何もかも1から勉強し直して，いくつかの養成校から合格通知をもらった私は，「一度でいいから雪の降らない場所で生活してみたい」という安易な理由で静岡県の専門学校に進学することを決めました.

「そういうものだ」と「仲間の存在」に助けられた

　養成校に入学すると，とんでもない量（少なくとも当時の私はそう感じました）の勉強が私を待っていました．骨・筋の暗記をはじめ，生理学・運動学……など「工作を使って治療する仕事」に魅力を感じたあの日のワクワクを思い出すこともなく，初めて聞く専門用語の暗記に明け暮れました．おそらく「おもしろい」と感じたことはあまりなかったように記憶していますし，試験の成績も決して優秀ではありませんでした.

　特におもしろさを感じることもなかった自分が，なぜ進路変更することなく

継続することができたのか．この執筆の機会をいただいたことを契機に改めて考えてみると，主に2つの理由があると思いました．

1つ目の理由は，**「そういうものだ」という感覚です**．これは諦めのような感覚とは異なります．**「ほかの選択肢を考える状況になかったため，続けることに疑問を抱かずにいることができた」**といった感覚です．

現在はSNSに代表されるように，あらゆる情報が垂れ流し状態で飛び込んできますが，インターネットがまったく普及していなかった当時，情報は主体的に調べようとしなければ入ってきませんでした．

作業療法で成功している人たちの活躍も，ほかの養成校で学ぶ学生が何をしているのかも，まったく別の領域で生きる人たちの日常もよく知りませんでした．入ってくる情報は，目の前の現実と，同じ志をもって集まった養成校の狭いコミュニティによって生成されるものがほとんどでした．

この「そういうものだ」という感覚は，意志が弱く，強い動機をもち得なかった当時の自分が，課題に向き合い継続するうえでとても重要だったように感じます．

2つ目の理由は仲間の存在です．養成校の数が少なかった当時は，クラスのほとんどの学生が一人暮らしをしていました．毎晩のように誰かの家に集まり，夜な夜な酒を飲みながら一緒に勉強する．そんな日々は，自分が課題と向き合い，達成に向けた努力をするうえでかけがえのないものであったと感じます．

当時は他領域の大学を卒業してから入学してくる人や，社会人経験者が一定数いましたので，人生経験の豊かな先輩たちと一緒に学ぶことができた環境も，みんなで目標指向的に日々を過ごすうえでの追い風であったと感じます．

就活時の運命的な出会い

「卒業したら地元の福島に戻ろう」そう思っていた私は，2年生も終わりに近づく3月に，地元の病院の見学をしました．当時は漠然と身体障害領域で働きたいという思いはありながらも，それ以上のビジョンをもっていませんでしたが，養成校の恩師が「最初はいろいろな経験ができる総合病院に勤務したほうがいいよ」とアドバイスをくれたので，地元の主要な総合病院に見学の予約を入れていました．

実家から車で45分ほどの距離にある「一般財団法人太田綜合病院附属太田熱海病院」を見学したときに運命を変える出会いがありました．

作業療法室を見学していた私に，当時科長だった丸屋ちよこ先生が，「齋藤さん，あの患者さんはどうしてお箸の練習をしていると思う？」と私に問いか

けました．私は拙い知識を総動員し，観察から推測した機能面の問題を挙げ，「協調性や巧緻性の改善を目的に……」云々の回答をしたように記憶しています．そのとき科長は微笑みながら，たったひと言，「ふふふ，お箸でご飯が食べたいからだよ」と言いました．

「生活を支援する」はずの作業療法を学びながら，自分はまったく本質を見ていなかった．そんな現実を気づかせてくれたそのひと言は，私にとって運命的なひと言であり，ある意味で現在の私を方向づけてくれたように感じます．

帰り際に，「ここで働かせてください．卒業までにどのようなことを重点的に勉強すればいいでしょうか」と質問すると，科長は，「うちに興味をもってくれてありがとう．うちは**ほとんどの患者さんが高齢の方だから，発達の勉強をしっかりしてきてください**．ふふふ」とアドバイスをくれました．

「高齢者が多いのに発達？」その言葉の真意をそのときはまだ十分に理解することができませんでしたが，たった1〜2時間の見学で，私はすっかり科長の魅力に取り憑かれてしまいました．

私は予定していたほかの病院の見学をすべてキャンセルし，静岡に戻りました．卒業までの約1年間，科長は何度も私に手紙をくれました．

2　卒業後から病院勤務時代

作業療法士としてのスタート

私が作業療法士としてのキャリアをスタートした年は，ちょうど回復期リハビリテーション病棟（以下，回復期病棟）の認可と介護保険のスタートという大きな変化の年でした．

上述した病院に就職することができた私は，入職直後に回復期病棟の立ち上げメンバーになりました（当時はまだ全国に回復期病棟の数は10棟もありませんでした）．もちろん新人だった私は責任を負う立場ではありませんでしたが，回復期病棟の理念である「寝たきり防止と家庭復帰」を実現すべく，深夜までADL室の畳の上で立ち上げに向けた勉強をしたり，「離床促進プロジェクト」「早番遅番の試行」「車椅子廃止プロジェクト」などなど，複数のプロジェクトにかかわらせていただいた経験は，かけがえのないものになりました．

回復期での経験に加えて，キャリア初期に頻繁に異動を経験したことも貴重な経験でした．これは当時の職場の方針でした．半年〜1年程度のスパンで法人内のいろいろな場所を経験するわけです．最初の数年間で，脳血管疾患専門の回復期に加え，運動器疾患専門の回復期病棟，長期療養病棟，特殊神経疾患病棟，通所リハ，訪問リハなど多くの部署を経験しました．

「ようやく環境に慣れたと思ったらすぐに異動」というサイクルは，緊張や

ストレスの大きいものでしたが，ここでも学生時代の「そういうものだ」の感覚に助けられたように感じます．キャリア初期にいろいろな環境に身を置くことができたことは，各分野の特異性に加え，作業療法の普遍性を考えるうえで大きな財産となりました．

3年目に経験した一人職場

キャリア初期に経験した頻繁な異動のなかでも，特に印象に残っているのは系列の介護老人保健施設（以下，老健）への異動でした．病院では常に多くの先輩に囲まれ，いつでも質問できる環境で業務を遂行することができましたが，老健だけは一人職場でした．老健に異動する前日，科長にアドバイスを求めると，たったひと言，科長は笑顔で「ふふふ，**自分から他職種の業務に入っていってね**」という言葉をくれました．

個別リハや集団リハに加え，毎週のように開催される行事の企画・運営，食事の配膳・下膳，オムツ交換……あらゆる業務を経験させてもらいました．看護師さんや介護福祉士さんが，少しずつ作業療法士としての私にいろいろな相談をしてくれるようになりました．

「高次脳機能障害を有する○○さんが食事を手で食べてしまう」と相談されれば，早朝に出勤し，朝・昼・夜と3食観察評価を行い，解決策をチームで模索しました．「夏なのに厚着する○○さんをなんとかしてほしい……」「○○さんが汚れたオムツをロッカーに隠そうとするのをなんとかしてほしい……」相談を受けるたびに，観察して，調べて，考えて，また観察して……と，目の前の課題解決に没頭する日々でした．

『12人のクライエントが教えてくれる作業療法をするうえで大切なこと』（三輪書店，2019）へ掲載したエピソードの多くは，この頃の経験が基になっていることからも，老健での経験は，私の作業療法観の形成に大きな影響を与えたのだと思います．**帰宅が深夜になることも少なくありませんでしたが，そのときの私は，ただただ「夢中」でした**．

初めての学会発表が与えてくれたもの

老健時代にはもう1つ，私のその後のキャリアを決める大きなイベントがありました．それは初めて学会発表をしたことでした．

私の所属していた法人では，2〜3年目に学会発表をすることが「暗黙のルール」でした．当時の私は，学会で発表することに対して，「怖い」「緊張する」「できれば逃げたい」といった多くの負の感情を抱いていたように記憶しています（ここでも「そういうものだ」に助けられたのでしょう）．

しかし，同時に別の感情にも出会いました．深夜の老健で抄録を作成していた際に，これまでに出会ったことのない感情に出会いました．もう少し具体的に表現すれば，**普段，自分が考えていることや感じていること，無意識に行っ**

ていることを，できるだけ正確に言語化する営みに，たまらない魅力を感じたのです．このとき強く「将来，作業療法の世界で文章を書く仕事ができるようになろう」そう決意したのを覚えています．

　この頃から成書や文献の読み方も変化しました．内容に没頭し，学ぼうとする自分に加え，「なぜ自分は"書く側"でなく"読む側"なんだろう（悔しい）」「この事象をこのような表現で言語化できるって凄い！（憧れ）」など，いろいろな視点や感情が並走するようになりました．

　「どうすれば文章を書く仕事ができるようになるんだろう……」

　3年目のある日，私は座禅を組みながら考えていました〔当時の私は，芥川賞作家の玄侑宗久さんのいる福聚寺（福島県三春町）に座禅に通っていました．本来，座禅を組むときは何も考えないことが大切なのですが……〕．

　そのとき私が導いた答えは，**「書く内容をもっていること（経験や実績）」「それを表現する能力をもっていること（筆力）」「内容に社会的な意義があること（価値）」**この3つが揃っているということでした．

　経験や実績については，あれこれと手を出す前に，まず何よりも真摯に臨床と向き合おうと思いました．そもそも対象者に貢献することが作業療法士としての本分ですし，そこで培われるものがいずれの「書く内容」に繋がると思ったからです．

　筆力については，もともと文章を書くことは好きでしたし苦手ではありませんでした．しかし仕事として文章を書くためには，さらに高い次元で文章を書けなければならないと思いました．そこで私が取り入れたのは，要約，縮約，展開の3つでした．要約は言うまでもなく文章の要点をまとめることですが，縮約は，元の文章に使用されている言葉のみを使用して文字数を減らすことを指します．展開は，文章に肉付けをして文字数を増やすことを指します．朝日新聞に連載されている「天声人語」を題材に，これらの作業を始めました．（結局，約10年この作業を続けました）．

　3つ目の社会的意義については，真摯に対象者に向き合い続ける時間の流れが答えを教えてくれるだろうと思い，そのときはそれ以上考えることはしませんでした．老健での1年間の経験を経て，私は病院へと戻りました．

　病院に戻った私は，隔週の木曜日に開催される院内研修を担当する機会が増えてきました．**学会発表と同様に大変緊張する作業でしたが，情報をまとめて他者に伝える作業におもしろさややりがいを感じるようになった**のはこの頃だったように思います．

　執筆に対する憧れや他者に伝えることのおもしろさ……これらの感情はいつの間にか私のなかで統合され，教員になりたいという思いの種火になっていったように思います．

「作業」との再会

中堅の頃のある日，科長の千葉亜希子先生が「みんなで改めて作業の勉強をしよう」と提案をしてくれました．

まずは毎週水曜日の昼休みに，吉川ひろみ先生の『「作業」って何だろう 作業科学入門』（医歯薬出版，2008）の輪読会を行うことになりました．正直最初はそこまで必要性を感じていませんでしたが，輪読会を始めると，これまでの臨床経験で，「作業療法とは？」「作業とは？」に悩み考え，自分なりに言語化してきたさまざまな概念が，すべて定義をもった言葉としてそこには記されていました．

いまでこそ作業を学ぶ機会は卒前・卒後ともに充実してきましたが，私が学生時代はそこまで作業についてじっくりと考える機会はありませんでした（私がそこまで作業に興味・関心を抱いていなかっただけかもしれませんが……）．

中堅になって私はようやく学問としての作業に再会することができました．この「霧が晴れる」ような経験は，私にとって大きなターニングポイントになりました．この輪読会の経験は，自分の作業療法観を確固たるものにしてくれたように思います．

30歳の誕生日にこれからを考える

少し時間が流れ，30歳の誕生日．私は休みをとり，1人でこれからの自分について考えることにしました．「30代をどう生きたか」でその後の人生が方向づけられると感じ，30代をなんとなく過ごしてはならないと強く思ったからです．

あの日，時間をかけて考え導いたことは，**「必要だと思ったことは行動に移そう」というシンプルなものでした**．これまでの経験を振り返ると，「○○をしてみたい」「○○をしたらこんなことができるのではないか？」など，いろいろな思考が頭をよぎりながらも，そのほとんどは構想するばかりで行動に移せていなかったと感じたからです．

したい人10000人，はじめる人100人，続ける人1人（中谷彰宏）

面接評価が苦手だった

職場で作業についての勉強を始めてから，対象者の健康・幸福を促進する作業に強い関心をもつようになりました．それまでは，「私が」必要だと思う評価を行い，「私が」必要だと思う目標を立案し，「私が」必要だと思うプログラムを提供していました．

しかしそれは，多くの対象者に必要であろう生活上使用頻度の高い動作を練習しているだけだと感じたからです．必然的に私は対象者を知るための面接評

価を重視するようになりました．

　主要な広範囲理論の勉強と並行しながら，カナダ作業遂行測定（Canadian Occupational Performance Measure：COPM）や作業に関する自己評価（Occupational Self Assessment：OSA），作業遂行歴面接（The Occupational Performance History Interview-Ⅱ：OPHI-Ⅱ）などを使用しながら対象者の健康・幸福を促進する作業をとらえようと奮闘しました．

　しかしながら，実際には対象者から「話はいいからはやく揉んで」「もう歳だから何もしていませんでした」などと言われることが多く，面接評価に苦手意識を感じていました．

作業遂行場面の写真集をつくろう

　「面接評価をうまく行うにはどうすればいいのだろう」

　悶々とした日々を過ごしながら，私は面接評価のことを考えていました．そのとき自分なりに導いた仮説は，**「対象者は急性期で元々の作業遂行文脈から切り離された時間を過ごすことで，自分の大切な作業を想起することが難しくなっているのではないか？」**というものでした（当時私は回復期にいました）．

　そこで，「人がいろいろな作業をしている写真集をつくってみたらどうだろうか？　その写真集を一緒に眺めながら面接評価を行えば，対象者は自分の生活を振り返り，大切な作業を想起することが容易になるのではないか？」というアイデアが浮かびました．

人生を変える出会い

　作業遂行場面の写真集をつくろうと思った私は，まずは作法に則り先行研究を調べることにしました．

　いろいろと検索をしていると，あるページにたどり着きました．そこには，友利幸之介先生（当時，神奈川県立保健福祉大学）が開発中の目標設定ツールについての情報が記載されていました．

　作業選択意思決定支援ソフト（Aid for Decision-making in Occupation Choice：ADOC）と書いてありましたが，「エーディーオーシー？」「アドック？」そのときは略語をどう読むのかすらもわかりませんでした．

　もう記憶が曖昧になっていますが，たしかそのページには，洗練されたイラストの例が1枚（2〜3枚？）掲載されており，「ICFの活動・参加に準拠した95枚のイラストで構成されていること」「イラストを介しながら対象者と面接を行うことができること」が記載されていました．

　明確な時期は記載されていませんでしたが，近々そのツールがダウンロード可能になることが記載されていました．私は，ADOCのリリースを「待つ」ことにしました……．

iPad は魔法だった

　私は毎日のように ADOC の開発ページにアクセスしながらリリースを待っていました．

　2010 年 1 月，Apple 社から初代 iPad が発表されました．故・スティーブ・ジョブズは「iPad は魔法なのだ」とプレゼンしていました．いまでは当たり前になった iPad をはじめとするタブレット端末ですが，当時はその存在意義に疑問をもつ者も多く，「普及しないのでは？」という意見も多くありました．

　しばらく経ったある日，私が ADOC のホームページにアクセスすると，「ADOC は iPad アプリとしてリリース予定です」の文字が飛び込んできました．当時の私は VAIO（SONY）大好き人間で，Apple 製品をまったく知りませんでした．そもそも iPad は普及しないだろうと思っていましたので，iPad でしか使えないことがわかった私は落胆しました．しかしそのとき，30 歳の誕生日のことを思い出しました．「データ収集でも何でもやるから ADOC を使わせてください」．私は友利先生にメッセージを送っていました．

　共同研究メンバーに加えてもらった私は，初めて病院の倫理審査書類を作成し，大勢の審査委員の前で ADOC を臨床に導入する意義や安全性，情報の管理などについてプレゼンを行いました．

　リリース前に ADOC を試用できるようになった私は，試用経験をとおしての感想や追加してほしい機能などをまとめる作業を行っていました．バタバタな日々が続きましたが，「待っていた自分」から一歩前に踏み出すだけで，状況が大きく変わる経験にワクワクしていたように記憶しています（図 1）．

初めての論文執筆と震災のなかで感じた作業の力

　ADOC を試用してからしばらく経った頃，その試用経験を「実践報告」としてまとめることになりました．自分の考えを言語化することにはある程度自信がありましたが，学術的な文章を書くために必要な作法や技術はまったく別のものでした．友利先生にそのイロハを指導してもらいながら少しずつ執筆を進めました．

　論文執筆を開始してから 1 か月ほどが経過した 2011 年 3 月 11 日，東日本大震災が発生しました．ライフラインの制約や目に見えない放射線の恐怖のなか，日中は病院の業務を行い，夜は家族の食べ物とガソリンを求めて彷徨うというきわめて特殊な状況がしばらく続きました．

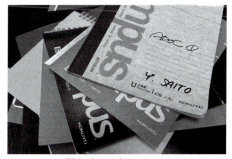

図 1　ADOC 開発時の研究ノート

不謹慎と思う人もいるかもしれませんが，毎日深夜は論文執筆を続けました．できるだけ後付けしたようなことを書きたくないので正直にいうと，なぜそのときの自分が大変な状況のなかで執筆を続けたのかはわかりません．

　しかし，震災に関連した作業に忙殺される日々のなかで，震災の文脈から離れた「時間と空間と心を占領するもの」があったことは，精神衛生的に大きな意味があったように感じます．その後，数回の査読を経て，2012 年 2 月，私の初めての論文は無事，学術誌『作業療法』に掲載されました．**論文を執筆する作業をとおして，私の教員になりたい思いはより強くなっていきました**．

大学院進学と執筆依頼

　教員になりたいという思いが確固たるものになった私は，大学院への進学を考えるようになりました．しかしながら，当時の職場では働きながら大学院に通うことは認められていませんでした．なんとか打開策はないものか？　いろいろと情報を調べていくなかで，通信制の大学院の存在を知りました．

　職場に相談すると，通信制であれば可能との返答をもらうことができました．私は 3 年制の専門学校卒業でしたので，そのまま入学できるのか不安でしたが，上述した論文を含め，2 本の原著論文を書いていたこともあり，無事入学することができました．

　毎晩深夜まで大学院の課題や研究に取り組み，朝は 6 時に起床して臨床へ向かう日々が始まりました．正直かなり苦しいときもありましたが，学術的な作法を学んだり，すぐに目に見える結果が出ない認知的負荷の大きい課題をやり抜いたり……など，かけがえのないものを得た時間でした．

　この時期にはもう 1 つ大きな出来事がありました．友利先生や竹林先生の推薦で，書籍を出せることになったのです．それが『作業で語る事例報告（通称 "事例本"）』（医学書院，2014）です．「将来，作業療法の世界で文章を書く仕事ができるようになろう」そう決意してからちょうど 10 年後のことでした．

臨床を離れる決心をした日

　臨床業務と大学院の研究，そして事例本の構成やデザイン，執筆でバタバタした日々を過ごしていた頃，さまざまな縁や幸運が重なり，地元の福島県（郡山市）で「第 17 回 作業科学セミナー」を開催できることになりました．

　大会長という大役を拝することになった私は，数年前に地元の仲間たちと立ち上げた SIG「福島県作業科学研究会」のメンバーや，地元の養成校である「郡山健康科学専門学校」の学生さんに助けてもらいながらセミナーを共創しました．

　2 日間のセミナーが無事に終了したその夜のことでした．私は基調講演でお

招きしたカナダのトロント大学のヘレン・ポラタイコ教授と一緒に天ぷら屋で夕食をとっていました.

いろいろな話をするなかで,私は「**作業療法をするうえで一番大切なことは何でしょうか?**」とヘレン先生に質問をしました.稚拙な質問だと思いましたが,どうしても"あえてシンプルに"聞いてみたかったのです.

ヘレン先生は少しだけ間を置いて,「それは,**対象者の Attribution を理解することね**」という回答をくれました.その瞬間,自分が臨床で大切にしてきたことがすべて報われた気持ちになった私は,「教員になるのはいまだ」と思いました.

それまでは,「いつかは教員に」という思いを抱きながらも,「よい教員になるためには何よりも自分自身の臨床経験が大切だ.もっといろいろな経験をしてからのほうがいい」となかなか決断することができないでいましたが,なぜかヘレン先生のその言葉を聞いた瞬間に,迷いなく決断することができたのでした.

日本臨床作業療法学会発足と事例本の出版

同時期にもう1つ大きな動きがありました.ADOC project のメンバーや,藤本一博先生(湘南 OT 交流会),籔脇健司先生(当時,吉備国際大学),建木健先生(当時,聖隷クリストファー大学),鈴木達也先生(聖隷クリストファー大学)らと一緒に,学会を発足しようということになりました.

すでに ADOC を核に,作業に焦点を当てた実践を追求しようと全国に多くの仲間・繋がりができていましたが,もっと作業に焦点を当てた実践をとおして対象者の力になれるように,作業療法士自身がもっと作業療法を好きになれるように,みんなの活動を学術的に1段底上げをしようというのが目的でした.

2014年3月,澤田辰徳先生(当時,イムス板橋リハビリテーション病院)を大会長に,第1回日本臨床作業療法学会学術大会を開催しました(図2).そしてこの学術大会で,念願だった書籍『作業で語る事例報告』が先行販売されました.

その1か月前に14年勤務した職場を退職し,地元の専門学校への転職を控えていた私にとって,この数か月は,退職,養成校への内定,学会の発足,学術大会の開催,書籍の発売と,かなり濃密な時間となりました.

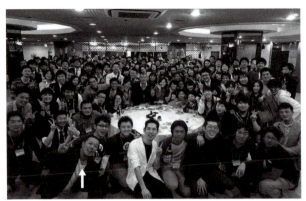
図2　第1回 日本臨床作業療法学会学術大会懇親会にて

3　教員生活のスタートから現在まで

　4月になり，新生活がスタートしました．授業資料の作成や長時間の会議，山のような書類の作成などなど，臨床とはまったく異なる業務に最初は困惑することも少なくありませんでしたが，初々しい学生たちに直接作業療法や作業について教えることができる日々はとても刺激的で楽しいものでした．

　教員になって2年が経過した頃，作業療法概論の教科書にも名前が登場するような"ある先生"から連絡をいただきました．その内容は，「関東の大学で新しく作業療法学科を立ち上げるから開設メンバーになってほしい」というものでした．
　自分の仕事だけでなく，家族の環境も大きく変わることを意味するこの決断にはしばらく時間を要しました．いろいろな要素が不確定な状況を不安視し，妻は職場を変えることに大反対していました（結局，妻の予感はすぐに的中することになるのですが……）．
　何度も話し合いを行い，最終的にこの話を受けることにしました．教員になって3年目の8月，私は勤務していた専門学校を退職し，家族とともに関東に移住しました．

たった3か月の準備室生活

　移住した翌月から大学の「新学科設置準備室」に勤務することになった私は，毎日書類作成に追われていました．カリキュラム作成，教員審査，備品の購入，入試の準備……など，6畳ほどの狭い部屋で毎日書類を作成する日々でした．
　「もう少しで学生たちに会うことができる」そんな思いを打ち砕く出来事が突然起こりました．ある日の夕方，準備室のメンバーが会議室に呼び出されました．内容は，大学の財政上の問題から，作業療法学科の開設を中止するというものでした．一念発起し，妻の大反対を押し切って家族で移住してきたにも

かかわらず，私はたった3か月で新天地での職を失うことになりました．

みんなが助けてくれた

「仕事をどうしよう……」「誰も知り合いがいない場所で妻を不安にさせてしまった……」「子どもにも転校という大きなストレスをかけてしまった……」「埼玉県立大学の濱口教授のご支援をいただき科研費申請もしたばかりだ……」など，この時期のことはあまり詳しく書きたくありませんが，体調を崩し，かなりの期間を薬に頼ることになりました．

しかしながら，多くの方が私を支えてくれました．友利先生，澤田先生，竹林先生，濱口先生，三輪書店創業者の三輪敏さん……，多くの方々が私の次のイスを探してくれました．故・鎌倉矩子先生は，どん底の私に一生忘れられない言葉をメールで送ってくれました．

そして妻は，毎日話題の店を調べては，布団から出ることすらままならない私をランチに連れ出してくれました．妻の思いは計り知れないものだったと思いますが，不安や不満を一度も口にすることはありませんでした．

東北に帰る決断をする

教員のイスというものは運やタイミングが大きく左右するもので，なかなか次のイスは見つかりませんでした．そんな宙吊り状態の日々が続くなかで，私は妻と何度も話し合いを繰り返し，傷が浅いうちに東北に帰ることを決めました．これ以上妻や子どもを不安にさせるわけにはいかないと，妻の実家の近くに居住することにしました．

そこから通うことができる養成校は限られていましたが，幸いにも，数か月前に日本臨床作業療法学会主催のマネジメント研修会を仙台で開催した際に，教室を貸していただいた濱畑法生先生に連絡し事情を説明したところ，「ぜひウチに来てください」との言葉をかけていただきました．翌年4月1日，私は仙台青葉学院短期大学（現，仙台青葉学院大学）で新しい生活をスタートできることになりました．

 ## 仙台での7年とこれから

この原稿を書いている現在，早いもので仙台での勤務も7年目になりました．簡単にこの7年間を振り返ると，着任直後（5月）に仙台で第4回日本臨床作業療法学会学術大会を開催しました（このときも作業科学セミナー同様に，福島県作業科学研究会のメンバーに大変お世話になりました）．

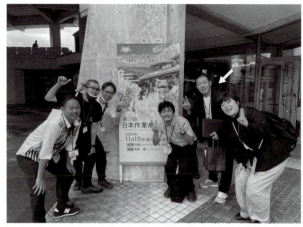

図3 第57回 日本作業療法学会（沖縄）にて最優秀論文賞を受賞後に

　妻の実家の近くに居住すると決めた私は，毎日往復4時間の通勤をしながら教員生活を送っています．朝は4時から仕事を始めます．昼休みや休憩も基本的にとらない（大学教員は裁量労働制です．臨床家の皆さんにこのような働き方を勧めるわけではありません）ので，毎日15時間仕事をしても，毎晩夕食は家族と一緒に食べることができます．いまも始発の電車のなかでこの原稿を書いています．

　目まぐるしい毎日ですが，20年前のあの日に決意した，「将来，作業療法の世界で文章を書く仕事ができるようになろう」を実現できている現状に幸せを感じるとともに，支えてくれたすべての人に感謝しかありません．

読者へのメッセージ

　今回，このような執筆の機会をいただいたことで，自分の作業療法士人生を改めて振り返る時間になりました．最後に私が（ビジネス本や自己啓発本の受け売りではなく）自分の経験をとおして実感したことを列挙して筆を置こうと思います．

キャリアデザインや自己研鑽の前にまずは「夢中」でいたい

　計画的に人生設計を行うことは大切だと思いますが，キャリアデザインは旅行の計画を立てるようなものではありません．**まずは自分の役割に夢中で没頭できることが大切だと思います**．多くの作業療法士にとって，それは「目の前の対象者との協働」だと思います．

　自己研鑽という言葉をよく耳にしますが，周囲から見て「あの人は自己研鑽してる」と思われるような人は，おそらく「夢中」なのであり，周囲が思うよ

うな苦労は感じていないように思います.

すぐに「ちょっと詳しい人」になれる時代だからこそ「継続」を大切にしたい

現在，あらゆる情報に簡単にアクセスすることができます．興味関心を抱いたことを「始める」ことは簡単にできます．つまり誰もがすぐに「ちょっと詳しい人」になることができます．それを SNS で呟けば，同調意見が集まりチヤホヤされることも簡単です（エコーチェンバー現象）.

簡単に真似ができることはアドバンテージにはなりません．コスパ・タイパばかりを追い求めると何者にもなれません．**誰もがすぐに「ちょっと詳しい人」になることができる時代だからこそ，大切な要素は「継続」だと思います.**

志をもって継続しているとかけがえのない仲間ができる

自分の本分を理解し，本分のなかに夢や目標をもち，自分がするべき作業を継続していると，自然と同じ志をもった仲間ができます．それは，「相互フォロー」や「友達申請」などの類とはまったく次元が異なるものです.

ADOC が App store にリリースされた日の夜，プロジェクトリーダーの友利先生からメンバー全員にメールが届きました．そこには「いつもありがとう．でも……もしも今夜，対象者のためにもっとよいものを思いついたら，明日 ADOC を捨てよう」と書かれていました.

「そういうものだ」の感覚はとても大切だと思う

どんなに有意義な人生でも，煩わしいことやうまくいかないこと，納得のいかないことは山ほどあります．それら1つひとつに対して目くじらを立てたり，自分の権利ばかりを主張したり，匿名アカウントで毒を吐いたり，どこかに理想郷があることを妄想したりしても，おそらく建設的な結果には繋がりません．それどころか，自分の大切な時間や人間性を蝕んでいきます.

もちろん負荷がかかるような状況をすべて肯定しているわけではありません．時には逃げることも大切ですが，ある程度のストレスや不満に対して「そういうものだ」という感覚をもつことはとても大切です．**充実した生活，満足度の高い生活とは，ストレスのない生活とイコールではありません.**

人生には必ず波がある

私のこれまでの人生を振り返ってみると，かなりアップダウンの激しい人生でした．特に関東に移住した半年間は，本当に「もうダメかもしれない……」というところまでどん底に落ちました．長く生きていると，それだけいろいろなことが起きます．しかしながら，大概のことはなんとかなります.

東日本大震災後，芥川賞作家の玄侑宗久さんに**「希望をもって判断を保留する」**という素敵な言葉をいただいたのでお裾分けします.

妻の言うことは大体正しい

いつも私の横を一緒に歩いてくれる妻に感謝を．一番近くにいる人の話をちゃんと聞きましょう．

この文章との出会いが若い世代の皆さんにとって「もう一歩前に」と思えるきっかけになりますように．そしてその一歩が，皆さんと，皆さんが担当する対象者の健康と幸福に繋がりますように．

🍃 齋藤先生のキャリアから読みとれること 🍃

齋藤先生のキャリアを専門的な視点で見つめると2つの特徴があると感じました．それは「人を介した転機」と「キャリアの意味づけ」です．まず人を介した転機としては齋藤先生のキャリアの転機には必ず「人」が関与しており，それに「言葉」がセットになっていることも印象的です．筆舌に尽くしがたい苦労が垣間見えますが，その経験も含めて，深い自己理解に基づくリフレクション（振り返り）がなされ，過去の出来事（点）が1つの線になって「キャリアの意味」を成しているように感じます．「自身のキャリアの出来事や過去にどう向かい合うか」という点で，多くの人にとってロールモデルになるキャリアストーリーでしょう．

(元廣)

索引

数 字

1 人っ子　183,194
2 要因理論　18
6 つの重要な人生課題　50

欧 文

B

BPaaS　194

E

EBOT　244
ERG 理論　17

O

OS　26

S

SIG　177,222,282
SNS　109,131

和 文

あ

アトラクタ，キャリアカオス理論の　32
アプリ　25
ありたい姿　5
アルダファ　17
アルバート・バンデューラ　29
アンラーン　210
育休　101,129
育児（子育て）　107,119,129,225
育児時短勤務　107,120,131
イタリア・トリエステ　233
移動支援　200
衛生要因　19

か

外出支援　200
外的キャリア　4
回復期　127,164,174,186,198,263,276
学振　79
歌手　195

（右段）

学校作業療法　266
関心，キャリアアダプタビリティの　13
管理者/職　221,256
帰郷　176
起業　203,213,236,268
キャリアアダプタビリティ　13
キャリアカオス理論　31
キャリア構築理論　11
キャリアストーリー　12
キャリアの意味　11
キャリアの定義　3
急性期　113
教育研究職　165
教員　92,143,155,210,247,265,284
共感的動機　20
金銭的動機　19
偶然，キャリアにおける　31
偶然の出来事に対応する 5 つのスキル　36
計画的偶発性理論　35
研究　141
言語的説得，自己効力感を高める　30
好奇心，キャリアアダプタビリティの　13
高次脳機能障害　101,190
個人資本のキャリア　24
子育て（育児）　107,119,129,225
コンフォートゾーン　43

さ

挫折　103,149
サニー・ハンセン　49
産休　129
ジェネラリスト　48
軸足，キャリアの　117
自己概念　5
自己決定感　168
自己効力感　29
次女　63
自信，キャリアアダプタビリティの　13
執筆　223,278
自動車運転　100
児童発達支援センター　269
使命的動機　20
就職活動　66
就労移行支援事業　254
就労継続支援 A 型事業　234
就労継続支援 B 型事業　235

シュロスバーグの４つの資源　42
障害者雇用　63,254
承認的動機　20
ジョン・クランボルツ　35
事例報告　114,128
新学術領域　178
神経難病　209
人生100年時代　23
人生の転機　41
末っ子　97,160
生活期　209
精神科　105,142,231,253
精神科デイケア　152,232,253
精神科訪問看護　233
成長的動機　20
生理的情緒的喚起，自己効力感を高める　30
セレンディピティ　203
専門学校　196,218,274
総合病院　113,208,275
創発性，キャリアカオス理論の　32

た

大学　54,65,76,88,103,112,126,138,150,162,172,184,
　　195,230,241,262
大学院　77,139,155,178,187,211,223,242,282
大学院修士課程/博士前期課程
　　　　　　　　59,77,89,106,118,164,178,188,212,242
大学院博士課程/博士後期課程
　　　　　　　　　79,120,166,179,189,212,243
大学病院　56,82,99,105
代理体験，自己効力感を高める　30
ダグラス・ホール　24
達成体験，自己効力感を高める　30
地域事業　118
地域連携室　200
長女　52,102,124
長男　74,86,112,206,217,273
転職　58,100,106,117,142,257
動機づけ要因　19
統合的人生設計　49
統制，キャリアアダプタビリティの　13
特例子会社　62
ドナルド・スーパー　5
共働き　108
トランジション理論　42

な

内的キャリア　4
ナンシー・シュロスバーグ　41
ニュートラルゾーン　43

認定作業療法士　101,109
脳科学　172
脳神経外科病院　187
ノエル・ティシー　43

は

パーキンソン病　243
ハーズバーグ　183
パートタイム　131
バーンアウト　142
働く意味　19
働く動機の5段階　20
バックキャスティング　37,60
パラレルキャリア　118
ハンセンの4L　49
非線形性，キャリアカオス理論の　32
非予測性，キャリアカオス理論の　32
フォアキャスティング　37
複雑性，キャリアカオス理論の　32
双子　171
不登校　53
プライアとブライト　31
ブリッジズ　42
ブログ　221
プロティアンキャリア　24
ヘルスケアベンチャー　58
ベンチャー企業　194
保育所等訪問支援事業　269
訪問看護ステーション　199
ホームステイ　173

ま

マーク・サビカス　11
マイクロナラティブ　12
マイノリティ性　97
マクロナラティブ　12
マズロー　17
マルチステージのキャリア　23
満足と不満足　19

や

役割，人生における　47
ゆらぎ　6
養成校，3年制　252
欲求階層説　17

ら

ラーニングゾーン　44
ライフキャリアレインボー　47
ライフテーマ　12

ラインキャリアテーマ　12
留学　80,151,243
留年　103

レジデント制度　56
浪人　149,217,230
論文執筆　131

読者アンケートのお願い

本書へのご意見・ご感想をお寄せいただければ幸いです．右記 QR コードもしくは下記 URL からご回答いただけます．アンケート回答者の中から抽選で「図書カード」を進呈いたします．なお，当選の発表は賞品の発送をもってかえさせていただきます．

https://forms.office.com/r/EJC1NcEpBU